医养结合
未病先防才健康

主编：田岳凤

副主编：（以姓氏笔画为序）

王千怀　李　玮　崔轶凡　焦　锐

编委：（以姓氏笔画为序）

马　伟　马　晨　支博远　毛凯荣　方　慧

庄静文　孙妮娜　郭碧倩　焦　勇　翟春涛

熊罗节　樊建楠

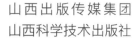

山西出版传媒集团

山西科学技术出版社

目　录

第一章 \ 中医文化

第一节 哲学观

一、中医学的哲学基础

中华传统文化的内涵非常丰富，其中包含与传承的是中华民族的历史、地理、生活方式、行为规范、思维方式、价值观念、风土人情和传统习俗等，是社会历史的积淀和精神形态的汇聚。

中医学有数千年的历史，是中华民族在长期生产与生活实践中认识生命、维护健康、治疗疾病的宝贵经验总结。中医学在长期的医疗实践当中积累了丰富的经验，是中华传统文化的结晶。中医学在发展历程当中，受当时的哲学思想影响深刻，不断吸取当时的哲学成就，例如精气、阴阳、五行等，解释关于生命、健康、疾病等一系列医学问题，构建了自己独特的医学理论体系。

中医学不仅重视医病，更重视医人，如"天人合一思想""仁爱思想""济世思想""治未病思想"等，既体现出中医药文化根植于中华传统文化，又代表着中医学思维方式与行为准则。

（一）中医看人体

人是自然的一部分，需要适应自然环境才能更好地生存与发展。中医学崇尚自然，以"天人合一"理念强调人与自然的融合共生，在融于自然的过程中，更要尊重自然、顺应自然和保护自然。中医学把人作为一个整体来进行观察，这就是"整体观念"。它有两层含义，一方面指的是人和环境是一个整体，季节、气候、地理环境、昼夜节律等，都会影响人体；另一方面指的是人体是一个有机整体，人体以五脏为核心，通过经络系统的联系及气血、津液的流通，将六腑、官窍、肢体等器官组织联系在一起，同时也将生理与心理联系在一起。

中医面对具体的人与疾病的时候，常常使用精气学说、阴阳学说和五行学说来进行类比推理，进而认识生命与疾病的规律。《孟子》曰："有诸内，必形诸外"，中医学经典《黄帝内经·灵枢》则说："视其外应，以知其内脏"，意思是如果人内在的脏腑、气血、经络等出了问题，医生往往可以从患者的表象，例如皮肤、毛发、语言、动作等的变化当中看出来。

1. 什么是精气

中医学的精气学说来源于中国古代的哲学思想。中国古代哲学认为，精气是构成宇宙万物的根本。中医学则借助与发挥了这一概念，认为"精气"是构成生命的本源，并且维持着生命活动的基本动力。可以说，中医学的"精气"学说是通过"近取诸身，远取诸物"的观察方法，从中国古代哲学对宇宙万物的基本认识得来的。

精气构成宇宙并推动着自然与社会的发展变化，日升月落、冬尽春来、寒来暑往、花荣草衰……都是精气在宇宙间运动的结果。对于人体来说，精与气是一个人新生命的起始，之后又将无时无刻伴随着生、长、壮、老、已的生命历程。通过医家长期的观察与实践，"心气通于舌""肝气通于目""脾气通于口""肺气通于鼻""肾气通于耳"指的是人体的五脏之精气盛衰变化往往可以通过观察对应的外在官窍形态获得。例如，在日常生活中人们常说，"养肝明目"正是由于"肝开窍于目"，所以肝气的盛衰可以通过目光是否明亮有神来进行判断。如果两目无神、布满血丝，则可能是肝血不足、肝阳上亢的表现。换句话说，我们可以通过各种方法养肝之精气，如此双目就会炯炯有神了。

2. 什么是阴阳

中国古代哲学认为，阴与阳是一对既对立又统一的概念，它们之间的关系反映了世间万物的运动变化规律。阴阳学说认为，世界是物质性的整体，世界本身是阴阳二气对立统一的结果。中医学的阴阳学说同样来自中国古代哲学。正如《黄帝内经·素问》所说："阴阳者，天地之道也，万物之纲纪，变化之父母，生杀之本始，神明之府也，治病必求于本。"它阐明了中医的阴阳学说思想：以阴阳变化的过程及其相互影响的关系来解释宇宙、自然运行的规律，万物变化的法则，以及生命由生而长，由长而成，由成而衰，由衰而死的变化规律。

阴阳最初的含义非常朴素，是指日光的向背。朝向日光则为阳，背向日光则为阴。由此延伸，上为阳，下为阴；外为阳，内为阴；春夏为阳，秋冬为阴；上升为阳，下降为阴；兴奋为阳，抑制为阴……借助于古代哲学的理论，中医学以之认识人体：背为阳，腹为阴；腑为阳，脏为阴；气为阳，血为阴；声高气粗为阳，声低气怯为阴……《管子》曰："阴则能制阳矣，静则能制动矣。"阴与阳之间存在既对立又统一的关系，二者通过对立制约，维持动态平衡。例如，春夏气温上升，是阳气抑制了阴气的结果，同样的道理，秋冬气温下降，则是阴气抑制了阳气的结果。这样的对立变化，推动了一年四季的更迭。中医学认为，"人生有形，不离阴阳"，人体阴阳的对立统一动态变化如果能保持平衡，则人体健康；如果阴阳某一方面出现偏盛或偏衰，则百病丛生。

3. 什么是五行

传统哲学的"五行"是指木、火、土、金、水五种物质及其运动变化。这五种物质是先民们在日常生产生活当中最为常见和不可缺少的物质。如《尚书》中说："水火者，百姓之所饮食也；金木者，百姓之所兴作也；土者，万物之所资生，是为人用。"

五行的特性则是古人在长期的生活、生产、实践中对其直观和朴素认识的基础上，进行抽象而逐渐形成的。《尚书》曰："水曰润下，火曰炎上，木曰曲直，金曰从革，土爰稼穑。"中医学将自然界的各种事物、现象以及人体的生理、病理现象，按其五行属性进行归纳，建立了联系人体内、外环境的五行结构系统。中医以木、火、土、金、水相生相克运动的五行学说来解释脏腑的运行与变化规律，及其与气血、经络、官窍之间的联系。例如，在中医临床上，耳鸣、耳聋常责之于"肾精不足"，是基于"肾开窍于耳"，两者五行属性均为"水"的理论；多思多虑、食欲不振、形体消瘦，往往责之于"脾"，则是基于情志之中的"思"、形体当中的"肉"、脏当中的"脾"五行属性均为"土"，它们之间因相同的五行属性而有非常密切的联系。

（二）中医看疾病

中医学用望、闻、问、切的方法，结合中医理论来分析患者的症状和体征，最后做出诊断与治疗。在这个过程当中，最常用的是"整体观念"与"辨证论治"。

1. 什么是整体观念

中医讲究运用"整体观念"来认识疾病、诊断疾病和治疗疾病，而不是"头痛医头""脚痛医脚"。人体是一个相互联系的复杂整体，应该从全局把握体内的阴阳五行变化、脏腑气血盈亏以及它们之间的联系与变化。

《红楼梦》对黛玉的描述："态生两靥之愁，娇袭一身之病。泪光点点，娇喘微微。闲静时如姣花照水，行动处似弱柳扶风。"刚进贾府时黛玉就对贾母说："从会吃饮食时便吃药，到今日未断……如今还是吃人参养荣丸。"中医对于黛玉之病的诊断与治疗的过程，就不仅仅要抓住其主要症状"咳嗽、气喘"等，还要兼顾其生活经历（父母双亡，寄居贾府）、脾气禀性（孤标傲世）、咳嗽加重的时间和诱因（黛玉每岁至春分、秋分之后，必犯嗽疾，今秋又遇贾母高兴，多游玩了两次，未免过劳了神，近日又复嗽起来，觉得比往常又重）等。

2. 什么是辨证论治

"辨证论治"是中医认识疾病和治疗疾病的基本原则，也是中医对疾病的一种独特的研究和处理方法。"辨证"是指通过望、闻、问、切，医生可以由外及内、由表及里，从整体上把握疾病的发生、发展变化规律，为诊断和治疗提供依据。"论治"是指在辨证的基础上，针对疾病提出系统的治疗疾病的方法以及处方用药。例如，发热一证，通过辨证论治，中医可以将其分为外感发热与内伤发热两大类，外感发热又可能是由风寒或风热不同原因所引起的。再如，现代人常常出现的便秘，有肠腑有热之便秘、脾胃虚弱之便秘、阴虚肠燥之便秘等不同类型。

《韩非子》之中载有扁鹊见蔡桓公的故事。扁鹊见蔡桓公，随着时间的推移，分别谓其"疾在腠理""在肌肤""在肠胃""在骨髓"。同时提出治疗方案："疾在腠理，汤烫之所及也；在肌肤，针石之所及也；在肠胃，火齐之所及也；在骨髓，司命之所属，无奈何也。"说明了中医在观察同一位患者时，因其所处疾病阶段的不同，所做出对疾病的诊断、治疗、预后也是不尽相同的。

二、传统哲学与中医学

中华文化源远流长，产生了大量具有影响力的哲学思想。中医学的哲学观很多都内含丰富的传统哲学核心要义。例如，中医"以人为本""医乃仁术"的人本思想，源自儒家"仁爱""亲民"的核心观念；中医"阴阳平衡"的整体观念等，契合道家追求天人和谐统一的理想境界。

（一）中医的哲学观

1. 天人合一

"天人合一"思想是中国传统文化的精髓。《道德经》提出"人法地、地法天、天法道、道法自然。""天人合一"寓意为人作为自然界的一部分，是与自然界命运相关的共同体。"天人合一"思想既是中医辨证论治的依据，也是中医诊疗和养生的最高法则。

自然界经历春、夏、秋、冬时节变迁，人的一生要历经生、长、壮、老、已几个阶段。昼夜更替，变化永无停止，生命个体要在变化当中追求和谐与平衡的状态。《黄帝内经·灵枢》中说："得顺者生，得逆者败；知调者利，不知调者害"，"顺时而为"即指人的身心需根据年龄、气候、地域等变化进行适当调整。"医道自然"强调顺应自然之性，采用自然之药，调动身体自身精、气、神，平衡人体生理机能，提高整体统一性。

2. 仁爱思想

"仁"是儒家思想的核心。《论语·雍也》倡导"夫仁者，己欲立而立人，己欲达而达人"。"医者仁心"是中医学人文精神的内核。《万病回春》记载："一存仁心，乃是良箴，博施济众，惠泽斯深。"《医门法律》

要求"医，仁术也。仁人君子必笃于情，笃于情，则视人犹己，问其所苦，自无不到之处"。

"仁"学思想也是指导医患关系的道德规范，仁心、仁术是中医医德之首。"药王"孙思邈在《大医精诚》当中有最为生动的记述："见彼（患者）苦恼，若己有之，深心凄怆。勿避险巇、昼夜寒暑、饥渴疲劳，一心赴救，无作功夫形迹之心。如此可为苍生大医，反此则是含灵巨贼。自古名贤治病，多用生命以济危急，虽曰贱畜贵人，至于爱命，人畜一也，损彼益己，物情同患，况于人乎？"

3. 以人为贵

《孟子·离娄下》提出"仁者爱人"，《孟子·尽心下》里提出"民为贵，社稷次之，君为轻"。"人为贵"是中医药文化当中人文精神的主旨。《黄帝内经·素问》强调"天覆地载，万物悉备，莫贵于人"。孙思邈主张"人命至重，有贵千金"，将"人命"推崇到很高的地位。

从"仁爱""亲民"的理论体系过渡到社会实践，"济世救人"成为中医人文精神的最高境界。《黄帝内经·素问》载有"上医治国，中医治人，下医治病"，这与儒家经典《大学》当中"齐家治国平天下"的思想如出一辙。正如孙思邈所说："凡大医治病，必当安神定志，无欲无求，先发大慈恻隐之心，誓愿普救含灵之苦。若有疾厄来求救者，不得问其贵贱贫富，长幼妍媸，怨亲善友，华夷愚智，普同一等，皆如至亲之想。亦不得瞻前顾后，自虑吉凶，护惜身命。"

4. 调和致中

《中庸》是儒家经典著作，其至关重要的哲学命题是"致中和"思想，认为"致中和，天地位焉，万物育焉"，宇宙万物便达到了一种最佳动态。这一思想是涵盖自然、社会、人生统一体系的总体法则。"中和调阴阳"的思想是中医学的基本诊疗思路，中医的治疗应调和阴阳使其和谐。在中国古代，几乎所有的哲学家都把"中和"这种平衡、和谐、适中、适应等看作是事物内在的最理想的状态。

《黄帝内经·素问》曰："阴平阳秘，精神乃治"，如是阴阳失衡，则应"谨察阴阳所在而调之，以平为期"。强调"度"的把握，以人的生命完善作为追求的最高境界，过或不及都可能成为对健康的伤害。明代医家张景岳认为医生诊病施治，必须先审阴阳，认为这是"医道之纲领"，阴阳的情况掌握无谬，治疗用药就更加精准。张景岳在治疗疾病过程当中，灵活运用"理阴""固阴""保阴"等多种方式，追求阴阳的协调平衡。

（二）传统哲学思想举隅

中医药思想在中国传统文化的土壤中产生，在中国古代哲学和中医基本理论指导下形成和发展。中医药文化与古代儒家文化、道家文化、佛家文化等多种思想文化形态相互碰撞，彼此交融渗透，互为影响，相得益彰，最终形成独具特色且又优势突出的医学体系。

1. 儒家与中医

（1）以仁为本

儒家"以仁为本"的思想是中国古代文人立身处世的基本原则。儒家所倡导的"仁爱""仁者寿"等观念，反映了修身养性与健康长寿的内在联系，不仅对人与人之间的关系做出了规范和指导，同时对人自身的健康长寿也不无裨益。仁爱思想对中医理论和方法产生了不可忽视的影响，精通医术是实现仁道之一端，"医乃仁术"体现了后世医家重视生命、体察人情、推仁于众的思想。

（2）以德修身

《大学》："古之欲明明德于天下者……欲齐其家者，先修其身；欲修其身者，先正其心。""修身"是承上启下的中间环节，古代士人正是沿着这条道路不断加强个人修养，完善个人品格。只有心思端正，才能修身养性，才能管理好家庭、国家乃至天下。"养德"作为中医的基本要求和特色之一，丰富了中医学中精神层面的内容。

（3）以和为贵

中国传统文化其核心精神为"致中和"，儒家思维和行为原则中最重要的是"中和"。《中庸》有云："无所偏倚，故谓之中。"中医生命观认为人是"和"的产物，健康的状态本质上是一种"和"的状态。阴阳平衡是中医的核心理论，进而成为中医学治疗疾病的重要原则。

2. 道家与中医

（1）道法自然

道家把"道法自然、尊道贵德"的思想奉为追求的最高境界。"致虚极、守静笃"等精神追求引导人们保持内心的恬淡虚无，追求"天人和谐统一"。这种"清静无为、返璞归真、顺应自然、动形达郁"等静养主张对中医思想以及中医阴阳和谐的观念产生了很大的影响，逐步形成了"医道相通"的哲学观。后世中医家认为要顺应自然，养神全德，维持生命的长寿之道；在饮食起居作息上要遵守自然的法则，处理好人与自然、人与社会的关系，以达到"尽终其天年"的目的。

（2）尚精守神

"精、气、神"本是古代哲学中的概念，道家思想中提出的"精""气""神"等概念，认为形是神的载体，神是形的主宰，强调生命是形神的有机统一，为人身体内在的运行提供了思想基础，对中医学思想的形成和发展产生了重要影响。《黄帝内经·素问》有云："得神者昌，失神者亡。""精""气""神"在中医理论中被认为是人体生命活动的根本，为人身"三宝"，是人体生命活动中支配内在生命运动的最重要元素，只有"精足、气充、神全"，方可祛病延年。

3. 佛家与中医

（1）动静结合

佛家注重动静结合、精神养心的方法，强调意守、禅定以及气功导引之术。《黄帝内经·素问》言："精神内守，病安从来。"中医在治疗、养生、保健、康复过程当中，同样注重外动养形、内静凝神、内外互补、阴阳相合，通过导引、气功、太极拳、五禽戏、八段锦和易筋经等"动而不过、静中有动"的功法，促进体内的气、血、精、津液的运行，使人体通畅而不患疾病，以达到养生、治病的效果。"形神兼养"是治病之良药，强调内在精神方面提高个人修为以及精神境界，形成"法于阴阳"的原则，从而真正达到治疗的功效。

（2）返璞归真

返璞归真，是佛家哲学思想的精华。佛家倡导"起居规律、静身常动"。中医学强调"粗守形,上守神",《黄帝内经·灵枢》中提出"智者之养生也,必顺四时而适寒暑……如是,则僻邪不至,长生久视",即认为对内要谨守虚无心神宁静,对外要顺应自然变化,要求人们在日常生活中既要重视形体的保健,也要注重心理和精神上的健康。通过虚心清静、怡悦心情、涵养道德、调和情志、以情胜情等方法,做到适应自然界阴阳之气的升降浮沉,保持机体阴阳平衡。

第二节 生命观

生命是宇宙的本源和万物的本质,是天地之气的产物,而生命的核心是人。生命观,是人类关于生命的起源、活动发展以及对待自身生命态度的综合认识。中医文化是在古代哲学思维基础上对生命本源的探索和理解而形成的医疗理论。中医学的生命观深受精气、阴阳、五行理论学说的影响,认为生命是发展变化、不断运动的动态过程,并且每个变化的阶段都有着独特的特点。

一、生命的本源

(一)气的作用和名称

在中国古代哲学理论范畴里,古人提到了"气一元论"。"气一元论"简称元气论,提到气是构成天地万物的本源,也就是说世界万物最原始、最基础的物质是由气组成的,而自然界万物的形成是由于气的运动变化产生的。在中医学中,古人也提到了气。比如,《论衡·自然》中说:"天地合气,万物自生",即指万物的产生是由气的运动变化而生成的。《难经》曰:"气者,人之根本也",所言气是构成人体和维持人体生命活动的物质基础。

气在人体中是不断运动和变化的,它的基本运动形式包括升、降、出、入。因此,人体整个生命活动都离不开气的升降出入运动。例如,人们日常呼吸时鼻腔和口腔里气的吸进呼出、运动出汗时热量的散发、气功锻炼时感受到气的流通等，这都是气的运动形式。有的人喝水后仍然不解渴，喝到腹胀还是口渴，此时不能把喝的水变成身体所需的能量，这就是气的运动功能下降的表现。

根据气的作用和分布不同，气可有不同的名称。人体内温暖的、能够推动脏腑功能活动的气，称为阳气；人体内可以滋润身体器官组织、能够提供人体营养的气，称为阴气（阴精）。人体最根本、最重要的气叫元气，是人体生命活动的原动力。平日我们说的"元气大伤"出处就在于此。人的活动能力、抗病能力以及康复能力叫作"正气"。儿童吃饭吃得多，消化能力很强，精力旺盛，走路轻快，说明正气充足；老人吃一点就饱了，消化能力很弱，精神不振，走路缓慢，说明正气不足。分布于脏腑、经络的气称为"脏腑之气""经络之气"，它们能够保护脏腑、经络，调节、维持脏腑、经络的功能。分布于血脉之中的气称为"营气"，具有调节和维持组织营养的作用；分布于血脉之外的气称为"卫气"，有保护身体的作用。人体吸入自然界的气（清气）与人体消化吸收食物后产生的气（水谷之气）在胸中聚集称为"宗气"，参与肺的呼吸运动，促进血液循环。

常言道"人活一口气"，气的升降出入运动一旦停止，也就意味着生命活动的终止。

（二）阴阳的含义

1. 自然界中的阴阳

万物生长变化的本质是阴阳。《说文解字》里写道，"阳，高明也"，阳是山坡上太阳照得着的地方；"阴，暗也"，阴是山坡上太阳照不到的地方。白天有明亮、温暖的特点，这是阳；夜晚有黑暗、寒冷的特点，这是阴。阳是春天和夏天气温逐渐上升的趋势；阴是秋天和冬天气温逐渐下降的趋势。叶片的正面光滑、颜色鲜亮，这就是阳；相对的，叶子的背面粗糙、颜色暗淡，这就是阴。俗话说，"手心手背都是肉"，我们把手心和手背比较一下，颜色是不一样的，这就是阴阳，一面阴一面阳。人类对于事物的认识就是基于阴阳的原则，阴阳的变化是此消彼长，此进彼退，保持平衡稳定的。人类就是在这样的阴阳变化环境下生存的。我们生活的环境，白天气温上升，温度不会太高，晚上气温下降，温度也不会太低，适宜人类的生存。换句话说，地球处在一个合适的宇宙空间。假如地球离太阳再近点，地表温度太高，这时阳太多了，不能孕育生命；假如地球离太阳再远点，地表温度太低，这时阴太多了，同样也不能孕育生命。

2. 人体的阴阳

中医学理论"阴平阳秘，精神乃治"，是说阴阳是平衡的、协调的，这是保证健康的前提。在我们人体里，每一个器官内的任何一项生理功能运动，都存在着阴阳，有着相互对立和相互协调的关系。比如人体器官中，肺的呼和吸、心脏的收缩和舒张等。就个人体质特点而言，属阳性表现为性格暴躁，经常处于兴奋状态，怕热、好动；属阴性表现为性格内敛，经常处于安静状态，怕冷、少动。

按照阴和阳的多少，归纳了人体五种体质类型人的身体特点，有太阴、少阴、太阳、少阳、阴阳平和。如太阴型的人，属于多阴无阳，特征为肤色较黑，身材高大，经常做出膝盖弯曲的样子；少阴型的人，属于多阴少阳，特征为站立时躁动，身子习惯下弯着走路；太阳型的人，属于多阳少阴，特征为走路仰头挺胸，意气昂扬；少阳型的人，属于多阳少阴，特征为站立时喜欢仰头，走路摇晃身子，经常把胳膊放于身后；阴阳平和型的人，属阴阳气和，特征为相貌端正，性情和顺，态度温恭和婉，平素心安意静。因此，人体阴阳的变化，会影响到身体功能的改变，也会在一定程度上影响人的行为举止和心理状态。

（三）五行的含义

1. 自然界中的五行

木、火、土、金、水这五种物质构成宇宙万物及各种自然现象变化。五行的特性中，木代表气的伸长运动，树枝生长是向外的；火代表气的上升运动，燃烧时火焰是向上的；土代表气的稳定运动，土的厚重是相对平稳的状态；金代表气的收缩运动，金属密度大、质量重，象征着收敛、密集，是向内的；水代表气的下降运动，水的流动是向下的。因此，五行代表气的五种运动状态。

木、火、土、金、水在人日常生活中对应的颜色依次为绿（青）、红、黄、白、黑五色。五色运用到生活中，可以产生不同的效果。属木的是绿色（青色），草木代表青色，绿色有利于气的伸展，代表向上、永远、和平的意义；心情有些不畅时，多穿一些绿色的服装，能让心情变好。火是属于赤色（红色）的，中国人喜欢用红色代表喜悦的意思，红色有利于气的上升，能提高兴奋程度。有些老年人偏爱穿红色，因年老阳气渐衰，精力不足，红色可以提升阳气。土是黄色的，具有力量和富有的意义，黄色有利于气的稳定。白色含有悲哀、平和的意思，有利于气的下降。通常在办公和学习场所把墙粉刷成白色的，使我们能冷静地在这样的场合中思考问题、学习知识。水用黑色代表，黑色利于气的下降，晚上睡觉要拉上窗帘，关上灯，通过气的下降使得我们更好入睡。

2. 人体的五行

自然界有木、火、土、金、水五行，人体有肝、心、脾、肺、肾五脏。同五色一样，五脏也有不同的功能。肝以伸长为主，与人的情绪相关，如果肝气不舒，则会出现胁痛、胸闷、喜欢叹气等症状。心以上升为主，主管血的运行，如果心气不足，会出现心悸、呼吸急促、精神困倦、乏力等症状。脾以运化食物、稳定为主，主管人体的消化、吸收，如果脾气失调，会出现食欲不振、腹胀、便稀等症状。肺以收敛为主，主管呼吸运动，如果肺气不宣，会出现鼻塞、咳喘、胸闷等症状。肾以沉降为主，与身体的生长、生殖和代谢相关，如果肾气不固，就会出现小便失禁、早泄、月经紊乱等症状。

人的情感怒、喜、思、悲、恐，我们称为"五志"，与生命有着密切的关系。中医认为，肝主怒，心主喜，脾主思，肺主悲，肾主恐。肝不好的人喜欢发脾气。女性易生气，特别是在月经前后，这是因为女性在月经将至和结束的时候会产生生理变化，引起气血不平衡，所以情绪不稳定。过度欢喜会伤心，心气耗散，"范进中举"故事中范进听到自己中了举人，高兴过度后疯了。思虑过多会伤脾，长时间思考，日久脾会出现异常。过度悲伤会对肺有伤害，《红楼梦》中林黛玉经常哭泣，后来出现了咯血。惊恐伤肾，肾与泌尿系统的功能密切，过度惊恐，会影响肾的功能。《水浒传》中西门庆听得武松大叫一声，惊得屁滚尿流。

二、生命运动变化规律

通过对自然和社会现象的观察，意识到生命具有存在、活动的属性，而生命的规律就是不断生长和变化。自然界中春、夏、秋、冬季节的更替，能影响万物生长和消亡的循环过程。正如植物的生命过程，在春天种子发芽、树木开花，在夏天枝条伸长、树叶茂盛，在秋季果子成熟、叶子枯黄，在冬天树木休眠、枝叶凋零。

（一）人体的运动变化规律

人类同自然界一样，有着相似的生命历程，从出生到生命终结，分为出生、成长、壮盛、衰老和死亡五个时期，中医称为"生、长、壮、老、已"。

《黄帝内经·素问》中讲述女性和男性的生命节律分别对应着数字"七"和"八"。女性每隔七年、男性每隔八年，身体和心理会出现很明显的变化。人体生命过程的不同阶段取决于肾气的强弱变化，中医的"肾气"与人体生长发育及生殖系统的功能密切相关。中医常提到"肾主骨""齿为骨之余""其华在发""肾开窍于耳""肾上通于脑"等，即是指肾气的强弱与我们骨骼、牙齿、头发、耳朵有着密切的关系。当肾气充足时，人表现为骨骼强壮、牙齿坚固、乌黑亮发、听觉灵敏、记忆力好；当肾气不足时，人会出现骨质疏松、牙齿松动、头发稀疏、听觉障碍、记忆力下降等一系列早衰现象。

人从出生到成长、从壮实到衰老直至死亡的生命过程中，疾病作为伴随人的生命历程的隐形刺客，可能会出现在任何一个阶段，给予人类不同的伤害。因此，了解疾病也是在认识人生。

（二）人体不同阶段的生命特征

生、长、壮、老、已的动态生命观也体现在男女不同的生理、病理变化规律中，中医认为女子七岁为一周期、男子八岁为一周期，不同周期生理、病理不同，养生保健的方法也不尽一致。

1. 生

人生命的开始是从母亲产下婴儿那一刻算起的。婴儿是父亲的精子和母亲的卵子结合而成受精卵，由母亲孕育，十月怀胎诞下的生命。婴儿与母亲的联系紧密，能感知母亲的心跳和声音，通过吮吸乳汁获得营养。

从古到今，人类非常重视孕育生命，繁衍后代。同时强调了生命的孕育条件，对于婚配、交合的时间及环境等都十分讲究，这为受孕、妊娠、胎教提供了保障。《幼科发挥》中指出："夫男女之生，受气于父，成形于母。故父母强者，生子亦强；父母弱者，生子亦弱。"父母身体的健康状况直接影响孩子的生长发育，所以必须谨慎择优。孕育胎儿的月份大小、产下婴儿是否顺利都会影响孩子整个生命过程的状况。

2. 长

成长是人由稚嫩逐渐走向成熟的过程。小孩子在十岁之前处于发育的阶段，身体还没完全定型，所以刚出生时小孩儿的囟门没有闭合（囟门是指婴幼儿颅骨结合不紧所形成的颅骨间隙），随着年龄的增长才慢慢闭合。十岁到二十岁的孩子处于气血旺盛、身体生长的上升阶段，表现出来的特点是精力十足，整天活蹦乱跳，不知道疲倦。

从这一阶段开始，男女差异逐渐明晰，我们常说的"女七男八"。即女子的生命节律跟七有关，男子的生命节律跟八有关。《黄帝内经·素问》："女子七岁，肾气盛，齿更发长……丈夫八岁，肾气实，发长齿更。"小女孩在七岁的时候，开始换乳牙，黄毛丫头开始长乌发。小男孩在八岁的时候，头发生长的速度特别快，头发根根直立粗壮，然后开始换乳牙。如果这时候的肾气不足，也就是先天发育不良、发育迟缓，可能会出现乳牙长得慢，说话、走路慢，脖子发软等表现。

随着年龄的增长，肾气继续旺盛，天癸至。"天癸"指的是人的性激素；"天癸至"是指青春期到来，人的性激素开始分泌，第二性征开始出现。女子到十四岁的时候，性激素开始促进人体发育，出现月经初潮，乳房开始发育；而男子在十六岁时开始长喉结，变声，长胡须，出现遗精现象，骨骼变得粗壮，身高发育变快。

3. 壮

人步入壮年，性格变得成熟稳重。从二十岁到三十岁这个阶段，肾气充足，除了保障生育功能，还将充足的肾气分布到全身的各个器官组织。人的气血旺盛，并促进肌肉开始丰满，充满力量。

女子从二十一岁到二十八岁和男子从二十四岁到三十二岁，是肾气最充盛的时候，毛发茂盛润泽，牙齿、骨骼坚硬，也是生命状态的高峰期，生育能力最为旺盛。女子到了第三个"七"的二十一岁，开始长智齿，身高固定，乳房基本不会再发育；到了第四个"七"的二十八岁时，骨骼发育完善，坚硬有韧性，肌腱更有力量和弹性。男子在第三个"八"的二十四岁前，能通过喝牛奶、吃水果、吃蔬菜、锻炼等方法帮助长高，也就是俗称的"二十三，窜一窜"，到二十四岁，筋骨变得强健有力，开始长智齿；到第四个"八"的三十二岁时，肾气会分布到身体的各个器官组织，筋骨强健，肌肉丰满健壮，身体变得厚实，体重也稍微会增加一些。

4. 老

老，是指人身体的功能开始减弱，人的身体开始走下坡路，以十年为一个阶段。

（1）不同阶段的生理特点

四十岁的人表现为"腠理始疏""荣华颓落"。"腠理"指的是皮肤、肌肉的纹理，"荣华"指的是在人面部呈现出气血滋润的样子。人身体健康的时候，腠理特别紧密，就好比一个充满气的皮球，表面光滑，没有皱纹。四十岁以后，腠理开始疏松，人的面部出现皱纹，皮肤毛孔变得粗大。面部的气色变得不再红润有光泽。人到中年，气血不会再增加，开始慢慢地减少，白发逐渐增多，甚至出现脱发。所以人会变得不如从前喜欢跑、跳、大步快走。

人到了五十岁的时候，消化油腻食物的功能变差，视力减退，听力开始下降，为人体气血不足，不能濡养耳、目所导致。人体只有气血充足，方能耳聪目明。

到了六十岁，人的情绪上会出现一些剧烈的变化，比如莫名地忧伤和悲观；感觉全身乏力，平时就是喜欢躺着；头发变白，皮肤失去弹性出现皱纹；等等。随着年龄的增大，气血处于下降的趋势。我们在日常生活中会见到，诸如老年人突然起立或者起床稍微猛点出现眼前发黑，甚至晕倒在地的低血压症状；或是在走路、干活时，突然倒地不起等，这些都是由于人体气血不足，无法供应到头部造成的。

七十岁的人食量、消化功能都较前减退，身体不能很好地吸收食物营养；皮肤被划伤后伤口不容易愈合。这是由于脾胃不能生化气血以濡养人体脏腑器官。

八十岁以后，人感觉气不够用，于是呼吸频率加快，需要通过耸肩、张口帮助呼吸。有的老人会出现不能平躺，常常斜靠在床边，这是人体肺气虚衰的缘故。

九十岁的老人肾气处于亏虚状态，所以长寿的老人会通过叩齿、搓掌心足心、热耳、敲后脑勺等方法来改善身体的功能。

（2）不同性别的生命节律

衰老是随着年龄的推移，肾气由旺盛变衰败的过程，表现为人体器官、组织的衰退，抵抗力和记忆力的减退。

女子到了三十五岁，脸色开始憔悴，眼角有鱼尾纹出现，头发也开始掉落。四十二岁时，两鬓斑白，脸色焦黑干燥，没有光泽。四十九岁是女子由阴转阳的过程，在行为和情绪上容易出现较大的变化。如月经紊乱，之后出现停经，这是更年期到了，有的人经常感觉头晕、头疼，睡眠质量差，容易出现闷闷不乐、自卑抑郁或者急躁易怒等情绪。

男子四十岁开始牙齿干枯、表面没有光泽，头发开始掉落。四十八岁左右出现面容憔悴，两鬓头发斑白。五十六岁，生殖功能明显下降，筋骨活动不灵活。六十四岁，肾气衰弱，加快了衰老的进程，所以会出现腰背弯曲、腰酸耳鸣、牙齿脱落、头发逐渐稀疏、没有生育能力等表现。

5. 已

"已"，这里指的是死亡。人活到百岁，最理想、最美好的境界就是"善终"。"善终"是指有好的结局，人预感生命即将结束，没有任何痛苦地去世，即所谓的"无疾而终"，自然老去。通常认为死亡是以心跳停止、呼吸停止和脑死亡作为识别标志，中医学称为"神去"。

中医认为"神"包括了人体的生理活动、心理活动及体现在外的生命活动，通过望神可以判断生命是否健康。如正常人的面色红润有光泽、嘴唇红润、精神饱满、活动自如；气血不足的人脸色苍白、嘴唇发白、精神萎靡、不喜欢动、乏力，这是身体虚，气血不能正常运行，无法保证人体的正常生命活动。《黄帝内经·素问》提出，"得神者昌，失神者亡"，是指形神合一，是人的正常生命状态；形神分离，说明人体已经死亡。人体脏腑功能衰弱导致神的消亡，表现出眼神、面色、言语、肢体活动等身体状态的异常，如两目无神、呆滞、神志不清、面色晦暗、言语不合乎常理、有异常行为或者反应迟钝等。"失神"即人在重病情况下神情涣散的样子，意味着生命危在旦夕。"神去"即神将离开人体，意味着生命的消亡。

我们常提到的两个成语，其由来就是讲形与神的。讳疾忌医：扁鹊初见蔡桓公，在蔡桓公面前站了一会儿，扁鹊通过望神，观察蔡桓公眼神变化、精神状况、面目表情和形体动作，告知蔡桓公身体存在问题，但蔡桓公并不认可他的说法。随后每次见蔡桓公，扁鹊通过望神发现蔡桓公的病情在逐步加重，最后发现蔡桓公已处于"神去"的状态，认为疾病发展到医生无法医治的地步。扁鹊只好逃走，蔡桓公死了。起死回生：扁鹊出行到别国，听说该国的太子暴病而死，还不到半天，没有入殓。他快速赶到宫门告诉门卫，称自己能救活太子。告知士兵让其触摸太子大腿间是否存温热，士兵半信半疑，触摸后果如扁鹊所言，立即禀告国王，召扁鹊入宫。扁鹊和他的弟子协力急救，针刺、热敷穴位，不久太子清醒了。太子表面上呈现出的是形体无法动弹，但神并没有消亡，扁鹊通过针刺和热敷等方法把太子的神"唤醒"，治愈了疾病。

这两则故事充分体现了形与神在中医诊疗过程中发挥的重要作用。从古至今，诸多医家通过观察形、神来进一步诊疗疾病，在临床中获得显著的疗效。

（三）疾病的产生

人们常说"是人都会生病"，生病是身体的功能和结构出现异常的状况，表现为呼吸、饮食、消化、代谢功能的异常，以及运动功能障碍等。中医认为，疾病的状态是人体阴阳平衡被打破。如人体的体温有一个正常范围，温度升高或者降低，机体的阴阳都会不平衡，则会产生疾病。再如，人体是昼行夜伏，即白天工作学习，晚上睡觉休息，白天精神饱满，晚上睡觉深沉，这便是阴阳平衡的状态；若是晚上不睡或睡不着，白天无精打采，机体阴阳不平衡了，疾病就会随之而来。

疾病的发生与否，是由人体与生存环境相互作用决定的。环境、季节、情志、运动等一系列因素能直接导致阴阳失调、气血运行不畅，从而引起疾病的发生。

三、认知生命

（一）敬畏生命

人敬重生命，畏惧生命的终结。据医书《十问》记载，尧问舜，天地万物什么是最宝贵的，舜明确回答是"生"。生命是自然赐予人类最高的惠泽，乐生恶死是人的天性。

1. 生命最为宝贵

《吕氏春秋》里提出"贵生"，"贵生"是指世间万物以人为贵，人的生命有重要的价值，这是全人类共同的信念。《淮南子》中认为"贱物而贵身"，讲的是人的生命是最宝贵的，如果用生命去换取、博弈一些东西，这是不值得的。唐代著名医家孙思邈活了一百多岁，留下了两部著作《千金要方》和《千金翼方》。他在书的序言里写道，"人命至重，有贵千金"，反复强调了人命的贵重，即使是贫贱的人，生命也比千两黄金要贵、要重。孟子常说："仁者，爱人"，是指人从自己出发，爱自己，爱他人。孔子还说："未知生，焉知死"，意思是活着的时候做人的道理还没有弄清楚，哪里有时间去研究死的事情？这句话表达了人应该重视自身的生命价值，认为人的精神是对死亡的超越。

2. 尊重生命

《尚书·大禹谟》中提到人是万物之灵、最尊贵的生物，所以应对万物的生命充满尊重和敬畏，反对随意的杀戮。常言道"事死者，如事生"，正是因为人失去了最重要、最珍贵的生命，出于对生命的尊重，所以对待死亡应敬重、悲悯，延续对生命的渴求和珍惜。生命中充满了对病的哀愁、生的欲望和死的恐惧，这是对人性的考验，关乎生和死的思索。同样的，热爱生命也能使人在生命过程中活得更有意义。

（二）寿和夭的原因

1. 对寿、夭的认识

寿是指自然赋予人类生存的时间，夭通常是指未成年而死。寿和夭是一对反义词。《尚书》中提出人的生命可维持到一百二十岁，以能够享尽生命为寿，称一百二十岁为"天数""天年"。寿，在古代是有特定含义的。"一个甲子，叫一寿"。夭，是人没活到六十岁，没到天年的一半。（六十岁为一个甲子，两个甲子就是天年。）《庄子》说道："人上寿百二十，中寿百岁，下寿八十"，所以八十岁叫下寿，百岁叫中寿，一百二十岁叫上寿。按民间的习俗，老人如果是过了八十岁离世的，那就是活到了中寿，是喜丧；活到百岁叫长寿；活到一百二十岁就是尽终天年。

把寿命比作蜡烛燃烧的时间：父母给予我们的遗传物质则似灯芯，人们的起居生活、社会环境、地理气候、疾病损伤等因素则为蜡烛的长短、粗细，人的寿命受此影响而无法达到应有的寿期。

2. 仁者寿

修德养身，仁者寿。古人把道德修养作为养生的一项重要内容，孔子早就提出"仁者寿"的理念。古代道家、墨家、法家、医家等都把养性养德列为摄生首务，唐代孙思邈《千金要方》指出："性既自善，内外百病皆悉不生，祸乱灾害亦无由作，此养性之大经也。"可见，古代医家把道德修养视作生之根，养生与养德密不可分。

为什么仁者能长寿呢？"君子坦荡荡，小人长戚戚"，这句话很好地解释了原因。这句话的意思是说，君子品行高尚，心胸开阔坦然，无所牵累；而小人却经常处于患得患失、忧愁不安的心境状态，心理不平衡，情绪也不安定。这句话揭示了二者不同的心理和精神状态，也说明了仁者能够长寿的原因——道德高尚的人，注重品德修养和人格自我完善，心地光明坦荡，神清气爽，轻松愉快，有益于健康长寿；心术不正的人则相反，整天耗心劳神，精神压力很大，必然有损于身心健康，不可能长寿。

从生理上讲，道德高尚，光明磊落，性格豁达，心理宁静，有利于神志安定，气血调和，人体生理功能正常而有规律地运行，精神饱满，形体健壮。说明养德可以养气、养神，使"形与神俱"，健康长寿。现代养生实践证实，注意道德修养，塑造美好的心灵，助人为乐，养成健康高尚的生活情趣，是身心健康的基础。道德修养与身心健康有着紧密关系，人的寿命长短与道德修养高低呈正相关。一个充满仁爱之心的人，其仁慈宽容的心境有助于延年益寿；相反，那些为了名利不顾道义，心怀怨恨嫉妒、一味追求奢侈糜烂生活的人，会更容易得病，甚至夭折。

3. 顺应天道

生命是有规律的，想要达到长寿，还要顺应自然、顺应人体生理的过程。口渴了想喝水，天黑了想睡觉，这些都是生理需要给予我们的信号，不能随意放纵或者强行抑制。现在有的女性通过洗冷水澡、吃冰激凌来停止月经，或者有的女性通过吃药来推迟绝经时间，实际上这与人的生理规律是相违背的，不利于长寿。人们通过对寿、夭问题的了解，领悟了人生的真谛，能够更加理性地对待生死。

（三）生命质量的提升

长寿的人能享受更多的生命，从而能为社会贡献出更大的力量，实现自我价值。同时，机体的健康状况对生命质量有着重要影响。因此，我们应当合理地保养身体、防病治病，生命才能更好地延续下去。

1. 珍惜身体

毛主席说："身体是革命的本钱"，没有身体怎么革命，所以要强壮体格。在古代，人们通过吐纳、导引、按摩等方式达到养生延命的目的。到如今，人们通过健身操、广场舞等方式强身健体。

珍惜身体，还需保护身体的健全。例如：曾有人认为阑尾没什么用，担心发炎，提前把阑尾切除了。其实，阑尾是一个淋巴器官，具有一定的免疫功能。切了阑尾的人，免疫功能会下降，抵抗力会弱于正常人。

2. 调养精神

身体健康绝不仅仅依赖于物质、营养，精神、情志也常常会影响身体状况，两者相互作用决定了人是处于健康、亚健康或者患病阶段。《黄帝内经·素问》里就明确地提出七情六欲会导致疾病的发生，发现人类疾病的深层病因在于主观因素，肯定了保持良好心态对健康的重要性，还明确指出了身心调整的关键是做到生活淡泊质朴、心境平和宁静、不受外界的诱惑。所以，人除了物质上的满足，还需要有精神上的追求。在生活中要学会自我开导，正确对待消极情绪，寻找适合自己的兴趣爱好去充实生活、陶冶情操。心情舒畅，使情志有所寄托，保证了身心的健康。

3. 对待疾病应当积极应对

人难免生病，我们应该积极面对疾病，正确认识相关疾病，掌握疾病的防护措施，和家人进行良好的沟通。同时，选择正规医疗机构，积极治疗，注意规避隐患，以最好的方式去应对疾病。只有正确、坚强地看待疾病，身体才会在一次次挫折中更加强健。

4. 人与环境的和谐

人是由阴阳发展形成的，人的生活作息也要按照自然规律而进行。人的作息应顺应四时的更替、自然的变化，注意食物的寒热温凉，对自身的行为活动进行相应增减。人所处的社会环境影响着其身心健康，只有稳定和谐的社会环境、可持续发展的生态系统，才能达到人与自然、人与社会环境和谐共处。

中医学以健康的生命观指导人类进行积极的、有意义的生活。人类不断地深入研究生命过程，提出人是生命的延续，探讨生命的本源，引出人对生命的基本看法，体现了古代先贤对人体生命现象独特的认识。将人看成与天地自然相统一的存在，保持热爱生命、敬畏死亡的心态，确立防病治病、养生保健的生活方式，这具有现实的指导意义。

第三节　健康观

中医学是在长期的生产与生活的实践中对认识生命、维护健康、战胜疾病的宝贵经验总结，在这个过程中，逐渐产生了中医学独特的健康观。

一、什么是健康

健康，是指一个人在身体、精神和社会等方面都处于良好的状态。健康包括两个方面的内容：一是主要脏器无疾病，身体形态发育良好，体形均匀，人体各系统具有良好的生理功能，有较强的身体活动能力和劳动能力，这是对健康最基本的要求；二是对疾病的抵抗能力较强，能够适应环境变化、各种生理刺激，以及抵抗致病因素对身体的作用。

在我们的日常生活中，健康观的含义就是"无病即健康"，大部分人认为健康观是身体的生理功能符合正常的标准，为此人们会进行大量的身体检查、吃各种保健产品来维持自己身体各方面的生理功能，却极大地忽视了心理的健康。我们经常在新闻中能看到，各行各业人群由于抑郁症等诸多心理疾病造成的众多伤亡事件，这些问题的出现，归根结底是因为我们的健康观过于片面，忽略了健康观中其他的内容。

1984年，世界卫生组织(WHO)提出健康新概念："健康不仅仅是没有病和不虚弱，而是在身体上、心理上和社会适应能力上三方面的完美状态。"即健康包括身体健康、心理健康和社会适应能力良好。1990年，世界卫生组织(WHO)提出道德健康概念：健康人必须具备四个条件——身体、心理、社会适应能力与道德。

事实上，世界卫生组织提出的健康观与中医的健康观是高度一致的，早在2000多年前形成的中医理论中，关于健康观的内涵，就包括有身体的健康、个人情绪的健康及适应自然环境、适应社会环境能力良好等方面。中医对健康的认识强调"形与神俱"，即形体与精神协调是健康的基础，重视精神对健康的影响，注重"精神内守，病安从来"的理念；注意维持身体的平衡状态，"阴平阳秘，精神乃治"，以及"仁者寿"的理念。中医在对健康观进行解释时，就不仅仅是对身体功能的论述，更多的是结合情志、精神与自然社会环境来论述健康理论，并通过这些方面来预防治疗疾病，这正是中医健康观的独特意义所在。

二、"健康"含义的发展

（一）健康二字的含义

健（图1-1）是形声会意字，最早的字形是小篆，从人，与人有关；从"建"，建是声符，表读音，从廴（建之旁），读引，意思是行走，故有"引出"的意思；右边从聿，意为手握的笔，意思是以笔立法，制定法律、规则，再引申为创造、设立，代表能力和力量。所以《增韵》曰："健，强有力也。"所以健的意思是指人强壮而有力量，是关于人身体状态的描述。

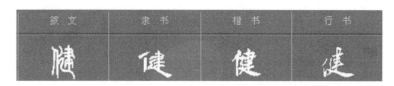

图 1-1　不同字体的"健"字

"康"（图1-2），古糠字。甲骨文的康，是象形字，表示双手举杵而舂米。农家收割谷物，脱粒以后，用杵臼舂之。此处用四点象米粒和糠壳之形。金文同此，篆文改四点为米。康字本义为空虚，稍有空闲谓之"小康"，出自《诗经·大雅·民劳》："民亦劳止，汔可小康。"抽空作乐谓之康乐，太平无事谓之安康，身强心闲谓之康泰。康的意思是指农作物丰收之后的空闲，是关于人精神没有忧虑的欢快状态的描述。总的来说，健康是包括人的身体和精神等多个方面的良好状态的总结。

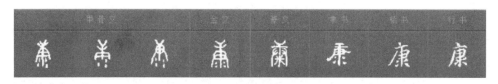

图 1-2　不同字体的"康"字

（二）不同时期对健康的认识

中医的健康观在近代受到了西方资本主义文化的冲击。在1840年后，我国开始学习西方的科技、文化、医学等内容，包括健康观在内的众多中医文化逐渐被冲击，我国人民开始接受西方的各种健康思想，并且这种思想逐渐成了主流。

然而，西方的健康观不是一成不变的，自盖伦以来长期信奉的"身体故障疾病理论"被打破，即疾病是人体的各个部分由于各种原因产生了故障所引起的"多种因素理论"被打破，微生物学家发现了多种病原生物，这些发现推动了免疫学和化学疗法的研究。这一领域的显著发展产生了只要发现病因，所有疾病的预防和治疗都可不攻自破的想法。如此，疾病的"单一因素理论"取得了长足发展，但对于生活在复杂环境中众多人的疾病，要寻找出统一的病因似乎是不可能的。可是单一因素理论背后的健康观，却简单地成了单纯疾病观的副产物。

随着科学技术的发展，社会实践中的一些经验逐渐被观察和重视，西方医学界对于健康的观念也在不断发展，逐渐形成了1989年世界卫生组织的现代健康观。现代健康观与中医健康观的含义是高度重合的，所以重新认识中医健康观，对于更好地认识和养护我们的生命大有裨益。

三、中医的健康观

我们从健康一词中明确健康的含义，而中医健康观就是在中医理论的指导下，探索和研究中国传统的健康理念和保持健康的方法，并用这种理论和方法指导人们保持健康。

在中医基础理论中，把人健康的状态称之为"平人"。这种说法最早起源于《黄帝内经·素问》，原文曰："阴阳匀平，以充其形，九候若一，命曰平人"，即健康的人是阴阳平衡，气血充盈于形体，精气充盈于脏腑，精神和谐的和调之人。对于健康，主要是通过阴阳、精气、气血、精神等方面来阐述的。如《黄帝内经·素问》所言"阴平阳秘，精神乃治"，是中医对健康的整体概括，是指阴阳处于一种动态平衡的状态，在这种状态下身体健康、精力充沛。

中医健康观有着十分丰富的理论基础，由于历代医家各自的实践对于健康的体会不同，对于健康的观念也从阴阳、气血、脏腑等方面各有侧重。但总体而言，其基本内容可归纳为以下几个方面：

（一）阴阳自和

阴阳最初是来源于中国古代哲学的一对范畴，它处在相对的两个事物或一个事物本身存在的对立属性之间，两者相互对立、相互制约，但也相互依存。阴阳的对立制约和依存互用使得阴阳间的力量不断发生变化，最终处于一个长期的、正常的动态平衡之中，只有人体内的阴阳处于这种动态平衡，才能达到这种生理状态，即所谓的阴阳自和。因此，阴阳自和是中医健康观的重要内涵，只有人体阴阳之间形成动态平衡，并长期处于动态平衡，才能达到无病的状态，即"阴平阳秘"。

1. 阴阳鱼

阴阳自和的状态就像中医药界的标志"阴阳鱼"，这是道家的标志，所以阴阳鱼又称太极图（图1-3）。常见于中医古典医籍和道家典籍、道观之中，古代药店也常以阴阳鱼作为招牌，即在店门口两边各挂一串膏药，膏药下面是一条鱼，左右两侧的鱼合起来便形成了"阴阳鱼"。阴阳鱼是中国传统文化的精华，融科学、哲学、医学理论为一体，是自然界各种事物阴阳对立协调的最佳表达方式。阴阳鱼，图案呈圆形，象征事物永恒、循环式的运动状态，也象征人的生命起源。

阴阳鱼圆周内分左右两部分：左侧为白鱼，头向上代表阳；右侧为黑鱼，头向下代表阴。黑白回互，中间以反"S"形曲线分割。这一设计也表达了中国传统文化。古人认为左侧为东方，是阳气（太阳）升起之处；右侧为西方，是阳气（太阳）下降之地，同时在上的阳（天气）需下降，在下的阴（地气）需上升，阴升阳降，运动不息。白鱼与黑鱼之间由一条反"S"形曲线分开，说明事物的阴阳双方是彼此相互依赖、相互为用的，任何一方均不能脱离另一方而单独存在，双方既对立又统一，彼此协调和谐而又相互制约，共同维持事物阴阳双方的动态平衡。此外，太极图也表示事物是处于不停运动状态的，其运动方式是阴消阳长、阳消阴长的不断变化的过程，而反"S"线是阴阳量变到质变的分界线，当事物的阳发展太过，超过了反"S"线，就转化为阴；同样，阴超过了反"S"线，则转化为阳。

阴阳鱼的鱼眼又是一个小太极图，说明阴中有阳，阳中有阴，阴阳之中可再分阴阳，事物的发展是无限的，事物划分阴阳也是无限的，是无穷无尽的。中医学以阴阳鱼为思维模式，阐述人体生理病理变化。人的健康状态是阴阳处于动态平衡的协调和谐状态，即人体内环境的稳定状态；阴阳失调则是人体的疾病状态；阴阳离决，则是人的死亡状态。

阴阳鱼是古人的自然观，也是传统文化艺术的美学观。中国传统民俗文化讲究和谐、对称、均衡，要求阳刚与阴柔协调和谐，形成一体。阳刚之美偏重形体健壮有力的运动气势，追求高大、方正之雄壮美；阴柔则注重宁静、安然、濡润之态，追求娇艳、优雅、含蓄之美，阳刚与阴柔往往共存于一体。用阴阳鱼作为中医标志，不仅说明中医理论体系的形成与《易经》阴阳学说有关，也说明阴阳学说在中医中的重要性，阴阳自和的状态对于人身体状态的重要性。

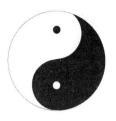

图1-3 太极图

2. 阴阳和

阴阳学说贯穿中医理论体系的各个方面，从形质到功能、病因到病机、治法到方药等，阴阳双方保持动态平衡，即所谓的"阴阳调和"。而用阴阳制约对病理、病因进行分析，《黄帝内经·素问》："阳胜则阴病，阴胜则阳病。"《医学纲目》："医之为学，其道博，其义深，其书浩瀚，其要不过阴阳五行而已。"说明阴阳学说指导着历代医家的医疗思维和实践，对中医理论体系的形成与发展产生了深远影响。

和，是对一切有内在联系的事物进行协调，使之达到和谐的过程。在中国古代，几乎所有的哲学家都把"中和"这种平衡、和谐、适中看作是事物内在的最好也是最理想的状态。如"天时不如地利，地利不如人和""家和万事兴"等，都是生活中对"和"的引用，表明"和"这种状态是最好状态的表现。而对于中医学来说，"中和"这种哲学思想正好反映了中医学的本质要求，保证人体内外的平衡与和谐。因此，《淮南子》云："天地之气，莫大于和，和者，阴阳调"，阴阳自和是人体的阴阳相对协调平衡，意味着健康。

总之，中医的健康观将阴阳、中和的哲学范畴引入了健康中，阐述了健康的重要内涵使人体内外保持在一个和谐的动态平衡中，在这种状态下的人是无病的、正常的。

（二）形与神俱

1. 生命的两大要素

形与神俱，是一种中医学的生命观，是指形体与精神的结合，是生命存在的重要保证。所谓形，包括人体的脏腑、皮肉、筋骨、经脉，以及气血津液等营养物质，是生命存在的基础；所谓神，是指人的精神、意识、思维活动以及整个生命活动的外在表现，是生命活动的主宰。形体是神的基础，为神的活动提供了场所，只有形体完备，才能产生正常的精神活动，即"形体不敝，精神不散"。神是形体的统帅，是生命活动的主宰，只有精神充盛，才能调节精气血津液的代谢、协调脏腑的生理功能，保持阴平阳秘的生理状态。所以形、神是生命的两大要素，无神则形不可活，无形则神无所附，两者是相辅相成、不可分离的。

正如柳永的词《蝶恋花》："衣带渐宽终不悔，为伊消得人憔悴"常提到的状态，后人常用这句来指代"相思病"，男子或女子因为思念爱人而茶不思、饭不想，最终瘦成形销骨立的状态。这是由于过分思虑，忧愁过甚，使精血暗耗，不能濡养心神，继而出现食欲下降、消化不良等脾胃以及其他脏腑的问题，长此以往，身体消瘦，面容枯槁而没有光泽，这种情况便是神伤引起形变的典型状态。形与神俱，才构成了人的生命。

2. 形与神的统一

形与神的理论揭示了形与神之间在生命活动中相互依存和相互促进的辩证关系。一方面，形体为生命的基础，形具而神生，五脏及其所藏的精气是产生"五神"活动的物质基础。另一方面，神乃形之主，为生命的主宰。人体脏腑的功能活动、气血津液的运行都受神的主宰和影响。形体与精神、意识、思维活动的协调统一密不可分，即"形与神俱"，此为身心健康的标志。但两者亦能互相影响，所谓"百病皆生于气"，精充气足则神旺，精损气亏则神亡。健康的人，应该形、神双方都保持着正常的活动，即健康的形体是精力充沛、思维敏捷的物质保证；充沛的精力和恰当的情绪又是形体健康的重要保障。所以形与神俱是生命健康的重要标志之一。

形体是人体生命存在的基础，有了形体，才有生命；有了生命，才能产生精神活动和生理功能。形体的健康，主要是指人体的内脏、肢体、五官九窍及气血津液等正常的生理状态。明代医学家张介宾在《景岳全书》中明确指出："善养生者，可不先养此形以为神明之宅？"形神统一是生命的基本特征，故中医养生强调形神共养，养形以全神，调神以全形，最终达到"形与神俱，而尽终其天年"的目的。因此，中医倡导形神共养的活动，如琴棋书画、太极拳、八段锦、游泳和各种气功导引等，其要点是通过动肢体、凝意念、调呼吸等方面活动，从而达到形神共养、维护健康的目的。

中医理论中历来把精、气、神视为人身"三宝"。人之形体是由精气凝聚而成的，五脏六腑的功能、血脉的运行以及精神情志活动都必须以精气为源泉和动力，都有赖于精气的流通和充实。故形体的健康首先要注意观察脏腑之精气，是否能起到保精固气、体健神旺的作用。正如《不居集·上集·血证全书》所说："精气者，万物之体。全其形则生，养其精气则神全，神全则形全而无病，可长生矣。"

3. 精神与情志

精神活动是人体生命活动的主宰。在正常情况下，人的精神情志变化是机体对外界各种刺激所产生的应答性反应，它不仅体现了生命过程中正常的心理活动，还可以增强机体适应环境和抵抗疾病的能力，起到强体防病、益寿延年的作用。

如果精神情志活动过于剧烈或持续日久，超过了人体正常生理功能的调节范围，会使脏腑气机紊乱，阴阳气血失调，导致多种疾病的发生。现代医学研究也证明，一切对人体不利的因素中，最能使人短命夭亡的就是不良的情绪。由于社会的变化，人际关系日趋复杂，生活节奏日益加快，人们在社会环境中的地位升降变化也愈加频繁，导致心理因素起主导作用的躯体疾患（即心身疾病）不断增多。一个长期处于忧郁恼怒、恐惧悲伤、嫉妒贪求、紧张惊慌境地的人，比精神状态稳定的人更容易患病。我们常见的胃及十二指肠溃疡病、高血压病、冠状动脉粥样硬化性心脏病、心绞痛、内分泌紊乱、自主神经功能紊乱、精神病等，甚至肿瘤的发生，都与精神情志调节失常有关。《三国演义》中的周瑜因嫉妒诸葛亮，最终吐血而亡。另外，从国内外对百岁老人的调查资料来看，长寿老人往往都具有良好的心理因素，如性格温和、乐观开朗、对人诚恳、乐于助人、心胸开阔大度等。

中医健康观中形与神俱的健康状态，正如世界卫生组织提出的健康概念一样，已经脱离了狭义的"无病"的状态，注重身体和精神两个方面的状态，这是中医的时代先进性，也是我们日常生活中应该注重的方面，尤其处于信息爆炸的时代下，虽然我们看到了更大的世界，但也被这个世界种种欲望所束缚，由此带来的种种压力对我们的精神是一种强烈的冲击。因此，《保生要录·养神气门》强调"心不扰者神不疲，神不疲则气不乱，气不乱则身泰延寿矣"，以此保障形神统一，身体健康。

（三）天人合一

天人关系是中国古代哲学的基本问题，在哲学研究的过程中受到广泛的关注和重视。

1. 人与自然的和谐

天人合一是指天人的一致性、统一性，包含人与自然和谐的关系。在中国古代哲学中，天人合一思想始终占主导地位，是贯穿着中国古代哲学的最根本、最核心的思想，深刻影响着我国传统文化和古代科技及医学的发展。如我们在初、高中课本里学过的一些"天将降大任于斯人也""天生玄鸟，降而生商""天生我材必有用"等都频繁地提到天和人之间的关系，从侧面反映出天人合一思想对我国传统文化的影响。

中医学也深受天人合一思想的影响，主要体现在构建了中医的整体观念，强调人与自然关系的整体一致性。即人与自然同源，人与自然有着相同或者相似的结构。中医学运用天人合一的原理来研究自然界与人之间的关系以及人的生命活动，从而认识人体健康状态的变化，是与自然界的影响密不可分的。通过天人合一的关系，确立了整体观念，这是中医学的基础理论，贯穿于整个中医理论体系中。所以，在中医健康观中，天人合一思想是极其重要的组成部分。

天人合一思想与盘古开天辟地的神话有一定的关联。在盘古神话的最后，盘古的身体化为了整个自然界，所以自然界其实就是一个特殊的"人"，自然界的变化可以与人体的变化相对应，而我们身为这个"特殊人"的一部分，自然界其他部分的变化都会影响着我们。因此，中医的整体观念，是中医学关于人体自身完整性以及人与自然、社会环境统一性的认识。人在适应自然和改造自然，并与社会环境的斗争中维持着机体的生命活动。

中医的健康观，与天人合一观的关系十分密切。天人合一观中人与自然和谐的关系是中医健康观的重要组成部分，即中医健康观认为必须掌握自身的生理特点及自然界的变化规律，才能保持健康。就像我们生活中，自然环境的变化，会对我们的身体带来一系列的变化，如突然改变生活环境导致的水土不服和时差失眠问题。

2. 认识自身

中医健康观中的天人合一观主要是人应该顺应自然、适应自然。首先最重要的是人自身，这是天人合一观的重要部分之一，即人要对自身有深刻的了解，明确自身的体质，对自身的形态结构、生理功能的差异性和心理特征的差异性有足够的认识。同时，人要理解自然界的变化，自然界各种变化规律会对人产生各种影响，我们要明确这种作用，并顺应这种规律。

在中医健康观中，对于个体差异性是十分注重的。中医认为，人群中不同个体在形态、结构、机能、代谢、对外刺激的反应性等多个方面各有不同，这种差异称为体质。体质的表现形式有很多种，包括生理状态下的生理反应性，比如处在相同的环境中，有人怕冷，有人怕热；遇到相同的挫折，有人一蹶不振，有人能逆境崛起。我们进行体检项目时的各种指标是一个范围，而不是某个精确的数字，都充分体现了体质的差异性。还有病理条件下的发病倾向性，《格致余论》言："肥人湿多，瘦人火多"，这是对不同体质与病因的认识。相同的流感后，除了共同的高热反应，肥人由于湿气重，更倾向表现为咳嗽、鼻塞流涕等表证；而瘦人由于火多，会倾向于出现咽喉肿痛等热证。这种体质的差异性认识有助于我们了解自身，在面对相同情况下的不同反应，要正确面对自己的情况，接受自己，了解自己的体质，不必恐慌或者烦恼。同时体质的差异性也帮助我们预防病因，保持健康。如瘦人由于火多，在日常生活中应多食用滋阴清热之品，减少辛辣之品；肥人湿多，要多食温阳祛湿之品，少食肥甘厚味之品等，这些都是在明确体质变化规律后采取的有助于身体健康的措施。

3. 顺应四时

自然环境的变化，也会对健康产生很大的影响。人们要掌握自然界的变化规律，并顺应自然界的变化来调节自身，这也是健康的重要原则。自然界有一年四季、二十四节气之分，每个时期都有自己的变化特点，同时还存在有各种地理差异的变化。根据一年春夏秋冬气温的变化，人体的生理功能也会随之发生适当的改变。如《黄帝内经·灵枢》言："天暑衣厚则腠理开，故汗出；天寒则腠理闭，气湿不行，水下留于膀胱，则为尿与气"，体现了气温对津液的影响，夏日温度高则多汗，冬日温度低则多尿。

由于四季春生、夏长、秋收、冬藏的变化，我们体内的阳气也随之而变化，所以提出了"春夏养阳，秋冬养阴"的原则来保持健康。例如近几年出现在大家视野里的冬病夏治三伏贴，就是根据这个原则来治病、防病的一种方法。春夏阳气从人体内生发，秋冬阳气逐渐潜藏回人体内部，秋冬阳气不足时，一些由于阳气虚导致的疾病就容易发作，所以在三伏天阳气最盛之时，运用药物贴敷体表特定部位来达到益气温阳的作用，从而改变病人阳虚的体质状况。

4. 适应环境

地域环境也是自然环境的一部分，地域环境的变化，也会导致人体的变化。如重庆雾多紫外线照射少，使重庆人的皮肤比较白皙；西藏的高原环境紫外线强烈，当地民众的皮肤多带有高原红；江南多湿热，人体的腠理多稀疏；北方多燥寒，人体的腠理多致密；身高方面，北方人身材魁梧壮硕、南方人纤瘦苗条等，这是由于地理环境的差异带来的人体生理功能的差异性。

若不注重地域环境的影响，可能会带来很多问题，严重时会成为致病因素。《黄帝内经·素问》指出："东方之域，天地之所始生也。鱼盐之地，海滨傍水，其民食鱼而嗜咸，皆安其处，美其食。鱼者使人热中，盐者胜血，故其民皆黑色疏理，其病皆为痈疡"，这就是由于地理环境，长期居住在东方海域附近的人多食海鱼、盐味重，导致疮疡病多发的情况。所以地域环境会影响人的生理功能和病理变化。中医健康观就要求我们要注重地域环境对健康的影响，不要机械地定义健康。

总之，天人合一观强调我们生活在一定的环境中，要根据自然环境的变化来进行改变，主动适应自然界的变化，从而保证健康的状态。针对不同体质、不同气候和不同地域，运用不同的方法来适应自然界的环境，从而保持身体健康。

中医的健康观通过阴阳、形神和天人关系等方面的研究，涉及人体的生理功能、人的情绪活动以及人与自然的关系等方面，从多角度来阐述健康的内涵，是一个多维的健康观。这与当今世界卫生组织提出的多方面健康的定义基本相同，也证明了中医健康观是符合时代要求的，对于现在健康学的发展有重要的作用。我们要结合时代背景，不断学习和发扬中医理论在健康方面的作用，运用中医健康观指导我们的日常生活，从而保持健康。

第四节　疾病观

中医在认识疾病本质、研究疾病病因、掌握疾病发展规律的过程中，逐渐形成了具有鲜明特色的疾病观。

一、疾病是什么

据文献记载，中医学"病"概念的起源可以追溯到上古时期，当时的人们已经认识到了身体会因为某些原因处于疾病状态，并有意识地使用导引法调理身体。

"病"的概念形成最晚在殷商时代。甲骨文中有一"疒"字，可作为重要依据。其字形像是人有疾病后倚着床，身下有汗滴之形；或像是人倚着床的样子。（图1-4）到了周代，"病"字已经在文献中很常用了，由此，"病"的概念随着中医学发展进一步明晰起来。

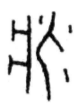

图 1-4 "病"之象形字

疾病，是指在一定致病因素作用下，人体稳定、有序的生命活动遭到破坏，出现生理上或心理上的障碍损伤，表现出一系列临床症状和体征的过程。

发病，是指人体处于病邪的损害和正气抗损之间的斗争过程，若病邪胜，则疾病发生、病情加重；若正气胜，则病情减轻、疾病治愈。

二、疾病有哪些致病因素

病因，也称为致病因素。古代医家在长期的医疗实践中，认识到疾病的发生是多种致病因素作用的结果。主要包括以下几个方面的因素：

（一）外感病因

外感病因主要指风、寒、暑、湿、燥、火。正常情况下，它们是自然界六种不同的气候变化，是万物生长和人类赖以生存的必要条件，中医将其称为"六气"。当自然界气候异常变化，或人体抵抗力下降时，六气就会变为致病因素，中医称其为"六淫"或"六邪"。例如，冬季应寒冷，气温却异常温暖；夏季应炎热，气温却异常寒凉；气候变化过于急骤，如突然出现的严寒、酷暑或是疾风、暴雨等，这些异常有可能成为致病因素。外感因素也常常与人们生活、工作的地域环境有关。例如，地处西北多燥病，地处江南多湿热等。

（二）情志病因

情志病因主要指喜、怒、忧、思、悲、恐、惊这七种情志活动，是人体的生理与心理活动对外界环境变化所产生的反应，一般情况下不会导致疾病。如果情志反应过于强烈，超越了人体生理心理的适应和调节的能力，则会成为致病因素。《黄帝内经·灵枢》中描述了一些情志致病的临床表现："肝气虚则恐，实则怒……心气虚则悲，实则笑不休"等。情志的太过与不及都可影响到脏腑，引起脏腑功能失衡而滋生百病，而患病后又易导致情志变化，形成恶性循环。

在诸葛亮三气周瑜的故事里，曾经雄姿英发的周瑜落得个"樯橹灰飞烟灭"的结果，固然是衬托了诸葛亮的智计无双，但也从另一个角度说明了过度的精神刺激会导致疾病的发生或加重原有疾病，甚至导致死亡。

（三）饮食失宜

饮食是人类赖以生存和维持健康的基本条件，是人体后天生命活动所需营养物质的重要来源，但饮食需要有一定的节制。《济生方》曰："善摄生者，谨于和调，使一饮一食，入于胃中，随消随化，则无留滞为患。"饮食失宜主要指饮食不节、饮食不洁和饮食偏嗜。

1. 饮食不节

饮食不节包括过饥或过饱，"过饥"指饥而不得食，或有意识限制饮食，或因脾胃功能虚弱而吃得过少，或因情绪变化剧烈而食欲不振，或不能按时饮食等。"过饱"指饮食超量，或暴饮暴食，或不想吃而勉强吃，导致脾胃难于消化食物。

2. 饮食不洁

饮食不洁指由于缺乏良好的卫生习惯，进食了腐败、变质或有毒食物。《金匮要略》："秽饭、馁肉、臭鱼……食之皆伤人……六畜自死，皆疫死，则有毒，不可食之。"

3. 饮食偏嗜

饮食偏嗜是指特别喜好某种性味的食物或专食某些食物，主要包括寒热偏嗜、五味偏嗜或食类偏嗜等。一般而言，食物应寒温适中。这里的"寒温"不仅指食物的温度，也指食物的寒温特性。例如，中医认为，螃蟹性寒，食用时应配合姜、醋、紫苏等，用以温中散寒才符合养生之道。《红楼梦》第三十八回中多次提及，食用螃蟹之时"须得热热地喝口烧酒"。五味指酸、苦、甘、辛、咸。《黄帝内经·素问》："夫五味入胃，各归所喜，故酸先入肝，苦先入心，甘先入脾，辛先入肺，咸先入肾"，日常的饮食习惯中，应提倡五味均衡，不可过于偏嗜。另外，若是过食肥厚、甘甜之品则易发生肥胖、中风。

（四）劳逸失度

劳逸失度有过劳与过逸之别。过劳可以分为劳力过度、劳心过度或房劳过度。分别指过度的体力劳动、脑力劳动或房事太过等。过逸是指过度安逸，也包括体力与脑力的过逸。

劳动与休息的合理调节，是保证人体健康的必要条件。劳逸失度不利于健康，甚至会导致疾病。《黄帝内经·素问》所谓的"五劳所伤"便是指"久视伤血，久卧伤气，久坐伤肉，久立伤骨，久行伤筋"。

（五）其他因素

中医还认为一些疾病的病理产物，如瘀血、痰浊等也可以成为致病因素。瘀血是指体内血液停积而形成的病理产物，又称为坏血、败血、恶血等。痰浊是指人体水液代谢障碍所形成的病理产物。除以上病因外，还有一些诸如外伤、寄生虫感染、药物损伤、医源性损伤等致病因素。

三、疾病的产生

《黄帝内经·素问》中提出了中医养生保健的最高原则："法于阴阳，和于术数，饮食有节，起居有常，不妄作劳"，人们如果能遵循以上原则，就能够"形与神俱，而尽终其天年，度百岁乃去"，但遗憾的是，人们时时"以酒为浆，以妄为常，醉以入房，以欲竭其精，以耗散其真，不知持满，不时御神，务快其心，逆于生乐，起居无节，故半百而衰也"。

可见，无论是人体内部，还是人体与外界环境都存在着广泛的联系，这些关系在不断产生矛盾和解决矛盾的过程中，保持着动态平衡。当这种平衡被某些致病因素破坏，又不能很快调节恢复时，疾病就产生了。中医认为，邪正消长是疾病发生的基本机理。

（一）"邪"与"正"是矛盾的双方

疾病是由两方面因素决定的，即正气和邪气。"正气"是指人体本身所具有的生命力、适应力、抵抗力的总称，包括精、气、神、五脏、六腑等功能。"邪气"是指一切致病因素，如六淫、七情、饮食失节、劳逸失度、痰饮、瘀血等。《黄帝内经·素问》："夫邪之所生，或生于阴，或生于阳。其生于阳者，得之风雨寒暑；其生于阴者，得之饮食居处，阴阳喜怒。"

中医在认识疾病、研究疾病并不断探索疾病规律的过程中，非常注重矛盾双方的分析。首先，要分析正邪矛盾尤其是主要矛盾，注重矛盾双方既对立又统一的关系。其次，针对特定的患者要分清楚主要矛盾和次要矛盾，甚至在一个病程的不同阶段也要细分主要矛盾与次要矛盾。比如哮喘，发作期往往以肺失宣肃、肺气上逆为主要矛盾，应以降逆平喘为主；缓解期则往往以脾肾虚损为主要矛盾，应以调补脾肾为主，并且根据患者临床表现的变化来调整补脾与补肾之间的比例关系。

（二）"邪正消长"贯穿疾病始终

疾病过程是正气与邪气矛盾双方在人体中斗争的过程，正邪力量消长决定了疾病的发生和发展。可以说，在这一过程中，始终贯穿着邪正斗争。正气是决定因素，正气强弱与否决定着疾病的转归与预后。正气与邪气的力量对比及其消长变化推动着病程发展，并决定了辨证的结果是虚或实，还是虚实夹杂。正如《黄帝内经·素问》所说"邪气盛则实，精气夺则虚"。

若正气旺盛，邪气较弱，正气会促使邪气消退，疾病很快就能得到控制，机体也能恢复健康；若正气不足，邪气亢盛，邪气会进一步深入人体，导致疾病恶化而预后不良，甚至会死亡。例如，同样是外感风寒，体质壮盛之人，通过保暖、休息或少量服用药物即可很快痊愈，并且短时间内不再复发；但对于年老、体弱或有其他慢性、消耗性疾病的人群来说，就必须积极进行药物治疗，即使这样也有可能病程日久，病势缠绵，甚至变为重症。

若正气与邪气势均力敌，则两者会陷入胶着状态，机体表现为急性剧烈症状；当正气与邪气均较弱，病理性反应表现和缓，机体就会进入一种虚弱消耗的慢性状态。例如，急性盆腔痛表现为疼痛剧烈，或为刺痛，或为胀痛、灼痛等，经治疗后疼痛很快能得到缓解；慢性盆腔痛表现为隐痛、坠痛，疼痛程度不重，但缠绵日久难愈。

（三）"扶正祛邪"是治疗疾病的总原则

治则，即治疗的法则。中医经过长期的医疗实践，根据对人体、健康以及疾病的认识，在整体观念和辨证论治的指导下，对疾病进行诊断和治疗。疾病离不开邪正斗争、消长、盛衰的变化，因此扶正祛邪是治疗疾病的总原则。

扶正，就是扶助正气，增强体质，提高机体的抗邪能力。扶正的方法除了可以使用中药外，还包括针灸、推拿、体育锻炼等多种方法。另外，精神调节与营养补充也对扶正具有重要的意义。祛邪，就是祛除病邪，使邪去而正安。祛邪多用泻实之法，如散寒、清热、利湿、消积等。

扶正与祛邪的原则不同，具体方法也不一样。但两者相互为用，相辅相成。扶正，适用于以正气虚为主要矛盾，并且邪气也不亢盛的虚性病证；祛邪，适用于以邪实为主要矛盾，并且正气未衰减的实性病证。扶正与祛邪兼用，应注意"扶正而不留邪，祛邪而不伤正"，适用于既有正虚也有邪实的病证，根据具体情况，可以先扶正后祛邪，或先祛邪后扶正，或两者同时使用。

四、兵家与疾病观

从中医学的疾病观可以看出，在表述致病因素损伤人体时，多采用"攻""伤""犯""扰"等词；在表述人体的正气防御和抵抗致病因素时，多采用"卫""守""御"等词；在表述邪正斗争，力量变化时，多采用"进""退""胜""负"等词。这些都与中国古代兵家的用词极为相似。

中医理论形成于春秋战国时期。古代医学家们在"近取诸身，远取诸物"的思想指导下，汲取了兵家关于战争的思想，利用疾病与战争某些特征的相似性，通过形象的"战争"概念来认识和表述抽象的"疾病"概念，这些描述"战争"的词汇被广泛地运用于对疾病发生、发展、变化的描述和解释。兹举数例，兵法与医理可相互印证。

（一）知己知彼，百战不殆

《孙子·谋攻篇》曰："知己知彼，百战不殆；不知彼而知己，一胜一负；不知彼，不知己，每战必殆。"《伤寒论条辨》曰："我既为师，彼则为敌，大敌在前，必察其情，虚实真伪，得其情而可以无疑矣。"中医面对患者时要观其色、听其声、嗅其味、问其症、切其脉，尽可能全面地收集四诊资料，方能准确地辨证施治。

（二）兵无常势，水无常形

《孙子兵法·虚实篇》曰："兵无常势，水无常形，能因敌变化而取胜者，谓之神。"临床疾病千变万化、错综复杂，应该审证求因，不可一概而论。《景岳全书》曰："凡久远之病，则当要其终始，治从乎缓，此宜然也。若新暴之病，虚实既得其真，即当以峻剂直攻其本，拔之甚易，若逗留畏缩，养成深固之势。"意思是说，久病宜缓治，不宜操之过急，否则会变证丛生；新病宜速治，不宜畏首畏尾，纵邪入里。

（三）围师遗阙，开门逐邪

《孙子兵法·军争篇》曰："围师遗阙。"古代兵临城下，如围师无阙，一味强攻，守方见无生路，必然困兽犹斗，誓与城池共存亡。攻方为避免伤亡过多，往往在围城之余留一出口，示敌以生路，从而消其斗志，涣其军心。中医同样有"开门逐邪"之法，为的是给邪以出路，邪去而正安。《儒门事亲》中形象地说："若先论固其元气，以补剂补之，真气未胜，而邪已交驰横骛而不可制矣。唯脉脱、下虚、无邪、无积之人，始可议补，其余有邪积之人而议补者，皆鲧湮洪水之徒也。"这段话说的正是堵塞了邪气的出路，从而导致了闭门留寇，邪不去而病不除，并不是治疗疾病的好办法。

第五节　治未病

中医学"治未病"理念也是中国传统文化哲学思想的体现，在国家推进"健康中国"战略的当下，"治未病"理念对提升全民健康素质有着重要的现实意义。

一、什么是治未病

"治未病"的萌芽，最早可以追溯至殷商时代，《商书·说命中》曰："惟事事，乃其有备，有备无患。"说明当时人们就意识到预防的重要性。中医治未病思想源于《黄帝内经》，在《黄帝内经·素问》中提出："是故圣人不治已病治未病，不治已乱治未乱，此之谓也。夫病已成而后药之，乱已成而后治之，譬犹渴而穿井，斗而铸锥，不亦晚乎"，明确了未病先防的理念。张仲景《金匮要略》："夫治未病者，见肝之病，知肝传脾，当先实脾"中进一步提出了治未病的既病防变理论，即治疗疾病时应考虑可能传变的脏腑，采取措施防止传变，被历代医家视为"治未病"的准则。巢元方著《诸病源候论》记载了寒冷地区民间用灸法预防小儿惊风的习俗。叶天士在《温热论》记载了"务在先安未受邪之地""逐邪务早，先证用药，先安防变"等用药防治疾病的原则。

二、治未病

"治未病"包含三方面的内容：未病先防，既病防变，瘥后防复。

（一）未病先防

未病先防是在疾病未发生之前，做好各种预防工作以防止疾病的发生。即指人们在未患病时，要积极预防疾病的发生。中医以"正气存内，邪不可干"的论述强调重视机体的内在因素，做到饮食有节，起居有常，不妄作劳。依此原则，人们处于"精神内守，病安从来"的状态。同时，我们还应该做到顺应天时，顺应自然，积极避免六淫、七情等致病因素的影响，减少对人体的侵害，保证不发病或虽病亦不重。未病先防理念包含着调养精神、体格锻炼、合理饮食、适时养生、科学用药等丰富内容。

部分人群有看似未病，实则机体阴阳脏腑之盛衰已有偏颇，或已有邪气内存，已处于"欲病"状态。"欲病"源于唐代孙思邈的《千金要方》，书中记载："古之善为医者……上医治未病之病，中医治欲病之病，下医治已病之病，若不加心用意，于事混淆，即病者难以救矣。"欲病实质上是人体处于未病与已病之间的一种状态。此时需尽快调理，避免疾病的发生，即所谓"消未起之患，治未病之疾，医之于无事之前"。

（二）既病防变

既病防变指患者或者亚健康人群，疾病已经存在，要趁早诊断，趁早治疗，防止其由浅入深，由表入里，或发生脏腑之间的传变。防止传变包括阻断病传途径与先安未受邪之地两个方面。

1. 阻断病传途径

疾病都有一定的传变规律和传播途径。邪气侵犯人体后，根据其传变规律，早期诊治，阻断其病传途径，可以防止疾病的深化与恶化。例如，有中风前兆见肢体麻木者，可给予丹参、红花、川芎、赤芍、鸡血藤以通经活络；出现眩晕可给予钩藤、天麻、菊花等平肝息风。治中风于未发之时，尽早防止其并发肢体障碍、语言障碍等病变。再如，目前患脂肪肝的人数日益增多，部分患者可发展为肝纤维化，甚至肝硬化，如在发现早期便进行及时治疗，可以阻止其进一步发展，这也是既病防变的体现。

2. 先安未受邪之地

结合中医五行生克、脏腑、经脉规律防止疾病的传变。《难经·七十七难》曰："经言上工治未病，中工治已病者，何谓也？然所谓治未病者，见肝之病，则知肝当传之于脾，故先实其脾气，无令得受肝之邪，故曰治未病焉。中工者，见肝之病，不晓相传，但一心治肝，故曰治已病也。"所言肝有病，先保护好脾脏，防止肝病传于脾，这即是先安未受邪之脏。再如，在甘寒养胃阴的方药中，加入咸寒滋肾阴的药物，以防止肾阴的耗散，也是"先安未受邪之脏"在临床中的应用。

（三）瘥后防复

"瘥"，是指病愈。患病后疾病初愈，机体正气尚虚，同时邪气未尽，应增强正气，防止疾病复发。瘥后调养不当，有可能旧病复发或滋生他病。《黄帝内经·素问》中就提到"病热少愈，食肉则复"。

感冒初愈，病人仍需避风寒、多休息、适当锻炼，以增强机体的抗邪能力，否则可能引起反复感冒，或变生其他疾病。再如，急性泄泻病人经治疗排便次数或排便量接近正常后，若不注意正气的保护，调理不当，容易发展为慢性泄泻，导致病程缠绵不断。肿瘤患者通过手术治疗后身体虚弱，而肿瘤化疗药物和放疗在杀灭肿瘤细胞的同时，正常细胞也会被杀伤，导致人体免疫力下降，此时可以通过中药或针灸等疗法提高机体免疫力，防止肿瘤转移、复发。

三、治未病与中医体质

（一）治未病原则

中医理论的两大特点整体观念和辨证论治同样是治未病理论的立足原则。在前面与哲学观和生命观中论述的天人合一、形神统一思想体现在治未病理论中，再次强调人与自然规律的和谐统一，人的精神与形体相互依存的重要性。

（二）中医体质分类与调理

在治未病过程中，通过辨析人的体质差异，而纠正体质的偏颇，个性化地指导干预，体现出中医辨证论治的特色，同时也符合"三因制宜"中的"因人制宜"原则。

现代医学认为，体质是人体在遗传、环境的影响下，发育形成的相对稳定的状态。这种状态决定了它对致病因子的易感性及其产生病变类型的倾向性。正是由于体质的不同，通过体质辨识，实现个性化的、针对性的调理干预是治未病的前提。

根据国医大师王琦教授的体质分类，可以进行中医体质辨识。依据中医体质分类判定自测表及体质调养方法（附件1），65岁及以上老年人体质辨识量（附件2），综合分析判断其体质类型，从而纠正其体质的偏颇。根据人群年龄的不同分为三种，13岁以下儿童，13~64岁成年人，65岁以上老年人。人群体质分为九种，一种正常，八种偏颇，分别为平和质、气虚质、阳虚质、阴虚质、痰湿质、湿热质、气郁质、血瘀质、特禀质。

1. 平和质

我们经常能听到广告词有这样的一句话"身体倍儿棒，吃嘛嘛香"。一般这样的人体形匀称，面色润泽，目光有神，语音有力，食欲充沛，睡眠好，不容易疲劳，平时较少生病，性格随和开朗，处事乐观，在平时遇到挫折时能够自己调整情绪，特别是对自然环境和社会环境适应能力较强。其饮食有节制，荤菜与素菜相搭配，不宜过饥过饱，粗细粮食合理搭配，多吃五谷杂粮、蔬菜水果，少食过于油腻及辛辣之物。平和质的人春季阳气初生，宜食辛甘之品以发散，而不宜食酸收之味。谨和五味，不宜有偏嗜，适合其养生的食物有粳米、薏苡仁、豇豆、韭菜、南瓜、核桃、鸡肉、牛肉、羊肉等。推荐食用山药扁豆粥：山药30g，白扁豆10g，粳米50g，白糖少许。保健穴位：足三里、气海、大椎，用点按法或艾灸。

注意事项：生活应有规律，不要过度劳累，不宜食后即睡，保持充足的睡眠时间。运动锻炼要积极主动，运动适度，不宜过量。如年轻人可以适当跑步、爬山、打球等，老年人可适当散步、慢跑、打太极拳等。

2. 气虚质

气虚质的人平时喜欢安静，不爱说话；同样的活动量，容易气喘吁吁，讲话声音低弱，很容易出现无精打采的状况。少气懒言，不爱动，自汗，舌质比较淡红，舌边有齿痕，肌肉松软不结实，易患感冒，或病后抗病能力弱，易迁延不愈，易患内脏下垂、虚劳等病，结合体质评分量表，可以诊断为气虚质。

这样的人不耐受风、寒、暑、湿邪。应当进食一些益气健脾的食物，如香菇、小米、糯米、山药、大枣、鸡肉等；少吃一些耗气食物如生萝卜、空心菜等。由于气虚者多有脾胃虚弱，因此饮食不宜过于滋腻，应选择营养丰富而且易于消化的食品。推荐用黄芪童子鸡：童子鸡1只，生黄芪15g，葱、姜、盐、黄酒适量。保健穴位：关元、气海、神阙，艾灸。

注意事项：气虚质的人体能偏低，且过劳易于耗气，因此不宜进行强体力运动，锻炼宜采用低强度、多次数的运动方式，运动宜柔缓，可以做一些柔缓的运动，如散步、太极拳、太极剑、做操等，并持之以恒。也宜选用补气药来调养身体，甚至从中医辨证论治方面指导服用对应的中成药，如玉屏风散来使机体恢复健康状态。

3. 阳虚质

阳虚质的人容易出现手脚发凉，腹部、腰部或膝部怕冷，衣服比别人穿得多，冬天耐受不了寒冷，喜热饮食，大便溏薄，小便清长，容易嗜睡，舌淡胖嫩边有齿痕，苔淡白等。男性易阳痿、早泄；女性易月经减少、宫寒等。

此类人群耐夏不耐冬，易感风、寒、湿邪。适宜秋冬避寒就温，春夏培补阳气，多进行日光浴，同时应注重足部的保养，每天泡脚，在较深的盆中加入40℃左右的热水，让水漫过脚踝，由于脚踝部为多条经脉所通过的地方，因此能够加强阳气。饮食调理宜食温阳食品，如羊肉、狗肉、鸡肉、韭菜、生姜，少吃梨、西瓜等生冷食物。推荐食用当归生姜羊肉汤：当归20g，生姜30g，羊肉500g，料酒、食盐适量。保健穴位：命门、肾俞，艾灸。

注意事项：起居要保暖，可做一些舒缓柔和运动，如慢跑、跳绳、打太极拳等，但不可运动过度。高强度的运动，大量的出汗，会发泄阳气，适得其反，特别是夏天不宜做剧烈运动。

4. 阴虚质

阴虚质的人体形瘦长，经常感到手脚心发热，面颊潮红，手足心热，潮热盗汗，心烦易怒，头发、皮肤干枯，耐受不了夏天的暑热，经常感到眼睛干涩，口干舌燥，经常大便干结，性情急躁，舌质偏红。结合量表分析，此类人群多为阴虚质。

阴虚质人群适宜吃滋补阴液以及甘凉滋润的食物，如糯米、银耳、甘蔗、梨、百合、山药、枸杞、鸭肉、冬瓜、绿豆等，少食辣椒、大蒜、韭菜、花椒、丁香、羊肉、狗肉等辛温燥烈之品。推荐食用莲子百合煲瘦肉：莲子（去芯）15g，百合20g，猪瘦肉100g，盐适量。

注意事项：起居应有规律，避免熬夜、做剧烈运动和在高温酷暑下工作。适宜做有氧运动，锻炼时要控制出汗量，及时补充水分。

5. 痰湿质

痰湿质的人体形肥胖，腹部肥满而松软，胸闷，痰多，身重不爽，喜食肥甘厚味，大便次数多、不成形，容易出汗，经常感觉脸上有一层油，舌苔较厚，夏天好过，冬天难熬。

痰湿质人群饮食应该以清淡为主，少吃肥肉油腻及甜黏的食物，戒烟、酒，可以多食蔬菜、水果等富含纤维和维生素的食物，可多食海带、黄瓜、冬瓜等。推荐食用薏米冬瓜汤：薏米30g，冬瓜150g。保健穴位：丰隆、水道，用手指按压或艾灸。

注意事项：平常居住环境宜干燥不宜潮湿，衣着应透气散湿，经常进行日光浴。避免涉水淋雨、久居湿地，注意保暖，梅雨季节注意防潮湿，在湿冷的条件下，减少户外运动。由于形体肥胖，易于困倦，体育锻炼应以微汗为宜，应结合自己的具体情况循序渐进，动则生阳，平时应规律运动，长期坚持运动锻炼，如慢跑、游泳、羽毛球、篮球等。药物一般选择健脾理气、理气化湿的药物，如茯苓、白术、山药、陈皮、莱菔子、半夏等。

6. 湿热质

湿热质的人主要表现为热与湿的结合。表现为：倦怠，浑身黏糊糊的，脸上和鼻尖总是油光发亮，容易生粉刺，常感到口臭或嘴里有异味，大便黏滞不爽，排起来费劲。女性脸上长痘痘、带下色黄；男性阴囊总是潮湿多汗；小孩常见腹泻，大便不顺畅；老年人可能出现下肢酸困、腰疼等症状。

湿热质人群饮食以清淡为主，多吃一些芳香的蔬菜，如香菜、荆芥、藿香等，可食用赤小豆、绿豆、黄瓜、藕等食物。食疗粥也是很好的选择，以茯苓、白术、小米、大米每天适量熬粥喝，健脾祛湿。少食韭菜、羊肉、花椒及烧烤等辛温助热的食物，忌食石榴、大枣、柚子等，且最忌暴饮暴食和进食速度过快，限制食盐的摄入，否则会加重湿热。推荐食用薏米绿豆粥：薏米30g，绿豆30g，大米50g。宜夏天食用。

注意事项：避免居住在潮湿的地方，环境宜干燥、通风。盛夏暑湿较重的季节应减少户外运动的时间。适合做高强度、大运动量的运动，如中长跑、游泳、爬山等。

7. 气郁质

气郁质的人喜欢叹气，闷闷不乐，情绪低沉，容易紧张，多愁善感，常无缘无故地叹气，敏感忧郁，咽喉部经常会有异物感。还会出现身体局部，比如胸胁部位、乳房部位、脘腹部位胀闷疼痛，或者窜痛，并且疼痛时轻时重，主要随着心情的好坏而减轻、加重，女性较为多见。

气郁质人群饮食应多食葱、姜、蒜、香菜、胡椒、黄花菜、海带、山楂等具有行气解郁的食物，少食生冷寒凉、收涩、油腻肥甘的食物。推荐食用菊花玫瑰茶：杭白菊4朵、玫瑰花2朵，用90℃水沏，可以经常服用。保健穴位：太冲、膻中，用手指按压。

注意事项：气郁质的人不能总待在家里，应尽量增加户外运动。由于气郁质者气机不畅，不仅抑郁，还常常处于紧张焦虑的情绪中，所以建议属于气郁质的人群既参加高强度的运动锻炼，如登山、游泳、跑步等，同时也搭配一些放松的训练，如静坐、健身等。保持有规律的睡眠，睡前避免饮茶、咖啡等提神醒脑的饮料。气郁质的老年人每天应做半小时至一小时的有氧运动。可选择下棋、打牌、瑜伽等体育游戏，闲情逸致，促进人际交流。多参加群众性的活动，有空多听音乐，多外出旅行，以便更多地融入社会。

气郁日久易致血行不畅，气郁质的人衣着方面宜选择宽松、透气性好的款式，还应注意鞋袜也不宜约束过紧，否则易影响气血运行，出现肢体麻木或发凉等症状。

8. 血瘀质

血瘀质的人面色偏暗，皮肤粗糙呈褐色，色素沉着，嘴唇颜色青紫，舌质青紫或有瘀点，舌下静脉瘀紫。有时不知不觉中出现皮肤瘀青。刷牙时牙龈容易出血，性情急躁，易患癥瘕、痛证及血证。

血瘀质人群饮食宜多吃补气补血、养血活血行气的食物，如莲藕、洋葱、木耳、海带、桑椹、猪肉、醋、葡萄酒、山楂、玫瑰花等，少食寒凉之品、肥肉等滋腻之品。推荐用黑豆川芎粥：川芎6g，黑豆20g，粳米50g，红糖适量。血瘀质人群药补时应选用活血养血之品，如地黄、丹参、红花、川芎、当归、五加皮、续断等。保健穴位：血海，用手指按压。

注意事项：作息时间宜有规律，可早睡早起多锻炼，不可过于安逸，以免气机郁滞导致血行不畅。多做一些有益心脏血脉的活动，如各种舞蹈、太极拳、八段锦、保健按摩术等。血瘀质人群如在运动中出现胸闷、呼吸困难等不适症状，应停止运动，去医院进一步检查。血得温则行，得寒则凝。血瘀质者要避免寒冷刺激。日常生活中应注意动静结合，不可贪图安逸，加重气血郁滞。血瘀质的人在精神调养上，要注意培养乐观的情绪。精神愉快则气血和畅，血液流通，有利于血瘀体质的改善。

9. 特禀质

特禀质是九种体质中最特殊的一种体质，是因为遗传因素而导致的特殊体质。有的即使不感冒也经常鼻塞、打喷嚏、流鼻涕，容易患哮喘，容易对药物、食物、花粉、气味等过敏，有的皮肤容易起荨麻疹，皮肤常因过敏而出现紫红色瘀点，皮肤一抓就红，并会出现抓痕。

特禀质人群饮食宜多食益气固表的食物，如蜂蜜、绿豆、百合，少食虾、螃蟹、茄子、酒、辣椒、咖啡等辛辣及含致敏物质的食物。推荐食用黄芪山药粥：黄芪10g，山药50g，大米100g。保健穴位：足三里、关元、神阙、肾俞，用手指按压，艾灸。

注意事项：居室宜通风良好，被褥、床单要经常洗晒，防止对尘螨过敏。春季室外化粉较多时，要减少室外活动时间，可防止对花粉过敏。不宜养宠物，以免对动物皮毛过敏。外出也要避免处在花粉及粉刷油漆的空气中，以免刺激而诱发过敏病证。积极参加体育锻炼，增强体质，天气寒冷时锻炼要注意防寒保暖，防止感冒。

（三）小儿体质调理

由于体质辨识是通过中医问诊的形式判断的，小儿不能主观地告诉医生真实情况，因此小儿的体质辨识与调理需要医生自己判断与分析。以下为小儿体质的分型。

1. 平和质

平和质顾名思义，就是阴阳平和的状态，是健康小儿的体质类型。此类小儿形体匀称，精力充沛，性情活泼，皮肤润泽，四肢温暖，饮食适量，睡眠安宁，二便正常，舌淡红，苔薄白，脉象和缓有力。能耐受环境和温度气候变化，患病较少，不易过敏。

2. 气虚质

气虚质小儿突出的特点是脾胃功能薄弱。常表现为形体瘦弱或虚胖，好静懒动，面色无光泽，食欲较差，大便偏稀，舌质偏淡，苔白，脉浮缓无力。平时易患厌食、积滞、便秘、泄泻、疳证等病。用小儿推拿的手法补脾经，按揉足三里，揉中脘，捏脊，也可以艾灸脾俞、关元等穴位。

3. 阳虚质

阳虚质小儿特点是肺气虚弱。主要表现为形体偏瘦或肥胖，面色苍白，少气懒言，常自汗出，指纹色淡，脉细，舌质淡红，苔薄白。易患感冒、咳嗽、反复呼吸道感染、汗证、哮喘等。无名指面，指根至指端，施推法，清肺由指根推至指端，补肺由指端推至指根。

小儿由于先天或后天原因导致肾气亏耗。表现为消瘦，身材矮小，四肢不温，毛发稀疏不泽，乳牙萌出、恒牙替换延迟，面色萎黄，小便频数清长，舌质淡嫩，苔薄白，脉沉细或迟缓无力。易患尿频、遗尿、生长发育迟缓、矮小症、哮喘等。

4. 阴虚质

阴虚质小儿特点是脏腑阴液不足。表现为形体偏瘦，面色萎黄，手足心热，盗汗，好动烦闹，注意力不集中，睡眠不宁，易醒，唇干、唇红，咽干，大便干燥，舌红，舌苔少，脉象细数。易患夜啼、不寐、汗证、惊厥、性早熟、虚火乳蛾等。

5. 阳热质

阳热质小儿特点是体内阳热偏盛。表现为形体结实，暴躁易怒，好动、多动，睡眠不安，食欲好，易生气，大便干结臭秽，舌红苔黄，脉滑数。易患反复外感热病、惊风、乳蛾、便秘、疮疡等。

6. 痰湿质

痰湿质小儿由于气血津液运化失调，聚湿成痰而致。表现为形体偏胖，面色苍白或虚浮，肌肉松软，腹壁肥厚，神疲易倦，好静懒动，口中黏腻，大便溏，舌淡苔白滑或厚腻，脉濡或滑。易患厌食、泄泻、肥胖症、水肿等。

7. 特禀质

特禀质小儿特点是有过敏的特质。常有过敏性疾病家族史，外感风邪或进食、接触发物后易见皮疹、瘙痒、鼻痒、晨起或吹风后喷嚏、眼红瘙痒流泪、皮肤较干、咽痒咳嗽、时有烦躁、舌质淡红、舌苔薄白或薄黄、脉平。易患过敏性鼻炎、哮喘、荨麻疹、湿疹、特应性皮炎、过敏性结膜炎、腹泻等。对于特禀质的儿童要避免过敏原，注意合理安排饮食，适量地进行运动，平时多喝水、多排尿。

中医调理小儿体质，需要先辨证，看看小儿的体质适合什么样的调理方法。通过食疗来给小儿调理，可以多吃一些含有蛋白质和维生素C的食物。这两种食物对小儿的抵抗力能够起到很好的调节作用。带着小儿经常参加户外运动，可以进行日光浴，对于体质也有较好的增强作用。有充足的睡眠时间，可以巩固小儿的元气。

（四）综合疗法

针对体质偏颇之人群，在防治上我们不能局限于一种方法或一种方药，应该用多种干预方法进行指导。非药物疗法在中医治未病的调理中起着不可或缺的作用，根据治未病的具体情况，分部位、分型，可以选择针灸、拔罐、推拿、药浴、刮痧等多种干预手段来治疗。食疗也是治未病的一个重要手段，部分中药既是食品又是药品，如阿胶、大枣、枸杞、人参等，不同体质与食物相搭配，能够阴阳平衡，祛除疾病。此外，中医的太极拳、八段锦、气功、导引等能够通过锻炼来起到防病治病的作用，根据体质的不同，选择适宜的运动方式，也可以达到不生病的状态。

四、治未病与中国传统文化

中华民族五千年文明史积淀形成的中国传统文化孕育了中医，使中医理论逐步得到完善和发展，为人民的健康保驾护航。中医治未病思想遵循生命发展规律，以中医理论为指导，运用各种方法和技术，达到提高生活质量、预防疾病、延年益寿的目的。其思想蕴含着儒、道、佛家文化，今世治未病之诸贤，或从儒家，或言道家，或处佛家，而儒、道、佛三家学术思想迹虽相距，理常相通。

以孔子为代表的儒家养生思想是"天行健，君子以自强不息"，对于推广中医学的发展起到了决定性的作用。《黄帝内经》中的四季养生是基于道家的"天人合一"思想而总结出来的。道家养生强调法天则地、天人合一、形神一体，特别是老子有言："为之于未有，治之于未乱。合抱之木，生于毫末；九层之台，起于累土；千里之行，始于足下。"故《黄帝内经》据此提出"治未病"主张。佛家也同样强调清静养心、养德，尤其在《大医精诚》中用佛学慈悲思想来训诫医家，培养高尚的医德。

未雨绸缪，慎以始终，其安易持，其未兆易谋，行之于未始，治之于未乱，安而不忘危，存而不忘亡，治而不忘乱。"治未病"思想让中华民族避免了很多灾难，几千年文明没有过断层，因此随着几千年中国文化的传承，中医"治未病"理论成了中华民族灿烂文化瑰宝的重要组成部分。随着现代生活节奏不断加快，不少人经常出现反复感冒、上火、便秘、头痛等症状，到医院却查不出病因，这需要用"治未病"的理论进行调治。慢性病大量增加，健康成本不断提高，于是，两千多年前古人提出的"未病先防"的预防思想重新得到人们的重视。

1949年中华人民共和国成立后，"预防为主"一直是我国卫生工作的基本方针。2007年，国务院原副总理吴仪在全国中医药工作会议的讲话中提道："中医学有一个理念'上工治未病'，我理解就是重视预防和保健的医学，也就是防患于未然。如果预防工作搞得好，身体强壮，抵抗力增强了，（那）不生病或少生病不是更好吗？"治未病的理念和实践被提升到了前所未有的高度，开启了中医"治未病"的新纪元。从2008年开始，国家实施"治未病"健康工程推广，通过中医体质辨识来调理病人的体质，指导良好的生活习惯；通过针灸、拔火罐、推拿、药浴、熏蒸等中医药适宜技术，来改善体质，使其少生病、不生病。因此，中医治未病是中国传统文化智慧的结晶，应大力提倡和发扬。

五、治未病的应用

（一）中医药治未病服务的优势

自2007年启动开展"治未病"健康工程以来，全国先后确立了65个地区开展"治未病"预防保健服务试点，并确定了4批共173家"治未病"预防保健服务试点单位。试点范围由中医医院逐步扩大到综合医院、专科医院、社区卫生服务机构及中医药预防保健服务专门机构。

目前在全国范围内，提供中医治未病服务的机构主要有：治未病中心、治未病门诊、治未病预防保健中心等，已经形成了体质辨识、健康调养咨询及传统疗法"三位一体"的运作模式，其服务的内容主要包括：体质辨识、健康检查检测、慢性病高危人群中的卫生保健与健康管理、健康咨询、妇女生殖保健、儿童保健、健康教育等。体格检查分为西医体检和中医体检，西医体检相对比较系统，中医体检以中医体质辨识、四诊检查、经络检测报告解读为主要内容。

（二）引导民众建立健康生活方式

要真正实现国富民强，大众健康意识和健康生活方式的建立至关重要。发挥中医在疾病预防上的特点，让治未病的理念深入人心，并积极参与到其中，学会如何预防疾病及根据自己的体质去养生调摄。

中医药治未病服务坚持"无病先防，已病早治，既病防变"的原则，关注对个体未病前或亚健康状况的信息识别，采用"望、闻、问、切"四诊合参的诊断方法，由外到内去推断病人的病情，配合综合调理和固本祛邪的治疗方法，在治疗未病和亚健康状态时往往能取得良好的效果。

中医治未病的方法手段充分考虑了民众参与的积极性和主动性，运用八段锦、太极拳等各种体育健身活动实现心身兼治，使疾病治疗和身体素质调理相结合。中医治未病预防方法紧密结合生活起居饮食细节，注重培养民众"食饮有节，起居有常，不妄劳作"良好生活习惯的可持续性。其预防治疗指导针对性强，技术相对简单易行，材料费用低廉，减少了民众的医疗费用支出负担，可操作性好，使用材料天然，技术方法源于生活，治疗效果确切。

第二章　情志调节

几千年前，我们的祖先就发现了健康的含义不仅包含身体健康，同时还包含心理健康，提出了"形"和"神"共养、以养神为首要的养生思想。修"形"是外在，养"神"是内在，内外兼修，是实现真正健康的正确方式。

人是一个复杂而精密的机体，是大自然的鬼斧神工。地球母亲孕育万千生灵，与之匹配的是各种生态环境，包括森林、沙漠、湿地等环境，在非致命、可逆的外力破坏下，能够自行修复。人体作为"天、地、人"三才之一，是大自然的一个缩影，也具备自愈的能力。当身体某处出现不舒服，一定是身体内的大环境出现了问题，是身体本能发出的警示和求救。身体发出了交流信号，我们就要对它做出回应。

"神"是精神情志状态及内在对应脏腑的正常生理功能状态。"神"的功能发挥正常，人体自愈能力就强；"神"的功能出现紊乱，人体就会百病丛生。无论是现代医学还是传统医学都表明绝大部分疾病都与心理情志状态有着千丝万缕的联系。要重视和调节精神情志状态，提高精神状态的自我调节能力，最终达到调养脏腑、养生长寿的目的。

第一节　清静养神

清静是养神的基础。心神清静，首先要做到"清"，"静"也就随之而来。清和静不是两个独立的概念，没有绝对的界限，是一个自然而然的过程。可以说"清"是要去做的方法，"静"是要达到的境界。"清静"是要"恬淡虚无"，即摒弃杂念、淡泊名利、疏远嗜欲、自我约束、限制欲望。

唐代著名医学家，被尊为"药王"的孙思邈在他的著作《备急千金要方·道林养性》中记载"多思则神殆，多念则志散，多欲则志昏，多事则形劳"，说明心不可乱思，思太乱则伤；神不能乱用，过用就会疲惫。因为思得多，所以伤神；因为伤了神，所以气散；因为气散，所以劳了身体这个形。

社会、科技的进步，让生活更加快捷、方便，在互联网、手机等高新科技的影响下，真是"秀才不出门，尽知天下事"。信息不论是好是坏，只要动一动手指，便扑面而来。再加上大数据时代的来临，各种软件都会根据我们浏览的信息迅速做出分析，根据我们的喜好无休止地推送相关内容，我们都变成了电子产品的"奴隶"，而且欲罢不能。我们的心思、情绪整日杂乱飞扬，祈求精神上的宁静几乎成了一种奢望。

一、人为什么要清静

愉悦感是认知活动的结果，我们大脑自然就会对看到的内容留下印象。每个人都会有这种体会，当看到感兴趣的事物，并不会随着不去看它而消失。它会在脑海中时不时地浮现，可能是一辆车、一幢豪宅，也可能是一个帅哥或者美女，还有可能是一个可爱的小婴儿……这些都是人们内心在当时情况下，最想得到却没有得到的东西。这些东西总会回荡在脑海里，直到被彻底忘记。然而，遗忘的过程在暗暗地消耗能量，中医称其为"暗耗"。

当人想要的东西越多时，心思就会越庞杂；杂念越多，暗耗的能量也就越多。超过了身体能够承受的度，便会出现疾病。所以在日常生活中，保持内心的清静，减少杂念的产生，对我们的身体是一种良好的保养方式。

二、保持清静的原则

清静，专一心念，不是没有欲望，是要把握好分寸，摒弃与自己所处环境、能力不相符的杂念。

1. 约束自己，规避诱惑

我们应该规避一些外在的诱惑，截断杂念来源，减少外来杂念过度消耗内在的神。根据自己的情况寻找那个临界的度，在带来愉悦的同时不去过度劳累，学会自我约束，这样就完成了减少诱惑的第一步，也就是主动地减少外在可能带来杂念的源流。

简单举例，手机的使用日渐普遍。各种各样纷杂信息扑面而来，当我们看到自己喜欢的内容时，自然而然就想多看几眼，无可厚非，这样并不会影响身体健康，反而有时候会让我们心情愉悦。可是，能不能做到适可而止地放下手机，就成为它会不会影响健康的关键。盯着手机看，时间一长，最直观的影响就是眼睛不舒服。休息一会儿，眼睛的不适得到了缓解，但更深层次的东西往往被忽视掉。看到喜欢的内容，会产生愉悦的情感，眼睛只是起到收集信息的作用，更主要的是将信息传入身体内部，经过分析、处理，反馈出愉悦的表现。这一过程是需要耗损能量的，这个能量就是我们身体内的"神"的正常活动提供的。一直沉醉在这个过程中，能量在不自觉间就被消耗掉，人体的能量就供应不上了，"神"就被伤了。

2. 淡泊名利，弱化杂念

我们要做到从本身出发，主动弱化已经被认知的杂念。人是有思维的，即便只对某一方面的事物感兴趣，也会在认识中留下蛛丝马迹。比如在特别想要得到一些东西的时候，那个渴望会在脑海中挥之不去，不论做什么事情，这个"渴望"的力量会时不时地蹦出来，干扰其他事情的正常进行。主动地降低这些诱惑的影响力和影响时间，专一心念，不仅可以有效率地完成必需的任务，还可以减少"神"的损耗。

三、清静的自我控制

清静，可以通过凝神敛思、专一心念来达到。

1. 专心致志

比如跑步的时候，为了能够完成既定的跑步目标或者想要跑的时间更长，就要协调呼吸与步调，思想会高度集中。思想集中在呼与吸的切换，往往这个时候，心中是没有杂念的。如果在跑步的时候，还在考虑其他事情，自然就不会专注调整呼气的频率，跑一小段距离，身体便会出现不舒服，接着跑下去的动力就没有了。专心在呼吸的调控上，就能完成跑步这个目标，得到锻炼身体的功效。若是跑步的目标都完成不了，又怎么能起到锻炼身体的功效？类比在生活中，念想太多，不仅对于追求的目标没有帮助，还会影响健康。

专一心念，心神清静，不仅能减少身体内在能量的过度消耗，还可以减少事情不良结果引发的各种负面情绪。如果不能做到清静，随之而来的是各种负面情绪的爆发，调畅情志也就无从谈起。

2. 闭目养神

我们经常看到影视剧中的人物在面对复杂多变的情况或完成十分艰巨的任务后，会闭着眼睛安静一会儿。生活中，人们也会经常这么做。其中的奥妙正是养生中养神智慧的体现。眼睛是心灵的窗户，眼睛看到各种各样的诱惑，通常是产生思虑、妄念的直接诱因。闭目，使眼睛不劳，欲望就不能迷惑心神，静则神凝。在遇到紧张焦虑、愤怒激动或心神疲惫的时候，不妨先闭目静思片刻，会收到心情平静、情绪稳定、思绪冷静、坦然舒畅等不可思议的效果。

心静则神清静，神安则五脏六腑气机调畅，精气充沛，身体自然就能够健康，甚至延年益寿；如果躁动不安，被外界杂念耗损神气，内在精气日益损耗，一定会影响身体健康。

第二节　怡情畅神

情绪和情感是人对客观事物的态度和相应的行为反应。当客观事物和情境符合主体需要和愿望时，会引起积极的、主动的、正面的情感或情绪；而客观事物和情境与个体需求不符时，便会产生消极的、否定的、负面情绪或情感。中医讲的"七情"就是情绪和情感的不同表现形式。喜、怒、悲、恐等都是情绪的宣泄方式，不可缺少，却又不能太过。怡情调神的关键就在于能够以积极的、主动的、正面的情绪取代和克服消极的、负面的情绪，并保持情绪的适度。

一、学会制怒

1. 控制怒的程度

怡情，首先做的就是要制怒。面对现实中不如意的事情，人往往最先表现的反应是愤怒。中医讲"怒则气上"，当暴怒的时候，人体的气血会向上部涌集，往往容易诱发心脑血管疾病。细细回想一下，生气的时候会感觉一下子有东西向上冲。古有"冲冠一怒为红颜"，盛怒之时，血气上涌，甚至头发会立起来，连戴的帽子都能被顶起来。力量之大，人体细细的血管哪里能承受得住，自然不利于身体健康。

言简意赅，朗朗上口的《莫生气》："人生就像一场戏，因为有缘才相聚。相扶到老不容易，是否应该去珍惜。为了小事发脾气，回头想想又何必。别人生气我不气，气出病来无人替……"就是在劝解人们学会制怒。

制怒，不是让人学着不产生愤怒，这是需要规避的误区。愤怒是人自然而然的情绪，无法避免。制怒，是要学会不发怒或者少发怒，学着去换一种思路，把愤怒消灭在萌芽状态。

2. 减少怒的伤害

努力学着转换思想，可以减少暴怒。

曹庭栋《老老恒言》中提到"虽事值可怒，当思事与孰重？一转念间，可以涣然冰释。"当遇到愤怒的事情，在心中思考一下，事情和身体哪个更重要？掂量清楚这个关系，心中就会舒服很多。

人过中年，能够让人真正想通，实现顿悟，开始学会放下。当一个人站在生与死这个选择题上的时候，就能很快地学会放下。一件事情让人极其愤怒，先让自己冷静一秒钟，在思想上对生与死进行抉择，简单的一个转换，愤怒就会减轻很多。愤怒的程度减轻了，对身体的危害就小了。

制怒，不仅仅对自己身体健康有益，而且可惠及周边的亲朋好友。当愤怒的负面效应不再影响周边人的身心健康，人的社会功能才能更好地发挥，自己的幸福快乐才有可能延续。

二、保持愉悦

开心、快乐的情绪能够让人身体健康，是不是一直高兴就可以避免身体出现问题呢？先姑且不论能不能事事快乐、时时快乐，大喜也是会影响健康的。

1. 欢喜适度

日常生活中，每个人应该都有过这样的体会：遇到特别开心的事情，大笑之后，会感觉到胸中空空的，有一点气不太顺畅的感觉。中医理论强调"喜则气缓"，适当的愉悦情绪有益身体健康，大喜则会伤神、伤人。

《范进中举》是由清代作家吴敬梓所写的长篇讽刺小说《儒林外史》中的故事，它告诉人们喜悦也要适度。在古代，考中功名是读书人一生的追求。范进也是众多读书人中的一个，他家境贫困，54岁那年才考上秀才，55岁参加了乡试。如果乡试考过了，便会成为举人，社会地位也会提高。如同现在等待考试成绩一样，结果如何需要等待官方出榜通知。等待考试结果的日子里，家里已经揭不开锅了，老母亲就让他到集市上将家中的母鸡卖了换些口粮。刚出门不久，官府送喜报的人马就到了。古代没有手机，不能立马唤他回来，就让邻居去集市上叫范进回家。范进起初不相信邻居的话，邻居将他拉回家中，看到报帖上写着"捷报贵府老爷范讳进高中广东乡试第七名亚元，京报连登黄甲"，不看还好，将报帖念了一遍又一遍之后，他突然就疯疯癫癫地夺门而出，嘴里不停念叨"我考中了"。故事后来，被他最怕的老丈人打了一个巴掌后才恢复正常。范进的经历算是典型的乐极生悲了，好在后来恢复正常，算是幸运，没有让喜生出真正的悲哀。

这样的幸运，不是每个人都有的。曾经看过这样一个报道，一位老大爷，在公园里跟老朋友一起打麻将。自摸到一张想要的牌，激动地哈哈大笑，几声之后，突然没有了动静。周围人上前一看，老人已经没有了呼吸，唯一不变的是手中还握着那张牌。这是乐极生悲的例子，像这样的故事在生活中有很多。开心固然很好，但也要适度，避免乐极生悲，就要做到平心静气。

2. 平心静气

当遇到开心的事情时，保持一颗平常心。让愉悦的情感缓缓地释放，延长幸福感的时效，对身体大有好处。

当遇到不开心的事情时，转换一下思维，站在对方的立场上考虑一下，心情的不爽就会淡去很多；可以转移注意力，去做自己喜欢做的事情，让心情尽快愉悦；还可以听听音乐，看看笑话，甚至找自己的知己好友，将不美丽的心情一吐为快……方法有很多种，无论采用哪种，目的都是为了让身心保持愉悦。

三、减少忧思

忧愁、思虑在每个人生阶段都存在。上学的时候忧愁学习成绩，毕业了忧愁生活、思虑工作……

1. 思虑伤脾

人总是忧虑、烦恼，神就会凝在烦恼的事情上，身体内的气运行受到阻碍，在身体某一处不能正常流通，就会产生疾病。中医讲"思伤脾"，脾气郁结了，饮食便会受到影响。茶饭不思，消化不良，消化系统疾病随即出现。

古代书信不发达，所以经常就会出现相思成疾的情况。朱丹溪是金元时期的著名医学家，他就治疗过因为思虑过度而不思饮食的患者。话说有一个女子，已经许嫁定亲了。可是，与女子订婚的男子去了远方做生意，一走就是五年，没有音信。女子因为这件事，整日忧心忡忡，感觉自己前途不知。日子一长，相思成疾，饮食不思，日渐消瘦，身体越来越差。家中父母遍寻医家，尝试了许多治法，都没有效果。朱丹溪听说了以后，前去诊治，发现这名女子是相思成疾，气郁结在脾，长期不思饮食，伤了脾胃。朱丹溪在与其父亲商量后，掌掴该女子。女子大哭、大怒之后，症状缓解。朱丹溪还安慰女子，说男子来过书信，很快就会回来。好在两个月后，男子回来了。

这则案例很明显地表明，过度忧思，会导致气结，从而影响脾的功能，使人体出现疾病。但更吸引人的是，朱丹溪的治病方法很是奇特。不用针灸、不用药物，仅仅是简单粗暴的掌掴和安慰就能治好疾病。其中蕴含的道理就是怡情养神。

首先，这是因为情志过度剧烈导致的情志病，病的位置比较浅。其次，掌掴让女子大哭、大怒，"悲则气消""怒则气上"，使郁结在里面的气得以疏通，自然症状就好了。最后，朱丹溪还安慰了女子，说男子很快回来，虽是善意的谎言，却使得女子的症结从源头上解决。

2. 以情胜情

中医学运用五行学说，提出了"以情胜情"的独特治疗方法，简单说就是有意地用一种情绪去抑制、战胜另一种不良情绪，以达到调畅情志、保持良好精神状态的目的。从以上事例中不难看出，各种情志活动对"神"的影响，是通过人体内气的运动变化实现的。不同的情志活动，对气运行变化的影响不同，利用这一特点，可灵巧地以一种情志去化解另一情志剧烈引起的疾病。

无论是范进的故事，还是朱丹溪这个病案，都体现了这种奇特的治疗方法。这只是非常之时的非常之举。

因此，减少不必要的忧思，才是养神之道。

四、化解悲伤

1.悲伤最伤心肺

悲伤的情绪会使人的气机消沉，中医称为"悲则气消"。《黄帝内经·素问》："悲则心系急，肺布叶举，而上焦不通，荣卫不散，热气在中，故气消矣。"当悲伤的情绪出现时，肺叶张开，心跳加快，心肺之气受阻，就会出现哽咽、抽泣。

悲伤一词在生活中出现的次数较少，更多的是伤心。"悲则心系急，肺布叶举"，说明悲伤会先伤心。悲伤过度的人会出现神志恍惚、失眠、胸疼等症状。有冠状动脉粥样硬化性心脏病（简称冠心病）的患者尤其要注意避免悲伤，不然容易引起心肌梗死。

悲伤会伤肺。肺主呼吸，是人体之气的重要来源。悲伤会让人出现抽泣、哽咽，甚至全身无力、四肢发软，如果时间过长，就会出现肺部的病变。《红楼梦》中林黛玉就是这样，父母双亡后过度悲伤，患上肺病以致经常咳嗽，最终吐血而亡。

2.学会缓解悲伤

悲伤的情绪在所难免，积极主动缓解悲伤的情绪是养神的又一个重要方面。

面对伤心事，避免一蹶不振。可以找三两至亲好友倾诉，也可以打球、玩游戏，这些活动可以使大脑分泌让人快乐的多巴胺，使情绪变得积极。或者看书转移一下注意力，听一些轻快明朗的音乐，都可以帮助化解悲伤的情绪。

值得注意的是，情绪悲伤的人走出阴影，短则一周，长则两到三个月。如果时间过长，就应该寻求专业的心理咨询和引导，避免伤神，最终引发疾病。

五、避免惊恐

惊和恐是两个不同的概念。惊是在毫不知情的情况下，外在突然发生的状况对人产生的影响；恐是对事物已经有一定判断，由内产生的一种情绪。如在楼道口拐角处，在毫无防备的情况下被人吓了一跳，是惊；面对一头狮子，因为害怕可能被吃掉，内心产生的感觉，是恐。

1. 惊恐损伤肾气

在人体内，气的运行有着一定规律，一惊慌，气就会乱成一团。中医讲"惊则气乱"，就是受惊吓后气机紊乱。好比一群麻雀在地上啄食，人走到跟前或者往它们中间扔了一块石头，麻雀们一定会四处逃散。人的气乱了，便会表现出六神无主。

中医讲"恐则气下"，恐惧会让气往下走。当我们特别害怕的时候，心里会有一种莫名的空虚和无助，连呼吸都有一种下沉的、喘不过气来的感觉。中医理论中，肾开窍于二阴，人在极度恐惧时会出现大小便失禁，就是人们常说的吓尿了的现象，更有甚者还会出现遗精、滑精等病理状态，这些都是惊恐伤肾气的表现。

2. 从容对待现实

恐惧，更多来自未知。人对于事情结果不可知，又没有把握去规避自己不想看到的结局，这种不确定性给人的影响就是恐惧。避免恐惧，就是不要担心未来，活在当下，做好现在能做的和该做的，至于结果如何，不如放平心态，坦然受之。

人是理性和感性的双合体，理性和感性缺一不可。用理性的态度对待情志、情绪，无论喜、怒、忧、思、悲，顺其自然，随性流露，要把握好度，避免情志太过剧烈，才能够保持良好的精神状态。

第三节　适时调神

中医讲"天人合一"，人与大自然相统一，人体是大自然的缩影，体内"神"功能的正常发挥，需要顺应大自然的"天时"。老子在《道德经》中讲："人法地，地法天，天法道，道法自然"，也提示人应该顺应自然变化并根据自然变化调养心神。

一、顺四季之时

中国古人看来，四季变换，是阴阳二气的运动变化产生的。阳性热，阴性寒；阳升阴敛，气温升高；阳降阴生，气温变冷。四季分明，各有特性，才有了生、长、收、藏。

机体的运行主要靠气血循环的推动，气是人体的动力。气属阳，血属阴。人体生命活动也依赖阴、阳二气的运动。人体阴、阳二气的变化，会受自然阴、阳二气增强或制约。

春天天气转暖，万物复苏。阳气逐渐开始上升，树木开始发芽，作物开始生长，一片生机勃勃。人体中，阳气也开始由内逐渐向外生发。肝属木，对应春天，功能主疏泄，特性是喜欢条达，厌恶抑郁。找三两个好友踏青，或独自一人闻花香、听鸟叫……保持思想上开朗、豁达，使情志生发出来，不要让情绪抑郁。精神状态轻松愉快，才能使情志生发出来。人体的气才能缓缓地上升，为下个季节的变化做准备。古人有云"女子伤春"，女性更应该调畅情志，避免抑郁情绪。

夏天阳气充盛。情志应随人体气血趋于体表，使阳气得以外泄。心五行属火，对应夏季，气候炎热，容易让人心烦生怒。节制情绪，避免急躁发怒，损伤心神。

秋天阴气渐长，阳气收敛。人也应该顺从"养收原则"，收敛神气，平复情绪。肺应秋，在情绪表达上为悲。古语曰"男子易悲秋"，男性应该着重调整情绪，避免悲伤、凄凉、忧郁的情绪。

冬天阴气旺盛，阳气深藏。冰天雪地，一部分动物开始冬眠，生物均处在一片闭藏的状态中。人的情志也应该深藏而不外露。保持满足、安定、内向的状态，个性不张扬、激动，像自然万物一样，为下一年开春的生发积攒能量。

顺应四季的自然变化规律，采取不同的方法调整心态，寻求人与自然的平衡统一。

二、顺一日之时

相对于一年，一天跟人的关系更密切。

一年由四季组成，一天也可以分为四个时间段。

《黄帝内经·灵枢》将一天分为清晨、日中、日西和夜半，方便适时调神。

清晨，顾名思义，是太阳刚刚出来的时候。具体时间因季节不同略有差异，通常指的是早晨5点至6点半。这个时候阳气开始升发，人也应该振奋精神。

日中，十二时辰中指的是午时，即上午11点到下午1点。这个时候阳气是一天中最旺盛的，人的精神也要保持旺盛。

日西，太阳快要落山了。阳气开始向内潜藏，人的情志也应该慢慢平静。老话说"不骂酉时妻"，指的是太阳快要落山的时候，阳气开始慢慢地潜入身体深层，这个时候不要跟妻子生气，刚刚要潜进去的阳气，因为动怒又被升发出来，不利于养生。不单是妻子，到了日西之时，跟谁都不应该生气。

夜半，就是晚上该入睡的时候，一般是指晚上11点到次日凌晨1点之间。阳气完全内藏，人本应该在深度睡眠状态，安卧静谧。如果违背这个规律，神思浮动，第二天一定是没有精神的，时间一久，就会影响身体健康。

总之，调神要顺应四季、一天的阴阳消长变化规律，合乎自然，让人体与自然变化和谐平衡，以求形神合一，维系身心健康。

第四节　修性治神

人们在生活中习惯求助于外在的事物来达到目的。在家靠父母，出门靠朋友、靠食物、靠药物……靠一切看得见、看不见的，唯独忘了自己。

在养生中，最重要的是找到真正的"自己"，就是要修的"性"，即人格。人格是构成个人的思想、情感及行为特有的统合模式。修性就是通过人格的修养、重塑，培养良好性格，从根源上改变生活方式和行为方式，由内而外地养神、治神。

面对挫折和困难，坚强的人积极主动，发奋、拼搏、豁达、从容；而懦弱的人消极被动，灰心、绝望、一蹶不振。这就是人格差异的体现。

我们要学会用豁达、乐观、直率、自信、谨慎、谦逊、沉着的心态去面对一切人和事，这就是修性养神的目的。

临床上有这样一个故事。一位30多岁的年轻女性和一位60多岁的老大爷，两人互不相识，但恰巧在同一个月被确诊胰腺癌。他们的疾病程度很相似，两个人都同时拒绝手术治疗。6个月后，这个大夫再次见到那位老人，发现老人吃嘛嘛香，整个人精神状态很好。当他听说那名女患者3个月前已离开人世时非常感慨。通常情况下，这名女患者的生存概率要远远高于男患者，可在得知同一个诊断结果后，两个人不同的态度，让事情发生逆转。原来男患者觉得年龄不小了，与其做手术，不如就好好享受余下的生活；而年轻的女患者得知自己是癌症后，逐渐意志消沉，饮食逐渐减少，最终生命走向了衰亡。

古之善书的人多长寿，其原因是心定。心一定下来，还有什么事情做不到呢？学习书法和进行书法创作时，需要专心致志，强调心、手、笔统一，寓静于动，形神合一，使人保持一种沉着、轻松愉悦的状态。这一过程可以起到修性养神、延年益寿的作用。类似这样功效的活动有很多，比如种花、养鱼、绘画、编织等。除此之外，还有中国的气功、印度的瑜伽以及日本的禅坐都可以起到修性养神的作用。

修性，就是锻炼自己积极主动地改变对外界事物的看法。任何时候、任何事物都不可能完全按照自己设定的方向去发展。世界因为充满不确定性，才会多姿多彩。修习自己的心态，面对生活中的无常，保持心平气和，才是符合自然规律的。

养生没有秘诀，关键是放平心态，注重精神调摄，养神治神，形神共养，才能维护心身健康，最终达到延年益寿的目的。

第三章 \ 日常起居

第一节 一日三餐

人们的一日三餐与健康息息相关。俗话说"人是铁，饭是钢，一顿不吃饿得慌"，意思是人即使有钢铁般的倔强意志，也要有饮食作为物质保障。饮食是人类赖以生存和发展的最基本条件，是维持生命活动的源泉。由此可见，吃饭对于一个人有多重要。当然，饭吃得好，不但能满足身体所需，更能延年益寿。中华民族不仅有博大精深的饮食文化，更具有丰富多彩的饮食养生理论。

一、有节制的饮食

（一）定时饮食

我们都知道按时吃饭有着非常重要的作用。当我们还是孩子的时候，我们的老师、父母就时时教导和督促我们，一定要养成良好的饮食习惯。首先便是按时吃饭。我们的一日三餐都很重要，早饭尤为重要。可是现在很多人因为起床晚或者着急上班、上学，常常忽视早饭，这对身体是十分不利的。有的人甚至因为学习或者工作紧张等原因，不按时吃饭，久而久之对身体造成了难以想象，甚至不可逆的危害，可表现为以下几方面：

1. 降低大脑功能

吃饭，很重要的一个作用就是定时补给大脑养料。如果在该吃饭的时候没有吃饭，那么就没有足够的食物化为"精微物质"，脾的运化功能就会发生障碍，此时大脑会很容易感觉疲劳，变得昏昏沉沉、反应迟钝、精神无法集中，甚至会出现头晕或者昏倒等严重后果。所以，只有按时吃饭，才能保证大脑得到充分的营养，使得理解力、记忆力以及思维分析能力都可以保持较充沛的状态。只有这样才能保证工作效率，提升大脑功能。

2. 诱发心脑血管疾病

研究发现，如果不按时吃饭，特别是不吃早饭，会导致体内胆固醇、脂蛋白的严重堆积。这些过剩的物质会堆积在血管壁内，增加血管壁的厚度、影响血液的流畅度，引起血管壁变硬变脆，最终成为血管硬化，引发高血压病、脑出血等严重的心脑血管疾病。

3. 易患胆结石

胆囊是位于右侧肋骨下肝脏后方的梨形囊袋状结构，有储存和浓缩胆汁的作用，胆汁由肝脏分泌却储存在胆囊中。当人体摄入食物后，胆汁能发挥其消化作用。人体在空腹的时候，胆汁中胆固醇的含量较高，这些胆固醇在我们进食后，会随着胆囊收缩而排出。但是，当一个人经常不吃饭，或吃饭毫无章法，那么，胆囊的收缩功能也会随之降低，胆汁储在胆囊中无法排出参与消化，长期下去就容易形成胆结石。

4. 易患糖尿病

现在生活节奏越来越快，人们经常由于时间紧张或者为了减肥不按时吃饭。如果长时间不吃饭，人们在饥饿的状态下，下一顿反而会吃得更多。这种白天不按时吃，晚上大吃一顿的状况会影响机体代谢水平，反复多次，胰岛素分泌也开始受到影响，便增加了患糖尿病的风险。所以，定时吃饭对糖尿病的发生有预防作用。

（二）控制食欲

现如今人们生活水平日渐提高，不再是吃不饱穿不暖的旧时代。但是，日益丰富的物质和精神生活出现了饮食习惯的两种极端。一种是随心所欲的暴饮暴食；一种是为了减肥，选择断食，更有甚者采用催吐等一些很不好的无节制的饮食方式。

《黄帝内经·素问》云："食饮有节，起居有常……故能形与神俱，而尽终其天年，度百岁乃去。"《千金要方·养性序》说："不欲极饥而食，食不可过饱；不欲极渴而饮，饮不欲过多。饱食过多，则结积聚；渴饮过多，则成痰癖。"说明不要过饥或过饱，饮食应有节制才是养生的一条重要原则，吃得太多或吃得太少都会损伤脾胃，进而影响人体健康。

吃得太多，脾的工作量太大，运送不过来，脾就会心存怨气，消极怠工。时间长了，脾因工作量太大不好好干活，胃也撑得难受，就会影响脾胃的"团结"。所以过饱，食物积在胃里，脾胃运化不及则损伤胃气，影响脾胃气机，就会出现胃气上逆，常见的有打嗝以及胃痛、胃胀、便秘等表现。

当然，过饥也会损伤脾胃。吃得太少或不吃，胃无所受纳，脾无所运化，不但脾胃功能受到损害，脾主升清、主四肢的功能也受到抑制，会表现出头晕、浑身乏力，时间久了还会有气虚不摄纳的表现，比如打个喷嚏、咳嗽一声都会出现漏小便的尴尬状况。

所以，做到"饮食有节"，就是要一日三餐按点吃，不要吃得过饱，也不要吃得太少。

（三）寒热适宜

《黄帝内经·素问》"其寒饮食入胃，从肺脉上至肺则肺寒，肺寒则外内合邪，因而客之，则为肺咳。"是说平时身体偏寒，再去吃性寒的食物，寒气从胃内通过肺脉上传到肺，导致肺寒，这样再加上机体本身的寒邪，一起留滞在肺，从而导致肺咳。同样，当身体平素有热邪蕴含体内，再去吃热性食物，就会对身体造成危害，比如疮疡、肿毒等。所以区分饮食的寒热属性对我们的健康、对疾病是起到帮助还是威胁作用至关重要。饮食的寒热属性，可从以下几个方面辨别：

1. 根据是否向阳辨寒热

一般来说，向阳或是生活在空中的食物偏热性。比如向日葵、栗子。因为它们的生长阶段接受了充分的日照，饱含了足够的热性；偏寒性的食物一般是生活在背阴或者朝北的地方，比如蘑菇、木耳等，阳光少，相对湿气就重，所以偏寒性。

2. 根据颜色辨寒热

一般来说，颜色偏红的食物偏温性，比如大枣、石榴、辣椒等。它们虽然生长离地面很近，但是果实受到了充足的日照，所以性偏温；颜色偏绿的食物一般性偏寒，因为它们接近地面，吸收地面湿气较多，比如黄瓜、绿豆等。

3. 根据生长环境辨寒热

长在陆地的食物，长期在土壤里，水分较少，性偏热，比如姜、葱、山药、土豆等；相对这些陆生植物，生长在水里的植物，水偏寒，这些食物也偏寒性，比如海带、藕、紫菜等。

4. 根据季节辨寒热

一般在冬天生长的食物，因为季节特点是天寒地冻，寒气重，所以食物偏寒，比如大白菜、冬瓜、白萝卜；生长在炎热的夏天，虽然日照充足，但是雨水也很充足，所以性也偏寒，比如西瓜、黄瓜；相反，春秋季节成熟的果蔬性都偏温，可能是日照较多，雨水相对较少造成的，比如苹果、橙子、荔枝等。

5. 根据味道辨寒热

味道偏苦、酸的食物偏寒性，比如苦瓜、木瓜、梅子等；味道偏甜、辛的食物因接受阳光照射的时间较长，所以偏热性，如柿子、大蒜、樱桃等。

二、依据五味饮食

《黄帝内经·素问》说"天食人以五气，地食人以五味"，中医文化提出了反对偏嗜五味"谨和五味"的养生原则。什么是五味？是指酸、苦、甘、辛、咸五种类型的食物。其实不止五种，但这是最基本的五种滋味，所以人们称其为"五味"。然而，五味不仅仅表示味道，也是对这一食物作用的高度概括。食物的五味，吃得合理可以帮助我们养脏气、调气血、平衡阴阳，达到养生的作用；相反，偏嗜五味会破坏人体阴阳，损伤脏腑功能，危及人体健康。

1．五味的作用

（1）辛味：具有发散、行气、行血等作用。一般多见于芳香类的食物，比如葱、姜、蒜、胡椒、辣椒等。

（2）咸味：具有泻下、润下、软化坚硬和消散结块以及补肾等作用。如海带、紫菜、鳖甲等。

（3）甘味：具有和中、补益、缓解疼痛等作用。如蜂蜜、饴糖、红枣、山药等。

（4）酸味：具有收涩止汗、止咳、止泻、固精缩尿等作用。如山楂、乌梅、橘子等。

（5）苦味：具有清热解毒、燥湿、泻火等作用。如苦瓜、杏仁、百合、莴笋等。

《黄帝内经·素问》说："阴之所生，本在五味；阴之五宫，伤在五味。是故味过于酸，肝气以津，脾气乃绝。味过于咸，大骨气劳，短肌，心气抑。味过于甘，心气喘满，色黑，肾气不衡。味过于苦，脾气不濡，胃气乃厚。味过于辛，筋脉沮弛，精神乃央（殃）。"

2．五味偏嗜对人体的危害

（1）偏嗜辛味：辛味吃得太过，这些食物具有发散的作用，容易伤气，气虚日久会容易出汗、浑身乏力等，偏嗜辛味还会使筋脉拘挛、爪甲干枯不荣等。

（2）偏嗜咸味：吃得太咸，会伤骨、伤肾，特别是心脑血管病的人，过咸会使血脉瘀阻、血压升高等。

（3）偏嗜甘味：甘味本身具有补益的作用，但是甘味过多就会发生滋腻、生痰，进而产生厌食或者肥胖等症状。另外，过食甘味还会发生骨骼疼痛以及头发脱落等。

（4）偏嗜酸味：酸味太过，过于收敛阴精导致水湿潴留而伤脾气，脾以运化水湿为用，不能运化水湿，会出现肌肉失去光泽、变粗变硬、口唇翻起等表现。

（5）偏嗜苦味：苦味太过，苦有泻火降气等作用，过于降气，则脾气不升，失于运化水谷精微，胃气不降遇阻中焦，而影响脾胃功能。长此下去，还会使皮肤枯槁、毛发脱落等。

所以我们要使得五味调和，就要做到不偏嗜某味。平时注意根据各种食物的五味进行搭配，浓淡适宜，不可偏亢或不及。清楚五味饮食的养生原则，可以让食物更好地为人们的健康服务。

三、依据四季饮食

《黄帝内经·灵枢》："阴阳相随，乃得天和，五脏更始，四时循序，五谷乃化。"人体内运行的气，对机体起着保护作用。这种气昼行于阳，夜行于阴，与大自然四季的变化规律相适应，只有遵循这种规律，水谷才能正常地化生成人体需要的精微物质。因此，饮食的养生与四季的更迭是密不可分的。

1. 春季饮食

春季饮食，养肝为先。肝气在春天较为旺盛，如果不注意养肝，使肝气升发太过或郁结，都会损伤肝脏。因此，顺应天时变化，对自己的日常饮食起居及精神摄养进行相应调整，"未病先防，既病防变"，加强对肝脏的保健正当其时。

为适应季节气候的变化，保持人体健康，在饮食调理上应当注意养肝，多吃些深色或绿色的食物能起到养肝、护肝的作用，比如西兰花、菠菜、青苹果等。春季要养阳，养阳可以通过饮食来提升人体的阳气。阳气不足我们就会经常生病，会出现肥胖、手脚冰凉、腰酸背痛等。

《黄帝内经·素问》云："春夏养阳，秋冬养阴"，春季要把人体的阳气养好。人体的阳气就像小太阳一样，没有阳光就没有生命。因此，养护好我们的阳气，对预防疾病至关重要。春季养阳的蔬菜三宝：韭菜、菠菜、莴苣。另外，春季应当保证摄入充足的维生素，因为冬天新鲜蔬菜吃得少，身体会出现多种维生素摄取不足的情况，春季常会发生口腔炎、舌炎、脚气等。青菜和水果里富含我们所需的多种维生素，所以我们应该多吃些水果、蔬菜来抵御疾病，增强我们的免疫力。

2. 夏季饮食

夏天的饮食应当以清补为主。在饮食滋补方面，夏天清补可以健脾化湿。选择清淡的滋补之品，比如鸭肉、虾、瘦肉、鲫鱼，还有香菇、木耳等。一些清热解暑的粥类也是不错的选择，如薏米红豆粥、荷叶粥、绿豆粥等。在炎热的夏季，应当少吃荤。本身机体会因为高温流失很多水分以及降低胃肠道的消化酶活性而影响食欲，再加上经常吃一些油腻辛辣的食物，会导致脾阳虚衰。长此以往，会造成消化功能紊乱，诱发一些胃肠道疾患。

饮食文化强调五味，而五味俱全能促进人的食欲。夏季是人容易出现食欲不振的季节，所以我们在食用时也可以巧妙使用这个原则来开胃。夏季气候炎热而潮湿，苦味食物如苦瓜、莴笋、芦笋等可以清热泻火，还可以健脾气、除潮湿。夏天出汗过多，尤其是从事体力活动大量出汗后，要及时补充盐分，而夏天的饮食比较清淡，佐以少量咸菜，又可以增进食欲。另外，夏季出汗多而最易丢失津液，喝水较多会冲淡胃液，适当吃些水果（如番茄、柠檬、草莓、乌梅、葡萄）等能敛汗生津，健胃消食，可预防流汗过多而耗气伤阴。若在菜肴中加点醋还可以杀菌消毒，又能防止夏季胃肠道疾病发生。

夏季饮食五味中，要少食甘味。甘味摄入过多会生湿、生痰并且影响食欲，夏季气候潮湿闷热，人体本来就容易生湿，过食甜味更助湿热，导致胃胀不想吃东西，所以夏季不宜过食甘味。另外，在这个季节还应注意不要吃得太多。特别是夏天的晚饭吃得过饱会增加肠胃负担，出现腹胀、消化不良等现象，并影响睡眠。长此以往会使脾胃受损，导致胃病。

3. 秋季饮食

秋季应多吃滋润清肝的东西。秋天天气逐渐变凉，雨水减少，温度开始下降，气候也变得干燥，人体会容易感受"秋燥"。此时，宜多吃清淡、具有滋润清肝作用的食物。主食可以吃大米、小麦、糯米，副食可以选鱼肉、牛肉、乌鸡、鸡蛋、豆制品等，蔬菜可以选芹菜、豆芽菜、萝卜、冬瓜、西红柿、藕、菠菜等，水果可选苹果、石榴、葡萄、芒果、柚子、柠檬、山楂、香蕉、菠萝、梨等。

秋季还应当注意膳食平衡，这个季节的饮食既要补充夏季的消耗，又要为越冬做好准备，所以，秋季饮食很重要。但也不能大吃大喝，要防止摄入过多热量，应合理安排，做到膳食平衡。

另外，秋季饮食中应少吃辛辣刺激、油炸、烧烤食物，包括辣椒、花椒、桂皮、生姜、葱及酒等，特别是生姜。这些食物属于热性食物，在烹饪中又失去不少水分，食用容易上火，加重秋燥对人体的危害。当然，作为调味品用少量的葱、姜、辣椒等是可以的，但不要常吃和多吃。

4. 冬季饮食

冬季，寒风凛冽的季节该如何饮食养生呢？《黄帝内经·素问》说"冬三月，此谓闭藏。水冰地坼，无扰乎阳，早卧晚起，必待日光，使志若伏若匿，若有私意，若已有得，去寒就温，无泄皮肤，使气亟夺，此冬气之应，养藏之道也。逆之则伤肾，春为痿厥，奉生者少。"说明冬天的三个月草木凋零，虫兽蛰伏，自然界的生物都进入了休养、冬眠的状态，只有这样才能降低能量的消耗，蓄养其生命的活力，这就是中医所说的"养藏"。人类作为自然界的一分子，也要"养藏"，这里的"养"主要是指养人体的阳气。所以冬天养生的主要原则就是养肾、祛寒、敛阳护阴。

冬季要抵御寒邪，所以要吃一些进补的，有助于散寒助阳的温性食物，从而达到"养藏护阴"的作用。牛羊肉味甘而不腻，性温但不燥，具有补肾阳、散寒邪、补气血、健脾胃的功效，所以冬天应当吃些牛羊肉，既能抵御风寒，又可滋补身体。另外，冬季在熬汤的时候可以放一些生姜、桂圆、大枣、红糖等，进一步达到温补身体的效果。对于肝肾亏虚的人来说，在寒冷的冬季，可以用西洋参、枸杞、山萸肉等泡茶喝，具有补气养阴、养血安神、滋补肝肾等作用。当然，也不能一味进补，也要注意适度，否则体内容易积热，导致肺火旺盛，而表现为口干舌燥等。如果一旦发生"上火"，可在进补的热性食物中添加点甘草、茯苓等凉性药材来减少热性，或在平时的饮食中，也可以选用凉性食物，如鸭肉、鹅肉、鸡肉、银耳、莲子、百合、芹菜、菠菜、香蕉、梨、苹果等。

冬季很多人喜欢炖牛肉，最好在其中加点白萝卜。民间有"冬吃萝卜夏吃姜，不用医生开药方"的说法。这是因为白萝卜味辛、甘，性平，有下气、消积、化痰的功效，它和牛肉的"温燥"协调平衡，不仅补气，还能消食。最后要注意的是，冬天不要吃过多咸味的食物，以防肾水过旺，可以适当地吃些苦味的食物来补益心脏。

四、饮食四忌

中医一直都很重视忌口，具体分为："因时忌口""因体质忌口""因病忌口""因药忌口"。

1. 因时忌口

依据"天人相应"的原理，人体也是一个小天地。不论吃饭还是吃药都应当顺应四时气候变化。比如春季多湿，忌寒湿之品；夏季多暑，忌辛辣煎炒之品；秋季多燥，忌损津香燥之品；冬季多寒，忌生冷寒凉之品。

2. 因体质忌口

壮热之体忌肥厚多糖、多咸之食；阴虚火旺之体忌辛热、香燥之食；阳虚之人忌食寒湿之品；湿气重的体质忌食油腻之品。

3. 因病忌口

肝病忌辛、心病忌咸、脾病忌酸、肺病忌苦、肾病忌甘等。糖尿病忌糖，肾炎浮肿的患者忌咸，肝炎、肝功能不全的患者忌酒和忌脂肪含量多的食物，心血管疾病患者忌高脂肪，尿毒症患者忌高蛋白，胃肠疾病患者忌食辛辣刺激性食物等。

4. 因药忌口

中药与食物同出一源，所含成分不同，性味归经与药理作用也不尽相同，若搭配不当，则会降低药效或者失去药效，甚至产生毒性反应，所以中医也有用药的禁忌。例如服中药前后一小时，最好不要喝茶、咖啡、牛奶或豆浆，以免中药成分与鞣质、咖啡因及蛋白质等发生化学反应，影响疗效；在服用清内热的中药时，不宜食用葱、蒜、胡椒、羊肉、狗肉等热性的食物；在治疗寒证服用中药时，应禁食生冷食物。

第二节　劳逸适度

一、劳逸无度的后果

1.过劳伤身

唐代著名医家孙思邈说"养性之道，常欲小劳，但莫大疲"，这里的"劳"包含运动、劳动以及房事。也就是说，要想长寿，要掌握好活动的度，不要不活动，也不要过量活动，以至于疲劳不堪。现在很多人为了练出"马甲线""六块腹肌"都会选择去健身房锻炼，挥汗如雨，气喘吁吁，当然为了自己的美，这本无可厚非，但是有些人为什么会练着练着晕倒或者猝死？这就存在一个度的问题。中医"津血同源"理论认为：大汗淋漓就会损伤气血，特别是在过量运动或者熬夜之后，这种耗伤便会加速，量变到质变就会发生这些可怕的后果。

随着社会的不断发展，人们的压力也越来越大，加班熬夜的现象也越来越普遍，现在"过劳死"一词在我们身边也经常能听到。

什么是过劳死？就是指劳动过程中，由于沉重的身体和心理负荷，导致人体极度疲劳，进而造成心脑血管疾病的恶化，出现急性循环功能衰竭导致的死亡。从中医理论来说，过度熬夜加班就会耗伤阴血、损及心脾。而五脏之中，"心者，君主之官也，神明出焉"，心有了病变，就失去了神明统率的作用，其他脏腑以及生命会受到严重影响，从而发生"过劳死"。

生活不节制，房事过多也会伤身。中医认为肾藏精，主封藏。肾精不能过度耗泄，房事过频会耗伤肾精，临床会出现腰膝酸软、眩晕耳鸣、精神萎靡、男子遗精、早泄甚至阳痿等，女子则有月经不调、痛经、闭经等症状。

2.过逸耗气

过逸是指过度安逸休闲，不怎么参加体力劳动和体育运动。过逸而懒动，日久使人体心肺功能减弱，脾胃功能也会运化不畅，气血运行受阻。人体脂肪积聚过多，会出现如精神不振，肢体软弱，动则心悸、气短、汗出，食少乏力等种种症状，甚至会继发他病。

二、劳逸适度

1. 调和气血

气血是生命的根本，是人体内的两大类基本物质，在人体生命活动中占有很重要的地位。气对人体有推动调控作用、温煦凉润作用、防御作用、固摄作用，血对人体有濡养作用及化神作用。适当劳作，从事一些合理的体力劳动有利于活动筋骨，通畅气血；劳作后适当休息，使体力得到有效恢复，从而保持生命的活力。气为血之帅，血为气之母，只有劳逸结合，气血调和，才能提高机体免疫力，起到养生防病的作用。

2. 益脑防衰

劳逸结合的劳不仅仅指体力劳动，也指脑力劳动。长期从事脑力劳动的人，离不开思考和焦虑，这就涉及中医"七情"中的"忧"和"思"。按七情所伤的原理，"思则伤脾""忧则伤肺"，脾伤则主升清的能力受损，会出现头晕、注意力不集中、记忆力衰退等；肺伤则卫气不固，免疫力低下，容易生病、冒虚汗等。长期不用大脑，也会出现反应迟钝、思维混乱等情况，所以劳逸结合、科学用脑可以劳而不倦，保持大脑常用不衰。

劳的另外一个含义便是房劳，适当的房事有利于身心健康，促进血液循环，缓解压力，甚至有防癌和减肥的效果。但是太过频繁就会引起一系列疾病。根据精血同源的原理，节欲保精，保得一分精液，多延一分寿命。

三、劳逸适度的方法

1. 脑力与体力活动相结合

脑力劳动是以大脑神经系统为主要运动器官的劳动，偏重于静的状态；体力劳动是以运动系统为主要运动器官的劳动，偏重于动的状态。古人云：动以养身，静以养心，乐以养性。体脑结合，则动静兼修，形神共养，从而达到养生的目的。

长期从事脑力劳动可以做一些适当的体育锻炼，例如散步、打太极拳、游泳等，来促进和改善全身的血液循环，加快新陈代谢，使大脑得到充分的营养物质和氧气，有助于消除疲劳，恢复机体的正常功能。使精神振奋，心情愉快，而后更高效地投入到脑力劳动中。

长期从事体力劳动的人也要注意身体的休息，可以停下来多看看书、画图、听新闻，或者设计自己的庭院，使大脑皮层细胞能够活跃，这样有助于调节神经系统的功能。所以这种动静结合，更有助于身心健康。

2. 多元化的休息方式

做到劳逸结合，要学会休息，而休息方式是多元化的，可分为以睡眠为主的静式休息和根据不同爱好自行选择休闲身心的动式休息。

睡眠我们会在下面进一步讨论，动式休息种类就很多了，如洗涤心灵的画画，锻炼耐性的钓鱼，愉悦身心的舞蹈，返璞归真的种花等。总之，寓静于动，动静结合，在休息的同时，又起到娱乐身心的效果。疲劳消除了，精力充沛了，生活充满乐趣，修身养性，益寿延年。

3. 量力而为

劳逸结合本身就是在讨论度的问题，不论体力劳动还是脑力劳动，不论身体锻炼还是彻底放松，或者房劳之事，太过或不及都会演变出造成自己身心受伤的结果。每个人体质不同，年龄不同，所处地域不同，劳逸结合的度也会不同，所以要想身心受益，就要找出适合自己的度，量力而行，做到真正的劳逸结合。

第三节　睡眠与养生

一、睡眠的作用

睡眠是生命活动中必不可少的组成部分，当身体处于睡眠状态，神经反射减弱，肌肉放松，体温下降，心率也会下降，新陈代谢也慢了下来。清代李渔曾指出："养生之诀，当以善睡居先。睡能还精，睡能养气，睡能健脾益胃，睡能坚骨壮筋"，由此可见，睡眠是养生的一种重要方法。因此，睡眠作为生命中最好的"补药"，是人们恢复体力、保证健康、增强免疫力、提高和巩固记忆的一个重要手段。

1. 恢复精力，保护大脑

睡眠充足者气机调达，思维敏捷，精力充沛，办事效率高。因此，充足的睡眠有利于精力的恢复并且能保护大脑。长期睡眠不足，机体就会产生耗气伤血的病理变化，并损及五脏。"肝劳则神损"临床表现多为烦躁、易怒或注意力涣散、记忆力衰退等，更严重者甚至会产生幻觉。现代医学也证实，当大脑处于睡眠状态时，会大大降低耗氧量，有利于贮存脑细胞能量。

2. 恢复体力，消除疲劳

消除身体疲劳的最主要方式就是睡眠。睡眠中机体的基础代谢率全部降低，血压、体温、心率等都会下降，体力可以得到有效恢复，自然消除了一天的疲劳。"脾劳则食损"，长期睡眠不足会伤及脾，脾功能失调，运化气血功能下降，则表现为气虚乏力、食欲下降，甚至恶心呕吐等。睡眠是胃肠道以及其他脏腑合成能量并用来活动最好的时机。

3. 促进生长发育

儿童睡眠质量的好坏直接关系到生长发育。中医认为，孩子的生长发育离不开肾所藏精（天癸）的推动作用。肾主骨，主藏精。睡眠质量不好，就会损伤五脏中的肾，"肾劳则精损"自然会影响到儿童的生长发育。现代医学也发现，孩子从出生后到发育成熟的时间内，大脑持续发育，整个过程都离不开睡眠，儿童在深度睡眠状态下生长速度会加快，因为睡眠期血浆生长激素可以连续数小时维持在较高水平，激素量是清醒状态时的3倍。

4. 增强免疫力，保护正气

睡眠是一种最全面有效的休息，与人体的免疫功能密切相关，是防御疾病的重要防线，适当的睡眠有助于机体的免疫系统发挥正常作用。

长期睡眠不足的人，损伤五脏，耗伤气血。"肺劳则气损""心劳则血损""气为血之帅，血为气之母"，气损则血虚，血损则气更虚。气血亏虚，正气亏损。中医的正气就相当于西医的免疫力，所谓"正气存内，邪不可干"，免疫力增强，就可以抵御外界的病菌，从而少生病。所以睡眠不仅能增强机体产生抗体的能力，还可以加快各组织器官自我修复。有了好睡眠，自然会有好身体。

中医学认为，睡眠是阴阳相互交替的结果，是正常生命活动的过程和体现，通过对睡眠节律的调节，做到安卧有方，对养生保健有重要意义。

二、影响睡眠的因素

1. 睡眠环境

环境是影响睡眠的主要因素之一，声音、亮度、温度、湿度中有一项不合适都会影响睡眠，最终影响健康。

（1）声音：一般认为人类正常的环境声音是40分贝，高于这个值就有可能会产生一些危害。当噪音强度超过70分贝时，会引起睡眠质量降低甚至无法入睡，长期处于这种环境中会对神经、心血管、消化系统造成危害；超过100分贝即能造成听觉损伤。所以在较为安静的环境中保持深度睡眠，才能更好地恢复体力和精力。

（2）亮度：人们一般在较暗的光线下相对容易进入睡眠状态，事实也的确如此。有研究发现，晚上当人处于睡眠状态时，大脑松果体会产生褪黑素，这一激素直接影响睡眠质量。当睡眠环境比较亮时，会直接影响褪黑素的分泌。

智能手机的出现，让越来越多的人喜欢躺在床上刷手机，而这种蓝光就严重影响这一激素的分泌，从而使深度睡眠变浅，影响睡眠质量，影响身体健康。

（3）温度和湿度：寝室的温度、湿度都会对睡眠产生影响。温度在20~23℃，湿度在50%~70%最为理想。我们常说"春困秋乏"，其实是有根据的，因为这个温度和湿度特别适合一个人在平稳状态下最低的新陈代谢水平，这种状态下身体受到的刺激相对较少，很容易进入深度睡眠，使精力和脑力得到较高质量的恢复。

温度过高会使人烦躁而踢被子或辗转反侧，过低则会蜷缩发抖，这种状态都会使睡眠转浅，从而影响睡眠质量。同样，湿度过高，会增加身体热量的流失，体温下降以及其他系统也会受到影响，长期处于寒湿环境下，容易患感冒、风湿病等；相反，湿度过低也就是过于干燥的环境也不利于呼吸，时间长了也会出现干咳、鼻出血以及咽喉的一些炎症。

2. 睡眠方位

根据中医理论"天人相应"的整体观来讲，睡眠质量的好坏与睡眠方位也密切相关。唐代医家孙思邈《千金要方·道林养性》云："凡人卧，春夏向东，秋冬向西"，这是根据《黄帝内经·素问》中的四季养生原则"春夏养阳，秋冬养阴"确立的。东方是太阳升起的地方，主升属阳，所以春夏季节头应当向东而眠，用来升发阳气；西方是日落的方向，主降属阴，在秋冬季节头向西方睡潜藏阳气而养阴。

除了方向，床也有不宜摆放的位置，比如靠墙摆放，会导致湿气过重，容易耗伤身体的阳气并沾惹墙内的寒气和湿气。古人云"千寒易去，一湿难除"，所以时间长了身体会因寒湿气过重而出现腹泻、浑身困重、关节疼痛等。同样，床也不宜放在窗户下，一是因为阳光直接照射，紫外线对褪黑素分泌的影响，二是因为容易与门口形成对流风，在睡眠时引起感冒甚至中风等。

3. 睡眠时间

随着社会的发展，夜生活也丰富了起来，不论是深夜加班还是熬夜娱乐都成了现代人的家常便饭。时间长了，这种睡眠习惯一旦养成，睡眠障碍也开始出现，于是人们按时睡觉已经逐渐成为一种奢求。

一个人究竟要睡多久才是最佳的，才能起到养生的效果？新生儿平均每天需要睡20~22个小时，2个月的婴儿每天需要睡18~20个小时，6个月的婴儿每天需要睡16~18个小时，9个月的婴儿每天需要睡15~16个小时，一岁半左右每天需要睡13~14个小时，3~4岁每天需要睡13个小时，5~7岁每天需要睡12个小时，8~12岁每天需要睡10个小时，13~17岁每天需要睡9个小时，18~50岁每天需要睡8个小时，50~60岁每天需要睡8~9个小时，60岁以上每天需要睡9个小时。以上只是一个大概的时间，并不能机械地判定。

很多说法都是正常人每天需要睡8小时，其实这只是一个平均值，没有具体的衡量标准。睡眠时间如同饭量一样，因人而异。如果一个人只睡了6个小时，但是起来以后精力充沛，就说明精力和体力得到了很好的恢复；如果一个人睡了10个小时依然是浑浑噩噩，浑身无力，再睡几个小时也保证不了好的睡眠质量。由此看来，睡眠质量的好坏并不能完全取决于时间的长短。

三、如何睡好养生觉

1. 有规律的睡眠

《黄帝内经》关于养生经验总结为春夏季节要晚上睡得略晚一些，早晨起得早；秋季晚上睡得早，早晨起得早；冬季晚上睡得早，早晨起得晚。这种睡眠规律是根据四个季节生、长、收、藏之气相应而来的。当然在这里的早晚也是有度的，并不是晚睡就熬到深更半夜，晚起就要睡到日上三竿。在我国最适合的睡眠时间是晚上9~10点，最好不要超过11点；早晨起床的时间5~6点比较合适。

2. 睡好"子午觉"

根据中医理论，"子午觉"是指每日子时（夜晚11点至凌晨1点）和午时（中午11点至下午1点）按时入睡，主要原则就是要"子时大睡，午时小憩"。《黄帝内经·灵枢》说："阳气尽则卧，阴气尽则寤"。阴气盛则入眠，阳气旺则醒来，子时是晚11点至凌晨1点，此时阴气最盛，阳气衰弱；午时是中午11点至下午1点，此时阳气最盛，阴气衰弱。子时和午时都是阴阳交替之时，也是人体经气"合阴"与"合阳"的时候，睡好子午觉，有利于人体养阴、养阳。

日常生活中，人们经过一上午的学习和工作，中午饭后可能会有疲劳的感觉，需要用午休作为补偿体力和脑力的手段。当然午休时间不宜过长，过长会有睡后不易醒的情况，俗称"压睡"。夜晚经过一天的劳累，更应当按时休息，以保证睡眠质量和身体的健康运作。

第四节　二便

二便即我们日常所讲的大便与小便的统称。对于身体健康状况，人们往往关注的是精神状态、面容神色，以及是否有各种不适症状等方面，而很少有人去关注自己的排便、排尿情况。实际上，由于二便是通过人体代谢而产生的排泄物，所以"便"和"尿"的变化也可以提示身体整体状况的变化。因此，了解二便的次数、气味、质地、颜色、便量、排便时间、排便时的感觉及排便时伴随的症状能够及时地发现身体的改变，对于疾病的预防、诊断、治疗及人体的养生都是十分有意义的。以下分别介绍大便与小便的正常、异常状态，以便大家了解身体的健康变化与疾病的简单辨别。

一、大便识健康

1. 排便次数与排便时间

正常：健康者一般每天或隔天1次，时间为3~5分钟，排便规律。

异常：

（1）增多：一天排便2次以上，无规律，排便时间或长或短，大便稀不成形，多为由于各种因素引起的腹泻。

（2）减少：两三日甚则四五日排便一次，排便时间延长至10分钟以上，更有甚者达到20~30分钟，排出费力，多为各种因素引起的便秘。

注：需要注意的是如果排便正常的人突然出现排便次数增加、减少交替的情况，应尽快去医院就诊，检查是否为结肠、直肠肿瘤。

2. 大便气味与颜色

（1）气味

正常：大便的气味因饮食的不同会稍显不同，但不会出现异常的酸臭、腥等气味。

异常：①大便酸臭难闻，多为肠胃有火。②大便稀而气味腥，多为脾胃寒。③大便泄下，气味臭如腐败的鸡蛋，或者掺杂有未消化食物，多为饮食生冷或暴饮暴食而消化不良。

（2）颜色

正常：大便的颜色正常为黄褐色。

异常：①大便颜色黄褐如糜粥样，伴有气味臭，多为湿热损伤肠胃而致的腹泻。②大便颜色灰白呈陶土色，多见于黄疸。③大便颜色呈黑色，多见于上消化道出血。

（3）质地

正常：正常的大便应不干不稀，软硬适中，呈长条圆柱形。

异常：①过于干燥：常见于便秘，且排便费力，甚则会出现排便时肛门部疼痛。②过于稀溏：常见于泄泻，常伴排便次数增加，甚至有泄出如水样之便。③完谷不化：是指大便中夹有很多没有消化的食物，多为脾胃虚或肾虚，以及饮食生冷或暴饮暴食而消化不良。《景岳全书·泄泻》篇说："若饮食失节，起居不时，以致脾胃受伤，则水反为湿，谷反为滞，精华之气不能输化，乃致合污下降，而泄痢作矣。"④溏结不调：是指大便有时稀有时干，若为先干后稀，多为脾胃虚弱；若为先稀后干，多因肝气郁滞和脾虚所致。⑤黏液脓血便：是指大便中夹有脓血和黏液，多为湿热淤积于肠道，多发于夏秋之际，常见于痢疾。同时亦有瘟疫导致的黏液脓血便，发病急骤，便如鲜紫脓血，伴有腹痛剧烈、里急后重、大热口渴、头痛烦躁等。

（4）排便感觉与伴随症状

正常：无特殊异常感觉。

异常：①肛门部灼热感：多由于湿热之邪壅滞于肠中，气机不畅，脉络受伤，气滞血瘀所致，并伴有小便短赤。②里急后重感：里急后重指的是腹痛，急迫想要排便，肛门有重坠感。这种情况也是由于湿热导致的，常见于泄泻、痢疾。③排便不爽感：是指排便不通畅，有未排尽之感。若是腹痛，想要排便，便后有未尽感，伴有情绪抑郁或容易生气的人，多为肝气郁滞与脾不和所致。此时不仅需要针对大便的异常进行治疗，还需要对患者的情绪进行疏导；若排便不爽，腹痛、腹泻，颜色呈黄褐色且臭秽难闻，肛门部有灼热感，或伴有急迫想要排便、肛门坠胀等里急后重症状，则为大肠中有湿热淤积；若大便不爽，腹胀、腹泻，夹有未消化食物，酸臭难闻，为饮食不消化所致。④滑泻失禁：指大便不能随意控制，甚至便出而不自知的症状。若滑泻不止，腹痛喜温热喜按揉，体形瘦而饮食少，平时容易感到疲惫乏力，为脾阳虚；若滑泻失禁，伴有腰膝冷痛，或半夜以后、天未亮之前必腹泻，则为肾阳虚。⑤肛门重坠：是指自觉肛门有沉重下坠的感觉。若觉肛门重坠，甚或脱肛，平日时常感到头晕乏力，为脾虚气陷；若肛门重坠，腹痛，急迫想要排便，大便黄褐臭秽，或便中夹有脓血者，则是大肠有湿热。

二、小便辨养生

1. 小便量与排便次数

（1）小便量

正常：尿量的多少与饮水量，以及饮食中水分多少有关，在一般情况下，健康成人一天的尿量为1000~2000ml。

异常：①增多：每天的尿量较正常明显增多。若小便清且量多，平时常感到身体冷，则是身体虚寒的缘故。若是小便量多，同时有饮水量多、饮食量大身体却逐渐消瘦，则是消渴病，也就是糖尿病。②减少：每天的尿量较正常明显减少。若是发烧出汗多，常口渴，小便少，则是身体内有火，也就是"上火"了。若是由于某些原因导致呕吐、腹泻次数多，身体中的水液损失过多，也可见小便量少。若是肌肤浮肿伴有小便量少，则为水肿病，是水液停留在肌肤，不能正常代谢排出的缘故。

（2）排便次数

正常：健康成人白天小便为4~6次，夜间为0~2次。

异常：①增多：是指小便次数增多，频频欲小便。若小便次数增加、颜色黄，或者还伴有尿急、尿痛，常见于淋病。老年人或久病的人出现小便次数增多，色清量多，夜间明显，多是肾阳虚。中老年人出现尿的次数增加，饮水次数增加，并伴有乏力、口渴、消瘦等情况，要去检查自己的血糖是否升高。②减少：小便次数减少甚则不小便，为癃闭。"癃"为小便排出不顺畅，点滴而出的状态；"闭"为小便不通，点滴不出的状态。癃闭的原因有很多，比如结石、瘀血导致尿路不通，或者由于体虚、脏腑功能减退所致。犹如《黄帝内经·灵枢》篇说："三焦……实则闭癃，虚则遗尿。"说明癃闭是膀胱和三焦出现的气化不利。

2. 颜色与质地

（1）颜色

正常：颜色为淡黄色，饮水较多可为无色，饮水过少为较深的黄色。

异常：①小便清长：是指小便颜色清且量多，或平时比较怕冷，可见于体内有寒。若由于摄入水分过多而小便清长则不算异常。②小便短黄：是指小便量少，颜色黄，多见于上火。③小便色红：多是尿中带血。若尿血鲜红，心烦口渴，则是上火。若尿血日久，可见面色不好，平日不愿说话，常感疲惫，或见皮肤有紫色斑点，是由于脾虚不能固摄血液所致。若久病尿血，伴有头晕耳鸣，腰膝酸痛，为肾气亏虚所致。

（2）质地

正常：质地清澈，无异物。

异常：①小便混浊：是指小便如油脂或淘米水。若小便混浊如油脂，或尿时伴有疼痛感，为淋病中的膏淋，以及小便黄臭混浊，均是由于湿热所致；若小便混浊如淘米水，小腹有坠胀感，面色淡白，平时容易疲劳乏力，则脾气亏虚较为严重。②尿中有砂石：尿中夹有砂石，伴有小便色黄量少疼痛，或有尿血，属于淋病中的石淋。

3. 排便感觉

正常：无特殊异常感觉。

异常：①小便涩痛：是指排尿时不通畅，感到尿道灼热疼痛，常见于淋病中的热淋。②余沥不尽：是指排尿后仍有小便点滴不尽，多属肾阳虚或肾气虚，常见于老年人或久病体虚的人。③小便失禁：是指人的神志清醒时，不能随意控制小便而自行流出，多属肾气虚或因有尿路损伤、湿热、瘀血阻滞而致脏腑功能减退。④遗尿：是指在睡眠中经常不自主的排尿，多见于3岁以下小儿或老年人。小儿多因先天肾气不足所致，老年人多因肾气亏虚所致。

二便的正常与否与个人生活习惯也有很大关系，包括饮食、饮水、睡眠、情绪等。我们应当注意适当地饮食、饮水，避免暴饮暴食，少食辛辣刺激的食物，少喝饮料；减少熬夜，提高睡眠质量；工作、生活有压力时要适当释放情绪，以保持身心舒畅等，均有利于保持身体的健康。对于婴幼儿来说，二便的变化更为重要，因为婴幼儿语言功能没有发育完全，不能正常表达自己的感受、经历、饮食等，作为育儿师、婴幼儿的父母、儿科大夫和护士，更是要细致地观察婴幼儿的二便，对婴幼儿的身体进行解读、分析、诊断，避免误诊、错诊，以维护婴幼儿的健康。

观察二便，对于养生防护以及疾病的预防、诊疗都有相应的指导意义。

二便的改变和异常也是身体给出的无声信号，能够有效地帮助人们了解自身健康状况的改变。正视并且重视二便，了解关注一些相关的知识，也是对自己、对家人健康的关注与负责。

第五节　衣着

着装是人类在长期生活和工作中逐步形成的，是人类文明的体现。而根据衣着来养生，通过衣服的增减、样式的选择来达到保健防病的目的，让穿衣的功能得到进一步的扩展，是我们应该了解的事情。

一、依据四时穿衣

1. 春季穿衣

春季在我国是冷暖交替的季节，阴寒未尽，乍暖还寒，气候多变，早晚温差较大。所以从古至今就有"春捂"这一养生之道。民间俗语也有"吃了端午粽，再把棉衣送"的说法。所以一方面要注意早春应当遵循"减衣不减裤"的原则。具体来说就是"上薄下厚"。古人从长期的生活和劳动中发现，人多上半身感觉热下半身容易寒，而且春分这一节气前，"土上热多，土下热少"，根据中医"天人相应""养阳收阴"的理论，我们穿衣服应当保持"上薄下厚"的原则。现代医学也发现，人体下半身的血液循环不如上半身好，这也印证了要保持下半身的温暖是"春捂"重要手段之一。另一方面在选择衣服的款式上，要以保暖御寒、防风、容易增减为目的，比如风衣、夹克、卫衣等。

2. 夏季穿衣

夏季天气炎热，阳气盛实于外，腠理大开，所以特别容易出汗。人们都喜欢穿得少一点，所以露脐装、露背装、短裤、短裙纷纷上阵。为了美丽本无可厚非，但是穿得健康也很重要。中医有很多重要的保健穴位恰恰都被这些款式的衣服"暴露"了出来。

（1）露脐

腹部的神阙穴(俗称肚脐)，为中医任脉中的一个重要穴位，与五脏六腑、十四经脉、四肢百骸都有着不可分割的联系，是人体气机运转的重要枢纽。具有培补元气、回阳救逆、补益脾胃等重要的作用。这个穴位无皮下脂肪组织，通透性强，特别容易被风邪、寒邪入侵。所以长时间穿露脐装，会出现宫寒腹痛、腹泻以及手脚冰凉，甚至会给身体带来不必要的麻烦。

（2）露背

背部有"阳脉之海"的督脉，督脉是总督，督促人体精、气、神的意思。督脉统一身之阳气，总督一身之阳经，对阳经的气血起到调节作用。而露背装就是将重要的督脉暴露在外，耗伤阳气，耗伤气血。久而久之，即使曾经再健康的身体，也会虚得如林黛玉一般。

所以在夏季，要选择吸汗力强、透气性好、开口部位避开重要经脉穴位的衣服。

3. 秋季穿衣

秋季阳气开始收敛，天气逐渐由热变凉，地气也开始转寒，秋风瑟瑟，阴晴不定。但是"春捂秋冻"的说法由来已久，中国古代也早有"薄衣御寒"的养生原则。古代医家明确指出，"薄衣之法，当从秋习之"。所以秋天天气虽然转凉，却不要太快地增加衣服，增加太快容易出汗，汗液蒸发，耗伤阴液，阳气也随之外泄。《黄帝内经·素问》中提出"春夏养阳，秋冬养阴"，为了顺应秋天阴精内蓄、阳气内守的养生原则，我们就要冻得合理、冻得健康。

秋季适度的凉爽能刺激并且促进身体的物质代谢，增加产热，有助于提高人体对低温的适应力。不过，秋季早晚温差大，最好的办法是穿薄而多层的套装，而不是单层的厚衣服，这样可以随着气温变化来增减，以防感冒。当然也不可盲目"秋冻"，俗话说"一场秋雨一场寒"，当天气骤然变冷时，添加衣服也是必要的，该穿秋裤的时候，我们也是要穿起来的。"美得俏，冻得跳"是在跟自己的健康开玩笑。

4. 冬季穿衣

冬天气温低，皮肤处于收敛状态，血液大部分集中到皮肤深层，而且皮脂腺和汗液分泌也开始减少。受寒冷刺激的影响，皮肤会变干瘪，没有弹性，很容易发生冻伤和皲裂。所以，依据"无扰乎阳"的养藏原则，冬季穿衣要防寒保暖，特别是腰腿部。

（1）保阳气

衣着过于单薄，消耗阳气，容易感冒；过于厚重，则会腠理开泄，阳气得不到潜藏，寒邪也很容易入侵身体，因此冬季要穿以保暖为主、透气为辅的衣服帮助我们"潜藏阳气，顾护阴精"。

（2）护脚踝

现在特别流行露脚踝的裤子，常有青年男女对这种服饰情有独钟。他们经常上身裹着厚厚的羽绒服，下面却露着脚踝，这对身体的健康是非常不利的。"人老腿先衰，腿衰足先寒"，脚是人的"第二心脏"，脚踝部位分布着淋巴管、血管、神经等重要组织，脚踝的皮下脂肪极其薄弱，很容易受到冷空气的侵袭，如果此处长期暴露于外，很容易造成局部血管收缩，寒湿之邪循经而入，影响下半身乃至全身的血液循环，导致关节炎、风湿病、下肢循环障碍等病变。脚踝部有一个十分重要的穴位——三阴交，之所以被称为"三阴交"，是因为它是足部的三条阴经，即足太阴脾经、足少阴肾经、足厥阴肝经相交的地方。三阴交穴位于小腿内侧，符合阴的特性，对于女性具有特殊的保护作用，能够维持年轻、延缓衰老、推迟更年期。露脚踝，会使三阴交穴受寒邪侵扰，甚至进一步侵入肝、脾、肾三条阴经，而引起脾胃虚寒、脾肾阳虚，出现如腹痛、腹泻、消化不良等一系列症状。

二、依据地域穿衣

我国国土面积广大，南北纬度相差近50度，东西经度也相差60多度。区域不同，气候不同，长久以来形成的穿衣习惯也不尽相同。

1. 东北地区穿衣

东北地区自南向北跨中温带与亚寒带，属温带季风气候，四季分明，夏季温热多雨，冬季寒冷干燥。同时，因为东北与西伯利亚相邻，南边连接渤海和黄海，所以充足的水气加上冷空气就构成了东北寒湿的气候特点。

《黄帝内经·素问》曰："寒生水，水生咸，咸生肾，肾生骨髓，髓生肝，肾主耳。其在天为寒，在地为水，在体为骨……寒伤血，燥胜寒，咸伤血，甘胜咸。"由此可见，寒湿气候环境生活的居民经常会得腰腿痛、高血压病、糖尿病等。东北地区有很多少数民族如满族、朝鲜族，他们的民族服饰多是长袍，袖口多为马蹄袖，特别是在寒冷的冬天会选择貂皮大衣、马皮靴子等。研究发现，这些动物的毛皮主要成分是蛋白质，就像人体的"第二层皮"，有充分的御寒功能，而且也是保温、除湿、透气的好材料。

2. 西北地区穿衣

我国西北地区位于亚洲大陆腹地，大兴安岭以西，昆仑山—阿尔金山—祁连山—古长城以北，包括陕西省、甘肃省、青海省、宁夏回族自治区、新疆维吾尔自治区5个地方。以上地区具有面积广阔、干旱缺水、荒漠广布、风沙较多等特点。当地居民选择衣服的款式多是衣领紧、身上宽大、袖口宽松的，这样既可以通风又能保湿，防止体内津液在干燥的气候下蒸发流失。同时，因为内陆地区地表多为沙石和干泥土，比热容较小，早晨和晚上会把太阳的热量快速吸收，气温较冷；到了中午太阳的热量减少时，地表开始大量放热，天气又很炎热。所以昼夜温差极大，就出现了"早穿皮袄午穿纱，围着火炉吃西瓜"的情形。

3. 东南地区穿衣

东南地区指位于我国东南部的区域，地形以山地、丘陵为主。东南地区大部分属于亚热带季风气候，年平均气温17~21℃，平均降雨量1400~2000mm，所以湿气比较重。古代医籍《丹溪心法》中说："东南之人，多是湿土生痰，痰生热，热生风也。"所以潮湿的环境很容易引发人体的一些病证，比如风湿、关节疼痛；有些可能会出现乏力、困倦等表现，中医称此为湿邪。所以当地居民会选择透气性好，通风且吸湿力较强的面料，以棉、麻较为多见。除此之外，因为气候原因，他们要勤洗多晒，故衣服多轻薄、宽身，颜色以淡色为主。

三、依据体质穿衣

1. 体质九分法

早在20世纪70年代，作为"体质"研究的权威学者，王琦教授根据多年的研究，率领他的课题组总结出了中医体质九分法。分别为平和质、气虚质、阳虚质、阴虚质、痰湿质、湿热质、气郁质、血瘀质、特禀质九种，每种体质都有自己的特点，并根据体质不同来指导穿衣养生。

（1）平和质

1）体质特点：属于正常的体质，这种体质，一般身形健壮，双目有神，肤色润泽，头发浓密，精力充沛，睡眠、饮食、二便均正常。平素病少，即使患病，病情轻浅，也容易痊愈。且思维敏捷，决断力和执行力强，积极、乐观，属健康体质。

2）穿衣特点：这种体质因为先天禀赋良好，后天调养得当，所以在养生方面重在维护。穿衣也没有太多的要求，只要根据四季变换穿衣，不跟风地去穿露脐装、露肩装、露脚踝等样式的衣服，不要过寒或过热都是可以的。

（2）气虚质

1）体质特点：肌肉松软不实，语声低弱，气短懒言，精神不振，易出汗，容易疲劳。舌淡红，舌边有齿痕，脉弱。嗜睡，饭量小，平时容易便秘或者有大便排不干净的感觉。性格偏内向，胆小，喜欢安静，不喜欢冒险。免疫力差，易患感冒、内脏下垂等病。

2）穿衣特点：这种体质属于先天不足，后天失养；或者慢性病拖延日久；或过度劳累，年老体弱，过服泻下之药。在穿衣方面要注意避免风、寒、暑、湿之邪。面料要选择保暖、防风、排汗导湿的材质；款式应当避免穿低腰裤或者露脐装，因为小腹有重要的关元、气海等穴位，只有保护好这里，才能避免气的进一步流失。

（3）阳虚质

1）体质特点：阳虚质的人多畏寒怕冷，每到冬季手足冷，特别是颈、背、腰、腿部。皮肤偏白，肌肉不实，喜热饮，大便多稀溏，尤其早晨四五点常腹泻，精神不佳，舌淡胖嫩，脉沉迟。性格内向，喜欢安静，耐酷暑不耐严寒。发病多患寒证、痰饮、腹泻、性功能下降以及关节炎类疾病。

2）穿衣特点：这种体质多是先天禀赋不足，后天贪凉喜冷饮，或者年老阳气渐衰，也有滥用抗生素或者寒凉药的原因。为了顾护人体阳气，衣服面料应选保暖的纯棉制品。款式应当注意选择对肩、颈、腰有保护作用的衣服。因为背部有督脉循行，督脉总督一身的阳经，又称"阳脉之海"。只有顾护好背部才会使得阳气不易亏损。颜色可以选择暖色系，使这种体质的人看起来有精神。

（4）阴虚质

1）体质特点：体形多偏瘦，手足心易烦热，面颊潮红，口干舌燥，双目干涩，爱喝水，大便干燥。性情急躁易怒，总失眠，睡着后容易出汗，醒后汗止。性格偏外向好动，舌红少苔，脉细数。耐冬不耐夏，容易感受暑、热、燥邪。患失眠、便秘等病以及感受邪气后，邪从热化。

2）穿衣特点：这种体质多由于积劳伤阴，或纵欲耗精，或过食辛燥所致。所以在穿衣方面要保护阴液。穿衣面料应当注意散热，应选吸湿透气的面料。比如棉、真丝、麻和竹原纤维等天然纤维；为了加强吸湿透气性，以全棉或异型截面长丝为纤维原料，利用其吸湿透气性将人体的汗液排出体外，增加凉爽感。所以在衣服的选择上除了透气、保湿外，还应当注意胸背部不要受到束缚，忌厚衣裹身，以防汗出太过更伤阴液。

（5）痰湿质

1）体质特点：痰湿质的人体形偏肥胖，腹部肥满，四肢常感酸困而沉重，浑身乏力。嘴里黏黏的，咽部痰多有堵塞感，舌苔厚腻，脉滑。喜欢睡觉，爱吃肥甘厚味的食物。大便黏腻不成形，性格较温和，善忍耐。对长夏季节或湿重环境适应力较差，常感头闷、头晕、恶心等。易患肥胖、消渴、中风、高脂血症、高血压病、脂肪肝等。

2）穿衣特点：这种体质多是因为过食肥甘、情志失调或者过度安逸所致。穿衣面料的选择应当为全棉、麻纤维、真丝、竹纤维等，以及能排汗导湿的腈纶、锦纶、涤纶的改性纤维等。款式应当选择舒展、宽松，有利于汗液蒸发，排身体湿气，不易让湿气留于体内的类型。另外还要注意保暖，"湿遇温则行，遇寒则凝"，寒凝于体内则会加重痰湿的症状。

（6）湿热质

1）体质特点：湿热质的人体形中等或偏瘦，多为油性肤质，易生粉刺痤疮。口苦有异味，大便黏滞，排便不爽，小便热多黄赤。女性带下色黄腥臭，男性阴囊潮湿多汗，性格急躁易怒，舌红苔黄腻，脉滑数。对又热又潮夏末初秋的气候或湿重偏热的环境较难适应。易患黄疸、热淋、疮疖、粉刺等。

2）穿衣特点：这种体质的形成多因久居湿热之地、平素喜欢饮酒、喜肥甘辛辣、滥用补品等。穿衣在面料的选择上当以透气、吸汗为主；款式上宽松舒适，腰带避免系太紧，以防透气性差，湿热存留太久而产生细菌，容易引起生殖系统的炎症。除此之外，在颜色的选择上，不要选择黄色为主的衣服，否则会显得肤色很差。

（7）血瘀质

1）体质特点：血瘀质的人多见肤色晦暗，容易色素沉着，口唇暗淡，身上经常会有点片状瘀斑，且皮肤干燥粗糙，甚至脱皮。舌质偏紫，有瘀点，舌下络脉暗紫或增粗。脉多细涩或结代。易患疼痛、健忘、烦躁等症。

2）穿衣特点：这种体质的人是由于长期忧郁气滞，或跌打损伤，久病入络等使得血行不畅，瘀阻在身体局部的病证。所以在穿衣方面，面料首先要注意保暖，寒凝则血瘀，只有暖和了血行才能畅通。款式上，避免穿着过紧的衣服而阻碍血液运行，可以穿一些宽松的运动服或休闲服，让身体和心情都处于相对轻松的状态。"气行则血行"，心情好了，血瘀的情况也会有所缓解。

（8）气郁质

1）体质特点：气郁质的人多见形体偏瘦，常情绪低沉，闷闷不乐，容易情绪紧张，焦虑不安，多愁善感，敏感且感情脆弱。多有胸胁胀闷，乳房胀痛，爱叹长气，咽有异物感，吐之不出，咽之不下。对环境变化适应能力较差。易患梅核气、肺结核、抑郁症等。

2）穿衣特点：此种体质的人多是精神刺激、忧郁思虑或者工作压力大造成的。所以穿衣方面，不论是面料还是款式上都要选择自己喜欢、能让自己心情放松且舒适度高的衣服。不要选择过硬、过紧等束缚太多的面料和款式，否则会因为身体的不适而产生心理上的不适。颜色也尽量选择鲜亮、暖色调的衣服。色彩悦目，心情自然会舒畅不少，从而降低抑郁的特质。

（9）特禀质

1）体质特点：特禀质，顾名思义就是特殊禀赋的体质，包括遗传、过敏体质，也包括先天畸形、免疫缺陷等。这种人对气候环境适应力差，容易过敏。会时常出现风疹、哮喘、咽痒、鼻塞、喷嚏等一些症状。易患药疹、花粉症、紫癜、遗传性疾病等。

2）穿衣特点：这种体质多是先天禀赋、环境、药物等因素影响导致的。穿衣方面应当遵循益气固表、避开过敏原等原则。面料首先应选择棉麻、真丝制品，对一些容易成为过敏原的材质尽量避免接触。比如化纤、涤纶、尼龙以及毛制品等。贴身的衣物最好选择浅色，因为颜色越鲜亮，说明加入的化学黏合剂越多。另外，保持衣服的清洁也尤为重要，洗后要彻底晾干，避免螨虫、细菌的滋生。

2. 年龄特征

《黄帝内经·素问·上古天真论》指出："女子七岁，肾气盛，齿更发长……七七，任脉虚，太冲脉衰少，天癸竭，地道不通，故形坏而无子也。"由此可见，人在生、长、壮、老、已的不同阶段，其形质气血各有特点，其病理反映自然也各有不同，相应的穿衣也各有特点。

（1）幼年儿童穿衣

年幼的儿童，因为肾气盛，又因其纯阳体质，所以相较大人而言更容易出汗，穿衣就不宜过分厚实，以免孩子出汗伤津。但是孩子脏腑娇嫩，形气未充，穿衣也不可过于单薄。中医认为，孩子穿衣应遵循"三暖三凉"原则，即背暖、肚暖、足暖，头凉、心和胸凉。

（2）青壮年穿衣

青壮年肾气平和、筋骨强劲，穿衣自然是以时尚、运动为主。根据中医经脉理论，低腰裤、露脐装、吊脚裤等，造成一些重要穴位的长期暴露会给日后带来严重后果。特别是在不合适的季节，不顾寒凉，只想图一时之美，不必要的疾病就会主动敲门，猝不及防。所以，作为年富力强的青壮年应当在穿衣方面做到既时尚大方又养生护体。由内而外的健康美才是真的美。

（3）老年人穿衣

老年人体质虚弱，不堪大寒酷热，应当随时审度天气冷暖变化，及时增减衣物。特别是腹部、腰部、肩颈部的服饰应注意保暖的设计。老年人下元虚弱，所以更要注意腰腹、下肢的保暖。

第四章 膳食调护

第一节 常用食物的养生

我国传统文化有着"安身之本，必资于食"的观点，自古以来食物对于我们来说都有着十分重要的作用，它不仅能提供日常活动所需的热量、能量，还有特殊的养生保健作用。谷物类粮食为人体提供碳水化合物与膳食纤维，肉、蛋、水产类为人体提供优质蛋白与脂肪，水果为人体提供维生素与微量元素。随着人们生活水平的不断提高，越来越多的人注意到了食物特殊的养生作用，本节将对我们生活中经常见到的食物的养生功效进行介绍。

一、粮食类

1. 粳米

【食用价值】粳米中富含碳水化合物、蛋白质、脂肪、钙、磷、铁等多种营养成分，具有补气生津、健脾止泻的功效，主治神疲乏力、食欲不振、大便稀薄、心烦口渴，可以作为体质虚弱和病后调理之人常用的食物。

【食用注意】糖尿病患者不宜多食。

2. 小米

【食用价值】小米中含有碳水化合物、蛋白质、氨基酸、脂肪、脂肪酸、维生素、矿物质等多种营养成分，营养价值极高。小米熬成粥后，其中的淀粉经过糊化，绵软柔滑，易于消化；其富含的维生素B1，可以增强胃肠蠕动，促进对食物的消化吸收。因此，小米最适合慢性胃炎、胃溃疡等患者食用。除此之外，李时珍称其为"肾之谷"，常食用小米可以起到补肾的功效。

【食用注意】一般人均可食用。

3. 玉米

【食用价值】玉米又名苞谷，含有丰富的钙、玉米黄质、磷、维生素E以及谷胱甘肽等营养成分，营养价值高。多食用玉米对冠状动脉粥样硬化性心脏病（简称冠心病）、动脉粥样硬化、高脂血症及高血压病等疾病有一定的预防和治疗作用。其含有的玉米黄质可以缓解黄斑变性和视力下降，经常食用可以起到护眼的作用。此外，常吃玉米还能美容养颜，延缓衰老。

【食用注意】适量食用。

4. 黑米

【食用价值】黑米中富含蛋白质、碳水化合物、B族维生素、维生素E、钙、铁、磷等多种营养元素，素有"贡米""药米"等美誉，具有极高的营养价值。经常食用黑米对头晕、视物不明、头发早白有一定的治疗作用，而且还能缓解贫血。此外，黑米中膳食纤维含量高，能够避免食用白米造成的血糖剧烈波动，其富含的钾、镁等矿物质又能够控制血压，因此，糖尿病人和心血管疾病患者也可以多食用黑米作为膳食调养的方法。

【食用注意】有上火症状及消化不良者不宜食用。

5. 薏米

【食用价值】薏米也称薏苡仁米，含有维生素E、薏苡素、硒等多种营养元素。薏米对脾虚、体内湿气重的人尤为适用，常食用能够减轻腹胀、头身困重、食欲不振等症状。经常食用薏米，可改善肤色，对粉刺、痤疮、色斑也有一定的治疗作用。此外，薏米具有很强的防癌、抗癌的功效，日常生活中可以多食用。

【食用注意】不宜与海带同食；孕早期、消化不良者不宜食用。

6. 小麦

【食用价值】小麦主要的营养成分包括碳水化合物、淀粉、蛋白质、氨基酸和B族维生素，孕妇、婴儿均能食用。长期食用小麦能养心安神，有效缓解心烦易怒等症状，十分适用于更年期妇女。而且小麦含有丰富的维生素，能起到调理肠胃、促进消化的作用，经常食用可以预防便秘，降低结肠癌的患病概率。

【食用注意】不宜与枇杷、土豆、山药等一起食用，对小麦过敏人群禁用。

7. 大麦

【食用价值】大麦主要的营养成分包含碳水化合物、蛋白质、铜、钙、磷和少量B族维生素。对于儿童来说，多食用大麦，能补充铜等微量元素，对生长发育十分有利。大麦中还含有一种化合物，能够抑制肝脏合成"坏胆固醇"，经常食用能够预防坏胆固醇损害血管导致的心脏病和中风的发生。经常食用大麦还可以提高人体的免疫力，起到预防肿瘤的作用。此外，大麦可以促进胃肠蠕动，能够改善人体的消化功能，缓解便秘。

【食用注意】孕妇、哺乳期人群忌食。

8. 荞麦

【食用价值】荞麦的主要营养成分包括淀粉、膳食纤维、B族维生素、维生素E、铬、硒等。荞麦中富含大量的淀粉，与其他谷物相比，颗粒较细小，容易煮熟，容易消化，因此对于腹泻、食欲不振、便秘的人尤为适用。经常吃荞麦可降低血糖、软化血管，血脂较高的中老年人多食用，能够预防糖尿病和心血管疾病。此外荞麦也富含硒元素，具有防癌、抗癌的功效。

【食用注意】不宜与黄鱼、猪肝一起食用，消化不良、血糖偏低、胃溃疡者不宜食用。

9. 燕麦

【食用价值】燕麦主要的营养成分包括脂肪、蛋白质、氨基酸、维生素B1、维生素B2、维生素E、膳食纤维等。燕麦具有明显的降低胆固醇、降血脂、预防血管硬化的作用，长期食用，对于血脂异常、有心血管疾病的人有良好的保健作用。而且与小麦、大米等相比，它能够抑制饭后血糖浓度的上升，对于糖尿病人是良好的保健食品。此外，其维生素B1、维生素B2、维生素E及叶酸含量较高，孕妇在怀孕期间食用燕麦，能够改善血液循环，消除疲劳，促进胎儿生长发育。

【食用注意】经常打嗝、胀气者不宜食用。

10. 高粱

【食用价值】高粱中含有丰富的蛋白质、脂肪、维生素、钙、膳食纤维、碳水化合物、叶酸、镁等，食疗价值相当高。它含有的镁，可以保护心血管，经常食用可以预防心脏疾病。因其含有的钙比较丰富，故可以促进人体骨骼发育，特别是正在生长期的青少年儿童，可以多食用高粱米。

【食用注意】消化功能不好者不宜食用。

11. 黄豆

【食用价值】黄豆含有丰富的蛋白质和多种人体必需的氨基酸，这类氨基酸是人体自身（或其他脊椎动物）不能合成或合成速度不能满足人体需要，必须从食物中摄取的，长期食用可提高人体免疫力。食用黄豆能够预防心血管疾病和因肥胖而引起的脂肪肝，对糖尿病人也有明显的益处。此外，长期食用黄豆能够减轻女性更年期综合征症状，也可使皮肤保持弹性，达到美容养颜的效果。

【食用注意】患有严重肝病、肾病、痛风、消化性溃疡者不宜食用。

12. 黑豆

【食用价值】黑豆是补肾之佳品，有"豆中之王"的美称。它含有丰富的蛋白质、维生素、矿物质等，营养全面，经常食用黑豆可以延缓衰老、养颜美容。

【食用注意】易上火者、小儿不宜多食。

13. 红豆

【食用价值】红豆又称赤小豆，是利水的佳品，对于肢体浮肿的人有益；它含有较多的膳食纤维，具有良好的润肠通便的作用。此外，红豆含有丰富的叶酸，孕产妇可以多吃红豆。

【食用注意】小便量多者不宜食用。

14. 绿豆

【食用价值】李时珍称绿豆为"济世之良谷"，绿豆能为机体许多重要脏器提供营养。因其可降血脂，经常食用对冠状动脉粥样硬化性心脏病（以下简称冠心病）、心绞痛有预防作用。此外，绿豆性凉，对葡萄球菌以及某些病毒有抑制作用，暑天喝绿豆汤能防中暑、除烦渴。

【食用注意】脾胃虚寒者不宜食用。

15. 豆腐

【食用价值】豆腐的蛋白质含量丰富且含有8种人体必需的氨基酸，营养价值较高，常食豆腐能预防骨质疏松、乳腺癌的发生，对于更年期妇女十分适用。豆腐中的大豆蛋白能降低血脂，保护血管细胞，预防心血管疾病。此外，豆腐对病后调养、减肥亦很有益处。

【食用注意】痛风、脾胃虚寒者不宜食用。

16. 豆浆

【食用价值】豆浆中含有较多的营养成分，经常喝豆浆，可以增强体质。豆浆含有的纤维素，能有效阻止糖的过量吸收，糖尿病患者每天喝一杯豆浆，对身体大有益处。豆浆可以防治高血压病、脑中风和冠心病。有研究发现，如果能坚持每天喝一碗豆浆，冠心病的复发率可降低50％。此外，经常喝豆浆还能防癌。

【食用注意】患有慢性肠炎、腹胀、遗精、夜尿多者不宜食用。

二、蔬菜类

1. 南瓜

【食用价值】南瓜中含有丰富的锌，是人体生长发育的重要物质。经常食用南瓜能够保护胃黏膜，促进溃疡愈合，尤其适合胃病患者。此外，南瓜含有丰富的钴，钴是人体胰岛细胞所必需的微量元素，经常食用南瓜对于防治糖尿病有着特殊的疗效。

【食用注意】黄疸病人不宜食用。

2. 冬瓜

【食用价值】冬瓜性凉味甘，能够清热生津、解暑除烦，尤其适宜在夏日食用。冬瓜本身不含脂肪，它还能抑制糖类转化为脂肪，食用冬瓜可以防止脂肪的堆积。此外，冬瓜含的维生素C较多，且钾盐含量高，钠盐含量较低，食用后有很好的消肿效果，对于高血压病、肾病、水肿的患者十分适用。

【食用注意】体质虚弱者不宜食用。

3. 丝瓜

【食用价值】丝瓜中维生素C和B族维生素含量较高，经常食用可以预防各种维生素C缺乏症，尤其是儿童和中老年人，经常食用丝瓜有利于大脑发育及大脑健康。

【食用注意】体质虚弱者不宜食用。

4. 黄瓜

【食用价值】黄瓜作为我们经常食用的一种蔬菜，具有很好的养生保健作用，其含有的葫芦素C能提高人体免疫力，维生素E能起到延年益寿、延缓衰老的作用。此外，黄瓜中所含的葡萄糖苷、果糖等不参与通常的糖代谢，糖尿病人可经常食用。

【食用注意】痛经者不宜食用。

5. 苦瓜

【食用价值】苦瓜中含有的蛋白质及大量维生素C能提高机体的免疫力，经常食用具有防癌、抗癌的效果。苦瓜的新鲜汁液，具有良好的降血糖作用，是糖尿病患者的理想食品。

【食用注意】脾胃虚寒者不宜食用。

6. 茄子

【食用价值】茄子的营养丰富，含有蛋白质、脂肪、碳水化合物、维生素，以及钙、磷、铁等多种营养成分。茄子含有丰富的维生素P，经常吃茄子能够保护心血管；茄子含有大量的维生素E，常吃茄子，能降低血液中胆固醇的水平，对防治高脂血症、高血压病具有积极的意义。

【食用注意】虚寒腹泻者不宜食用。虚寒腹泻者的主要表现为大便次数增加，便稀甚至像水样，腹痛且自觉腹部比较凉，或身体四肢发冷，平日精神不足，喜欢热食、热饮等。

7. 西红柿

【食用价值】西红柿含有对心血管具有保护作用的维生素和矿物质元

素，经常食用能减少心脏病的发生概率。西红柿有降低血压之功效，对高血压病、肾脏病人有良好的辅助治疗作用。多吃西红柿还能使皮肤保持白皙，延缓衰老。此外，经常发生牙龈出血或皮下出血的患者，吃西红柿有助于改善症状。

【食用注意】胃寒者不宜生吃。胃寒者主要表现为吃了生冷的东西或者着凉之后胃部或腹部痛，疼痛剧烈时热敷可缓解疼痛，怕冷，喜热食、热饮或偶有吐酸水、胸腹胀等。

8. 辣椒

【食用价值】辣椒中含有辣红素、胡萝卜素、维生素C、柠檬酸等营养物质，有温中、散寒、开胃、消食的作用。辣椒具有显著的促进血液循环的作用，食用后能够改善怕冷、冻伤、血管性头痛等症状。

【食用注意】患有咽炎、气管炎、胃溃疡及痔疮者不宜食用。

9. 白萝卜

【食用价值】白萝卜富含碳水化合物、蛋白质、钙、磷、铁、无机盐、维生素C等多种营养成分。其所含的维生素C和微量元素锌能够有效帮助人体增强免疫力，提高抗病能力；也能够防止皮肤老化，抑制黑色素形成，保持皮肤白嫩光滑。白萝卜中富含的芥子油、植物纤维、淀粉酶等既能够加强肠胃蠕动，促进消化，对于消化不良、恶心呕吐、便秘等症状有改善作用，又能有效帮助人体排出毒素，改善皮肤粗糙状况。

【食用注意】何首乌、黑木耳、人参不宜与之同食，十二指肠溃疡、慢性胃炎、单纯甲状腺肿者不宜食用。

10. 胡萝卜

【食用价值】胡萝卜富含糖类、脂肪、胡萝卜素、钙、铁、维生素A、维生素B1、维生素B2等多种营养成分。胡萝卜中含有大量胡萝卜素，可以保护视力，能减少眼睛疲劳和干涩症状；胡萝卜还有造血的作用，经常食用能改善贫血的状况。胡萝卜中也含有大量维生素A，能够促进骨骼发育，多食用胡萝卜能够促进婴幼儿的生长发育。除此之外，胡萝卜还具有降血糖、降血脂、防癌、抗过敏的功效，经常食用能达到很好的防病保健的效果。

【食用注意】一般人均可食用，暂无特殊禁忌人群。

11. 莲藕

【食用价值】莲藕富含淀粉、蛋白质、天门冬素、铁、维生素C、维生素K等多种营养成分。生吃鲜藕能起到清热除烦、解渴止呕、祛痰镇咳的功效，对于热性咳嗽很适用，在天气炎热的夏天尤宜食用；而煮熟的藕性味甘温，能够增加食欲、补益气血，因其富含铁、钙等微量元素，对缺铁性贫血的患者尤为适合。此外，莲藕中含有较多的膳食纤维和微量元素，既能加快胃肠蠕动，促进消化，又能稳定心率、调节血脂，对于高血压、高脂血、糖尿病患者来说，是不可多得的食疗佳品。

【食用注意】经常感到食欲不佳或消化不良者不宜食用生藕。

12. 土豆

【食用价值】土豆含有丰富的淀粉、维生素、钙、钾等微量元素，易于被人体消化吸收，且脂肪和糖类含量较低，能够降糖、降脂，经常食用能够预防心血管系统中脂肪沉积，保持血管的弹性，对高血压病患者有益。土豆同时又是一种碱性蔬菜，有利于调节体内酸碱平衡，有一定的美容、抗衰老作用。

【食用注意】发芽或皮变绿、变紫的土豆勿食用。

13. 韭菜

【食用价值】韭菜富含挥发油、硫化物、维生素B、维生素C、纤维素、铁、磷、锌等多种营养成分。挥发油和硫化物等营养成分能够疏调肝气、增进食欲；多种维生素和粗纤维能够增强胃肠蠕动，促进消化，预防便秘；铁、磷、锌等微量元素能够降低血脂，预防心脏病、贫血和动脉粥样硬化。

【食用注意】不宜与白酒、蜂蜜、牛奶同食，患有胃病、溃疡及腹泻者忌食。

14. 芦笋

【食用价值】芦笋含有丰富的维生素B、维生素A、叶酸、硒、铁、锌等微量元素，长期食用能够预防心脑血管疾病、高脂血症，也能提高机体免疫力，可防癌、抗癌。芦笋对于孕妇来讲，也有极高的营养价值，有益于胎儿大脑发育。

【食用注意】不宜与西葫芦、羊肉同食，痛风、消化不好者不宜多食。

15. 芹菜

【食用价值】芹菜富含蛋白质、碳水化合物、胡萝卜素、B族维生素、钙、磷、铁、钠等多种营养物质，能促进胃液分泌，增加肠蠕动，预防便秘。常吃芹菜，尤其是芹菜叶，对预防高血压病、动脉硬化等都十分有益，并有辅助治疗作用。其含有的一种碱性成分，食用后有利于稳定情绪，消除烦躁。

【食用注意】不宜与牡蛎、菊花、黄瓜同食，消化不良、腹泻、血压低者不宜多食。

16. 白菜

【食用价值】俗话说百菜不如白菜，白菜有"菜中之王"的美称。白菜中含有丰富的维生素C、维生素E和粗纤维，多吃白菜，不仅可以起到很好的护肤和养颜作用，而且还能帮助消化，润肠通便，能有效降低结肠癌的发生率。此外，白菜中有一些能够帮助分解雌激素的微量元素，经常食用，可预防乳腺癌的发生。

【食用注意】腐烂菜不可食。

17. 茼蒿

【食用价值】茼蒿中含有丰富的维生素、胡萝卜素、多种氨基酸、脂肪、蛋白质及较高含量的钠、钾等矿物盐，能够养心安神，防止记忆力减退，也能利小便，消除水肿；茼蒿中含有一种有特殊香味的挥发油以及胆碱等物质，可消食开胃、降血压。

【食用注意】大便稀薄者不宜多食。

18. 菠菜

【食用价值】菠菜是补血防癌的佳品，它含有丰富的胡萝卜素、维生素C、钙、磷及一定量的铁、维生素E等有益成分，能供给人体多种营养物质，促进人体新陈代谢，益于身体健康。其所含的铁质，对缺铁性贫血有很好的作用。大量食用菠菜，能够增加预防传染病的能力，可降低中风的风险。

【食用注意】肾炎、脾胃虚弱者不宜食用。

19. 甘蓝

【食用价值】甘蓝营养丰富，它含有丰富的维生素C、较多的维生素E和维生素B，以及丰富的花青素苷和纤维素，吃甘蓝可以补充营养，强身健体。常吃甘蓝能够改善血糖、血脂，预防冠状动脉疾病。

【食用注意】脾胃虚寒、泄泻者不宜食用。

20. 椿叶

【食用价值】香椿是时令蔬菜，含香椿素等挥发性芳香族有机物，能够健脾开胃，增加食欲。香椿含有性激素物质，有抗衰老和补阳滋阴的作用。香椿还含有丰富的维生素C、维生素E和胡萝卜素等，有助于增强机体免疫力，延缓衰老，并有润滑肌肤的作用，是保健美容之佳品。

【食用注意】患有慢性疾病者应少食。

21. 香菇

【食用价值】香菇营养丰富，它经太阳照射后，所含有的特殊物质会转化成维生素D，被人体吸收后，能提高机体免疫力。此外，香菇还能够刺激人体产生更多的干扰素，多食香菇对预防感冒也有一定的作用。

【食用注意】表现为咳嗽、气喘、咳痰、痰较多且颜色发白，或者可见发热、怕冷、头疼、流清鼻涕、鼻塞、胸口憋闷、浑身酸痛等风寒咳嗽者不可多食。

22. 银耳

【食用价值】银耳能提高肝脏解毒能力，起到保肝作用；银耳中含有丰富的维生素D，经常食用能防止钙的流失，对少年儿童、老年人十分有益；银耳富含大量天然植物性胶质，加上它的滋阴作用，长期服用可以润肤，并有祛除脸部黄褐斑、雀斑的功效。此外，经常食用银耳，可增强人体的免疫力，还可以抗肿瘤。

【食用注意】目前暂无特殊人群限制。

23. 木耳

【食用价值】木耳中铁的含量极为丰富，常吃木耳能养血驻颜，令人肌肤红润，并可防治缺铁性贫血。木耳含有维生素K，能降低血液黏稠度，预防血栓症的发生，有防治动脉粥样硬化的作用。木耳中的胶质可把残留在人体消化系统内的灰尘、杂质吸附起来集中排出体外，从而起到清胃涤肠的作用，对胆结石、肾结石等内源性异物有化解功能。木耳含有抗肿瘤活性物质，能增强机体免疫力，经常食用可防癌、抗癌。

【食用注意】孕妇、腹泻者不可多食。

24. 平菇

【食用价值】平菇含有多种维生素及矿物质，常食平菇，不仅能起到改善人体的新陈代谢、调节自主神经的作用，而且可以减少人体血清胆固醇，降低血压。另外，平菇中的蛋白多糖体对癌细胞有很强的抑制作用，食用平菇能增强机体免疫功能，对预防癌症、调节妇女更年期综合征、改善人体新陈代谢、增强体质都有一定的好处。

【食用注意】一般人均可食用。

三、肉类

1. 鸡肉

【食用价值】鸡肉含有维生素C、维生素E和多种蛋白质，易消化且容易被人体吸收利用，有增强体力、强壮身体的作用。鸡肉中还含有对人体生长发育有重要作用的磷脂类，是我国民众膳食结构中脂肪和磷脂的重要来源之一。常食用鸡肉，对营养不良、畏寒怕冷、乏力疲劳、月经不调、贫血、虚弱等有很好的食疗作用。

【食用注意】感冒发热、咳嗽多痰者不宜食用。

2. 乌鸡肉

【食用价值】乌鸡是妇女滋补的佳品，它含有丰富的黑色素、蛋白质、B族维生素等多种营养元素。乌鸡肉中氨基酸含量高于普通鸡，而且含铁元素也比普通鸡高很多，是营养价值极高的滋补品。此外，乌鸡中含有大量的维生素E，对维护生理功能、延缓衰老、强筋健骨等十分有益。

【食用注意】感冒发热、咳嗽多痰者不宜食用。

3. 鸭肉

【食用价值】鸭肉有很好的食疗作用，它的脂肪酸熔点低，易于消化。其所含B族维生素和维生素E较其他肉类多，能有效抵抗多种炎症，还能抗衰老。此外，鸭肉中含有较为丰富的烟酸，它是构成人体内两种重要辅酶的成分之一，对心肌梗死等心脏疾病患者有保护作用。

【食用注意】体寒的人不宜食用；冬天不宜多食。

4. 鹅肉

【食用价值】鹅肉性平，能够益气生津，凡经常口渴、乏力、气短、食欲不振者，可常喝鹅汤、吃鹅肉，这样既可补充营养，又可控制病情发展，还可治疗和预防咳嗽病证，对经常感冒、患肺气肿、哮喘痰壅的人有良效，尤其适合在冬季进补。

【食用注意】湿热体质、皮肤长疮、有痈脓肿者不宜食用。

5. 鸽子肉

【食用价值】鸽肉是滋补壮阳之品，它的蛋白质含量高，易于消化，脂肪含量也比较低。鸽肉所含的钙、铁、铜等元素及维生素A、维生素B、维生素E等都比其他肉类含量高，十分适宜人类食用。经常食用鸽肉，对脱发、白发和未老先衰等有很好的疗效。此外，鸽肝中含有的胆素可帮助人体很好地利用胆固醇，防治动脉硬化。民间称鸽子为"甜血动物"，贫血的人食用后有助于恢复健康。

【食用注意】感冒发热、咳嗽多痰者不宜食用。

6. 牛肉

【食用价值】牛肉中含有丰富的蛋白质，其氨基酸组成比猪肉更接近人体需要，经常食用能提高机体抗病能力，对生长发育期及手术后、病后调养的人群特别适宜，牛肉为寒冬补益佳品。寒冬食牛肉，有暖胃作用。民间有"牛肉补气，功同黄芪"的说法，尤为适宜气短体虚、筋骨酸软、贫血久病、面黄及头晕目眩的人食用。

【食用注意】高脂血症、湿疹者不宜食用。

7. 猪肉

【食用价值】猪肉是我国老百姓最常食用的肉食。其肥肉富含脂肪和热量，能维护蛋白质的正常代谢，溶解并促进维生素的吸收和利用，从而补充能量，改善易疲劳、消瘦、肌肉萎缩和贫血的现象，增加机体抵抗疾病的能力。瘦肉有补气血、生津液、润肠胃和强壮身体的功用，能够改善机体头晕、贫血及营养不良的症状。

【食用注意】湿热偏重、痰湿偏盛、舌苔厚腻者不宜食用。

8. 猪蹄

【食用价值】猪蹄是美容之佳品，含丰富的胶原蛋白，既能有效延缓皮肤衰老，又能促进毛皮生长。此外，它还有强筋的作用，对于经常四肢疲乏、腿部抽筋、麻木的人十分有益，且有助于青少年生长发育和减缓中老年妇女骨质疏松的速度。

【食用注意】胆结石、高血压患者不宜食用。

9. 羊肉

【食用价值】羊肉营养丰富，是体质虚弱人群的滋补佳品。其性温，具有补肾壮阳、补虚温中的作用。冬季常吃羊肉，不仅可以帮人体增加热量，抵御寒冷，而且还能增加消化酶，保护胃壁，修复胃黏膜，帮助脾胃消化，起到抗衰老的作用。产后气血虚、腹部冷痛、体虚畏寒、营养不良的人可以经常食用。

【食用注意】易上火者不宜食用。

10. 兔肉

【食用价值】兔肉是高蛋白质、低脂肪、低胆固醇的肉类，常吃兔肉可强身健体，因此有人将兔肉称为"保健肉"。兔肉中含有多种维生素和8种人体必需的氨基酸，含有较多人体最易缺乏的赖氨酸、色氨酸，常食兔肉能够防止有害物质沉积，让儿童健康成长，助老人延年益寿。此外，经常食用兔肉还能保护血管壁，预防血栓形成，对高血压病、冠心病、糖尿病患者有益处。

【食用注意】脾胃虚寒、孕妇、痛经者不宜食用。

11. 驴肉

【食用价值】俗话说"天上龙肉，地上驴肉"，自古以来，我国就把驴肉作为高级食疗食品。驴肉具有"两高两低"的特点：高蛋白、低脂肪；高氨基酸、低胆固醇，它不仅对动脉硬化、心脏病、高血压病有着良好的保健作用，还能为老人、儿童、体弱者和病后调养的人提供营养补充。

【食用注意】孕妇、慢性肠炎、腹泻者不宜食用。

四、奶蛋类

1. 牛奶

【食用价值】牛奶是世界上通用的食品之一，牛奶中富含维生素A、维生素B、钙、磷、钾、镁等多种营养成分。孕妇、儿童经常喝牛奶，对身体十分有益；中老年人常喝牛奶能减缓骨质流失，预防骨质疏松。此外，经常喝牛奶还能使皮肤白皙、有光泽。

【食用注意】高热、腹泻、肝炎、肾炎、胆石症者不宜食用。

2. 鸡蛋

【食用价值】鸡蛋是人们最常食用的食品之一，鸡蛋黄中的卵磷脂、甘油三酯、胆固醇和卵黄素等对神经系统和身体发育有很大的作用，经常食用能增强机体代谢功能和免疫功能。鸡蛋中含有人体几乎所有需要的营养物质，不少长寿老人的延年益寿经验之一就是每天必食一颗鸡蛋。此外，鸡蛋还能降低血清胆固醇，高血压、高脂血症患者也可放心食用。

【食用注意】高热、腹泻、肝炎、肾炎、胆石症者不宜食用。

3. 鸭蛋

【食用价值】鸭蛋中的蛋白质含量和鸡蛋相当，但矿物质总量远胜鸡蛋，尤其铁、钙含量极为丰富，经常食用，能预防贫血，促进骨骼发育。

【食用注意】高血压、动脉硬化、肝硬化患者不宜食用。

4. 鹅蛋

【食用价值】鹅蛋中含有丰富的营养成分，铁、磷和钙含量也较多，容易被人体吸收利用。鹅蛋甘温，在寒冷的季节里可以多食用一些，以补益身体，抵御寒冷天气对人体的侵袭。多食用鹅蛋还可提高记忆力。

【食用注意】低热不退者、动脉硬化患者不宜食用。

5. 鸽子蛋

【食用价值】鸽蛋细嫩、爽滑，营养丰富。它含有优质蛋白质、磷脂、铁、钙、维生素A、维生素B1、维生素D等营养成分，经常食用能够改善皮肤细胞活性，改善血液循环，美容养颜。

【食用注意】孕妇不宜食用。

6. 鹌鹑蛋

【食用价值】鹌鹑蛋味道鲜美，营养丰富，有"动物中的人参"之称。鹌鹑蛋含有丰富的蛋白质、脑磷脂、卵磷脂、赖氨酸、维生素A、维生素B、铁、磷、钙等营养物质，可补气益血、强筋壮骨，最适合体质虚弱、营养不良、气血不足人群以及处于生长发育阶段的少年儿童。

【食用注意】脑血管病患者不宜多食，不宜与螃蟹一起食用。

五、水产类

1. 甲鱼

【食用价值】甲鱼肉及其提取物能有效地预防和抑制肝癌、胃癌、急性淋巴性白血病等，并用于防治因放化疗引起的虚弱、贫血、白细胞减少等症。甲鱼亦有较好的净血作用，常食者可降低血胆固醇，因而对高血压病、冠心病患者有益。甲鱼还能"补劳伤，壮阳气，大补阴之不足"，对肺结核、贫血、体质虚弱等症亦有一定的辅助疗效。

【食用注意】食欲不振、孕妇、产后体虚者不宜食用。

2. 鲍鱼

【食用价值】鲍鱼含有丰富的蛋白质、钙、铁、碘和维生素A等营养元素，营养价值极高。鲍鱼的肉中含有一种被称为"鲍素"的成分，能够破坏癌细胞必需的代谢物质，经常食用能预防癌症。鲍鱼还可调整肾上腺的分泌，具有双向性调节血压的作用。鲍鱼还是一种补而不燥的食物。

【食用注意】脾胃虚弱、消化不良者不宜食用。

3. 鲅鱼

【食用价值】鲅鱼有补气、止咳的作用，对体弱咳喘有一定疗效。鲅鱼具有提神和防衰老等食疗功能，常食用对治疗贫血、早衰、营养不良、产后虚弱和神经衰弱等症有一定辅助疗效。

【食用注意】热性体质者不宜多食。

4. 白鱼

【食用价值】白鱼味道鲜美，具有补肾益脑、开窍利尿等作用，尤其鱼脑是不可多得的强壮滋补品。久食之，对性功能衰退、失调有特殊疗效。

【食用注意】支气管哮喘、癌症、红斑狼疮患者不宜食用。

5. 草鱼

【食用价值】草鱼含有丰富的不饱和脂肪酸，可促进血液循环，预防心血管疾病。草鱼含有丰富的硒元素，经常食用有抗衰老、养颜的功效，而且对肿瘤也有一定的防治作用。对于身体瘦弱、食欲不振者，草鱼肉嫩而不腻，可以开胃、滋补身体。

【食用注意】皮肤有疮疡者不宜食用。

6. 大头鱼

【食用价值】大头鱼属高蛋白、低脂肪、低胆固醇鱼类，对心血管系统有保护作用，富含磷脂及改善记忆力的脑垂体后叶激素，特别是脑髓含量很高，常食能暖胃、祛头眩、益智商、助记忆、延缓衰老，还可润泽皮肤。

【食用注意】瘙痒性皮肤病、荨麻疹、癣病患者不宜食用。

7. 带鱼

【食用价值】带鱼含有丰富的不饱和脂肪酸和镁元素，常食用可降低胆固醇，预防高血压病、心肌梗死等心脑血管疾病。带鱼全身的鳞和银白色油脂层中还含有一种抗癌成分6－硫代鸟嘌呤，对辅助治疗白血病、胃癌、淋巴肿瘤等有益，常吃带鱼还有养肝补血、泽肤养发的功效。

【食用注意】疥疮、湿疹、淋巴结核患者不宜食用。

8. 虾

【食用价值】虾具有极高的营养价值，其中含有丰富的镁，能很好地保护心血管系统，有利于预防高血压病及心肌梗死。虾的通乳作用较强，并且富含磷、钙，对小儿、孕妇尤有补益功效。

【食用注意】皮肤疥癣者不宜食用。

9. 鳜鱼

【食用价值】鳜鱼肉质细嫩，是鱼之上品，含有蛋白质、脂肪、少量维生素、钙、钾、镁、硒等多种营养元素。吃鳜鱼既能补虚，又不必担心消化困难，是不可多得的养生佳品。鳜鱼肉的热量不高，而且富含抗氧化成分，对于贪恋美味，又担心肥胖的女士是极佳的选择。

【食用注意】哮喘、咯血者不宜食用。

10. 黄鱼

【食用价值】黄鱼含有丰富的蛋白质、微量元素和维生素，对体质虚弱者和中老年人来说，食用黄鱼会收到很好的食疗效果。黄鱼含有丰富的微量元素硒，能清除人体代谢产生的自由基，延缓衰老，并对癌症有防治功效。

【食用注意】哮喘、过敏者不宜食用。

11. 鲫鱼

【食用价值】鲫鱼肉嫩味鲜，其所含的蛋白质质优、易于消化吸收，尤其适合做汤。鲫鱼汤不但味香鲜美，而且具有较强的滋补作用，是肝、肾、心脑血管疾病患者的良好蛋白质来源，常食可增强抗病能力。鲫鱼有健脾利湿、和中开胃、活血通络、温中下气之功效，对脾胃虚弱、水肿、溃疡、气管炎、哮喘、糖尿病患者有很好的滋补食疗作用。产后妇女炖食鲫鱼汤，可补虚通乳。

【食用注意】感冒发热者不宜食用。

12. 金枪鱼

【食用价值】金枪鱼肉含有优质的蛋白质和其他营养素，且低脂肪、低热量，食用金枪鱼，可以平衡身体所需要的营养。此外，经常食用金枪鱼可以降低血脂，降低胆固醇，保护肝脏，强化肝脏功能，能有效防治因胆固醇含量高所引起的动脉硬化疾病。

【食用注意】孕妇不宜食用。

13. 鲈鱼

【食用价值】鲈鱼富含蛋白质、维生素A族、维生素B族、钙、镁、锌、硒等多种营养元素，是滋补佳品，对正常人、肝肾不足的人均有很好的补益作用。它还可治产后少乳等症，尤其适合孕产妇。鲈鱼中有较多的铜元素，经常食用能补充人体的铜元素。

【食用注意】皮肤病疮肿者不宜食用。

14. 鲤鱼

【食用价值】鲤鱼富含优质蛋白质，人体消化吸收率可达96%，并能供给人体必需的氨基酸、矿物质、维生素A和维生素D。鲤鱼含有不饱和脂肪酸，能很好地降低胆固醇，可以防治动脉硬化、冠状动脉粥样硬化性心脏病（简称冠心病），经常吃鲤鱼可以起到养生保健的作用。

【食用注意】支气管哮喘、荨麻疹、湿疹患者不宜食用。

15. 蛤蜊

【食用价值】蛤蜊具有高蛋白、高微量元素、高铁、高钙、低脂肪等营养特点，能降低血清胆固醇，对于高胆固醇、高脂血症、甲状腺肿大者十分适用。

【食用注意】脾胃虚寒者不宜食用。

16. 海带

【食用价值】海带中的优质蛋白质和不饱和脂肪酸对心脏病、糖尿病、高血压病有一定的防治作用。常食用海带，其含有的甘露醇与碘、钾、烟酸等协同作用，对防治动脉硬化、高血压病、慢性气管炎、慢性肝炎、贫血、水肿等疾病也都有较好的效果。海带中含有大量的碘，是甲状腺机能低下者的最佳食品。此外，海带性味咸寒，能够排毒，减少放射性物质在人体内的积聚。

【食用注意】孕产妇、胃寒者不宜食用。

17. 海参

【食用价值】海参营养价值高且胆固醇含量低，脂肪含量相对较少，是典型的高蛋白、低脂肪、低胆固醇食物，是高血压病、冠心病、肝炎等患者及老年人的食疗佳品，常食可治病强身。海参中含有的硫酸软骨素有助于人体生长发育，能够延缓衰老。海参中微量元素钒的含量居各种食物之首，可以参与血液中铁元素的输送，增强造血功能，对再生障碍性贫血、糖尿病、胃溃疡等均有良效。

【食用注意】感冒、咳嗽、气喘、大便稀者不宜食用。

18. 海蜇

【食用价值】海蜇含有人体需要的多种营养成分，尤其含有人们饮食中所缺的碘。其含有类似于乙酰胆碱的物质，能扩张血管，降低血压，经常食用对防治动脉粥样硬化有一定功效。海蜇味咸，能软坚散结、行瘀化积、清热化痰，对气管炎、哮喘、胃溃疡、风湿性关节炎等疾病均有疗效，并有防治肿瘤的作用。从事理发、纺织、粮食加工等与尘埃接触较多的人员常吃海蜇，有助于去尘积、清肠胃，保护身体健康。

【食用注意】感冒、咳嗽、气喘、大便稀者不宜食用。

19. 螃蟹

【食用价值】螃蟹含有丰富的蛋白质及微量元素，对身体有很好的滋补作用。食用螃蟹还有抗结核作用，对结核病患者的康复大有补益。

【食用注意】胃寒、溃疡、风寒感冒、孕妇、痛经者不宜食用。

20. 基围虾

【食用价值】基围虾营养丰富，且其肉质松软，易消化，通乳作用较强，富含磷、钙，尤其对小儿、孕妇有补益功效，对身体虚弱以及病后需要调养者也是极好的食物。此外，虾中含有丰富的镁，能很好地保护心血管系统，降低胆固醇含量，经常食用能预防动脉硬化、高血压病及心肌梗死。

【食用注意】过敏体质、皮肤病、哮喘者不宜食用。

21. 龙虾

【食用价值】龙虾的蛋白质含量高于大多数的淡水和海水鱼虾，含有8

种人体必需的氨基酸和矿物成分，经常食用能补充人体所需。龙虾还含有人体所必需的不饱和脂肪酸，具有防止胆固醇在体内蓄积的作用。

【食用注意】过敏者不宜食用。

22. 鲶鱼

【食用价值】鲶鱼营养丰富，肉质细嫩，含有的蛋白质和脂肪较多，对体弱虚损、营养不良之人有较好的食疗作用。鲶鱼还是催乳的佳品，并有滋阴养血、补中气、开胃、利尿的作用，是产妇食疗滋补的佳品。

【食用注意】皮肤病患者、过敏者不宜食用。

23. 平鱼（银鲳）

【食用价值】平鱼含有丰富的不饱和脂肪酸，有降低胆固醇的作用，对高脂血症、高胆固醇患者是一种不错的鱼类食品。平鱼含有丰富的微量元素硒和镁，对动脉硬化等心血管疾病有预防作用，并能延缓机体衰老，预防癌症的发生。

【食用注意】过敏性皮肤病患者不宜食用。

24. 鳝鱼

【食用价值】鳝鱼富含的DHA和卵磷脂，是构成人体各器官组织细胞膜的主要成分，是脑细胞不可缺少的营养。鳝鱼能调节血糖，所含脂肪极少，是糖尿病患者的理想食品。鳝鱼含丰富的维生素A，能保护眼睛，提高视力。

【食用注意】过敏者不宜食用。

25. 田螺

【食用价值】螺肉营养丰富，含有丰富的维生素A、蛋白质、铁和钙，对目赤、黄疸等病证有食疗作用。食用田螺对狐臭也有一定的疗效。

【食用注意】腹泻者、风寒感冒者、经期妇女不宜食用。

26. 鱼翅

【食用价值】鱼翅是滋补佳品，具有降血脂、预防动脉硬化及抗凝作用，对心血管系统疾病有防治功效。鱼翅含有丰富的胶原蛋白，能滋养皮肤。

【食用注意】暂无。

六、水果类

1. 菠萝

【食用价值】菠萝中所含的一些营养成分有利尿的作用，还能够分解蛋白质，溶解阻塞于组织中的纤维蛋白和血凝块，从而改善局部的血液循环，适当食用对肾炎、高血压病患者有益。菠萝还可以健胃消食，适用于消化不良的人。

【食用注意】糖尿病、湿疹、腹泻患者不宜多食。

2. 草莓

【食用价值】草莓中所含的胡萝卜素是合成维生素A的重要物质，食用可明目养肝。草莓除可以预防坏血病外，对防治动脉粥样硬化也有较好的效果。草莓是鞣酸含量丰富的食物，在体内可阻止致癌化学物质的吸收，具有防癌作用。

【食用注意】体质虚、咳嗽、咽喉肿痛患者不宜多食。

3. 橙子

【食用价值】橙子含有大量维生素C和胡萝卜素，可以抑制致癌物质的形成，还能软化和保护血管，促进血液循环，降低胆固醇和血脂，经常食用橙子对预防胆囊疾病有效。橙子发出的气味有利于缓解人们的心理压力。

【食用注意】糖尿病、腹泻、贫血者不宜多食。

4. 大枣

【食用价值】大枣中富含钙和铁，可以防治骨质疏松和贫血，对于中老年人、生长发育期的青少年和女性具有十分明显的养生保健作用。鲜枣中含有丰富的维生素C，能使体内多余的胆固醇转变为胆汁酸，经常食用鲜枣可以减少患胆结石的概率。枣所含的芦丁可使血管软化，对高血压病有一定防治作用。枣还可以抗过敏、除腥臭怪味、宁心安神、益智健脑、增强食欲。

【食用注意】糖尿病患者不宜多食。

5. 橄榄

【食用价值】橄榄果肉含有丰富的营养物质，鲜食有益于人体健康，特别是其含钙较多，对儿童骨骼发育有帮助；食用新鲜橄榄可缓解煤气中毒、酒精中毒的危害，还可解鱼蟹之毒。

【食用注意】孕妇不宜食用。

6. 甘蔗

【食用价值】甘蔗中含有丰富的糖分、水分，此外还含有对人体新陈代谢有益的各种维生素、脂肪、蛋白质、有机酸、钙、铁等物质。食用甘蔗可以提供人体所需的营养和热量。

【食用注意】脾胃虚寒者不宜多食。

7. 哈密瓜

【食用价值】哈密瓜对人体造血机能有显著的促进作用，经常食用可以防治贫血。哈密瓜还具有清凉消暑、除烦热、生津止渴的作用，是夏季解暑的佳品。

【食用注意】糖尿病患者、脾胃虚寒者不宜多食。

8. 火龙果

【食用价值】火龙果富含维生素C和花青素，是一种低能量、高纤维的水果，经常食用可以美容养颜抗衰老，还能降低胆固醇，润肠。

【食用注意】糖尿病患者不宜多食。

9. 金橘

【食用价值】金橘是老人进食之佳品，能够防止血管破裂，减少毛细血管脆性和通透性，减缓动脉粥样硬化发展进程，高血压病、动脉粥样硬化患者食之非常有益。常食金橘还可增强机体的抗寒能力，防治感冒。

【食用注意】糖尿病患者不宜多食。

10. 橘子

【食用价值】橘子富含维生素C与柠檬酸，前者可以美容养颜，后者则能消除疲劳。橘子内侧薄皮含有膳食纤维及果胶，可以通便，且可降低胆固醇。此外，现代研究表明，在鲜柑橘汁中，有一种抗癌活性很强的物质诺米灵，经常食用对人体有益。

【食用注意】糖尿病、胃溃疡、泌尿系统结石、风寒咳嗽患者不宜多食。橘子多食易上火，每次不可多食。

11.龙眼（桂圆）

【食用价值】龙眼含有多种营养物质，有补血安神、健脑益智、补养心脾的功效，对病后需要调养及体质虚弱者有辅助疗效。研究发现，龙眼对子宫癌细胞的抑制率超过90%，妇女适当吃些龙眼有利于健康。

【食用注意】糖尿病患者、月经多者不宜多食。

12.李子

【食用价值】李子能促进胃酸和胃消化酶的分泌，有促进肠胃蠕动的作用。食用李子能促进消化、增加食欲，是胃酸缺乏、食后饱胀、大便秘结者的食疗良品。新鲜李子肉中含有多种氨基酸，如谷酰胺、丝氨酸、甘氨酸、脯氨酸等，对肝硬化腹水者有益。

【食用注意】不可多食。

13.荔枝

【食用价值】荔枝所含丰富的糖分，具有补充能量、增加营养的作用，经常食用能明显改善失眠、健忘、神疲等症状。荔枝肉含丰富的维生素C和蛋白质，有助于增强机体免疫功能，提高抗病能力，可促进微细血管的血液循环，防止雀斑的发生，令皮肤更加光滑。

【食用注意】糖尿病患者、孕妇不宜多食。

14.梨

【食用价值】梨营养丰富，具有"百果之宗"之称，其含有丰富的多糖类物质和B族维生素，易被人体吸收，能够保护心脏、肝脏。梨性凉并能清热镇静，所含的苷及鞣酸等成分，能祛痰止咳，对咽喉有养护作用；对于热病伤阴或阴虚所致的干咳、口渴、急慢性支气管炎、小儿百日咳有很好的疗效。食梨能防止动脉粥样硬化，抑制致癌物质亚硝胺的形成，从而防癌、抗癌。

【食用注意】腹泻者、痛经者、糖尿病患者、妇女经期及产后不宜多食。

15. 榴梿

【食用价值】榴梿营养全面，有"果中之王"的美称，它富含蛋白质、脂肪、碳水化合物以及各种维生素，经常食用能强壮补益，增强人体的免疫功能，提高机体的应激能力。此外，榴梿中钾和钙的含量特别高，适量食用可以促进骨骼发育，预防和治疗高血压病。

【食用注意】肾病、心脏病、糖尿病患者及肥胖者不宜多食。

16. 蓝莓

【食用价值】蓝莓中果胶含量很高，经常食用能有效降低胆固醇，防止动脉粥样硬化；其还含有可以活化视网膜、提高视力的花青苷色素，食用可以防止眼球疲劳。蓝莓富含维生素C，有增强心脏功能、防止脑神经衰老、增进脑力的作用。

【食用注意】腹泻者不宜多食。

17. 木瓜

【食用价值】木瓜中的木瓜蛋白酶有健脾消食之功，有利于人体对食物进行消化和吸收。木瓜中还含有大量水分、碳水化合物、蛋白质、脂肪、多种维生素及多种人体必需的氨基酸，可有效补充人体的养分，增强机体的抗病能力。木瓜还具有催乳的作用，产妇食用效果良好。

【食用注意】孕妇不宜食用。

18. 芒果

【食用价值】芒果有"热带果王"之称，其糖类及维生素含量非常丰富，尤其是维生素A的含量居水果之首，维生素C的含量也高于一般水果。常食芒果可以不断补充体内被消耗的维生素C，降低胆固醇、甘油三酯，对于防治心血管疾病有一定益处。此外，芒果中所含的芒果苷有祛痰止咳的功效，对咳嗽痰多气喘等症有辅助治疗作用。

【食用注意】糖尿病、肾炎患者不宜多食。

19. 猕猴桃

【食用价值】猕猴桃中富含维生素C，有"维C之王"的美称，食用猕猴桃能够有效抑制烧烤食物进入人体后产生的硝化反应，降低癌症发生概率。猕猴桃中含有的膳食纤维能降低胆固醇，还可帮助消化，防止便秘，能快速清除有害代谢物，预防其在体内堆积。此外，猕猴桃中含有的血清促进素具有稳定情绪、镇静的作用，其所含的肌醇有助于脑部活动，经常食用对于情绪时常忧郁之人有益。

【食用注意】腹泻、糖尿病患者不宜多食。

20. 柠檬

【食用价值】柠檬汁中含有大量柠檬酸盐，能够抑制钙盐结晶，从而阻止肾结石形成。柠檬还可以防治心血管疾病，抑制血液凝固，预防和治疗高血压病和心肌梗死。鲜柠檬维生素含量极为丰富，是美容的天然佳品，能防止和消除皮肤色素沉着，具有美白作用。

【食用注意】糖尿病患者不宜多食。

21. 苹果

【食用价值】苹果的营养很丰富，其含有的胶质和微量元素铬既能保持血糖的稳定，又能有效地降低胆固醇。苹果中富含粗纤维和镁、硫、铁、铜、碘、锰、锌等微量元素，能促进肠胃蠕动，协助人体顺利排出废物，减少有害物质对皮肤的危害，使皮肤细腻、红润有光泽。多吃苹果还可改善呼吸系统的功能，保护肺部免受污染和烟尘的侵害。

【食用注意】糖尿病患者不宜多食。不宜饭前食用，以免影响正常的进食及消化。

22. 葡萄

【食用价值】葡萄是抗衰老的佳品，它含有抗癌微量元素，可以防止细胞癌变，经常吃葡萄能防癌、抗癌、延缓衰老。葡萄还能降低人体血清胆固醇水平，降低血小板的凝聚力，对预防心脑血管病有一定作用。葡萄的含糖量比较高，当人体出现低血糖症状时，若及时饮用葡萄汁，可很快缓解。

【食用注意】糖尿病患者、肥胖者不宜多食。

23. 山竹

【食用价值】山竹被称为"果中之后"，有极高的营养价值，它含有一种特殊物质，具有润燥、清凉、解热的作用。山竹含有丰富的蛋白质和脂类，对体弱、营养不良、病后调养都有益处。

【食用注意】糖尿病、肾病、心脏病患者不宜多食。

24. 山楂

【食用价值】山楂具有扩张血管、增加冠脉血流量、改善心脏活力、降低血压和胆固醇、软化血管等作用，经常吃山楂能防治心血管疾病，对老年性心脏病有益处。山楂还能开胃消食，消肉食积滞作用更好。山楂也具有活血化瘀的功效，对跌打损伤有辅助疗效。此外，山楂所含的黄酮类和维生素C、胡萝卜素等物质能阻断并减少自由基的生成，可增强机体的免疫力。

【食用注意】脾胃虚弱者、糖尿病患者、习惯性流产者、经期妇女不宜多食。

25. 石榴

【食用价值】石榴味酸，含有生物碱、熊果酸等，有明显的收敛作用，能够涩肠止血，加之其具有良好的抑菌作用，是治疗泄泻、便血、遗精及脱肛等病证的良品。石榴还具有美容养颜的作用。

【食用注意】便秘者及尿道炎、糖尿病患者不宜多食。

26. 柿子

【食用价值】柿子能有效补充人体养分，起到润肺生津的作用，在秋天食用尤为适合。柿子中的有机酸有助于胃肠消化，增进食欲，同时有涩肠止泻的功效。柿子能促进血液中乙醇的氧化，有助于机体对酒精的排泄，减少酒精对机体的伤害。柿子有助于降低血压，软化血管，增加冠状动脉流量，改善心血管功能。

【食用注意】贫血者、腹泻者、糖尿病患者、经期妇女不宜多食。

27. 桑椹

【食用价值】桑椹入胃能补充胃液，促进其分泌；入肠能刺激肠黏膜，促进肠液分泌，增进肠蠕动。其滋阴作用明显，对便秘有较好的食疗作用。

【食用注意】脾胃虚寒、便溏者不宜多食。

28. 桃

【食用价值】桃的含铁量较高，是缺铁性贫血病人的理想辅助食物。桃含钾多，含钠少，适合水肿病人食用。

【食用注意】糖尿病患者不宜多食。

29. 无花果

【食用价值】无花果含有苹果酸、柠檬酸、脂肪酶、蛋白酶、水解酶等，能促进人体对食物的消化，增强食欲，又因其含有多种脂类，故具有润肠通便的效果。无花果所含的脂肪酶、水解酶等可起到降血压、预防冠心病的作用。未成熟果实的乳浆中含有补骨脂素、佛柑内酯等活性成分，其成熟果实的果汁中可提取芳香物质苯甲醛，二者都具有防癌、抗癌、增强机体抗病能力的作用。

【食用注意】脂肪肝患者、腹泻者不宜多食。

30. 西瓜

【食用价值】西瓜中含有大量的水分，在急性热病发热、口渴汗多、烦躁时，吃点西瓜，症状会马上改善。西瓜所含的糖和盐可利尿，蛋白酶能把不溶性蛋白质转化为可溶的蛋白质，增加肾炎病人的营养。西瓜还含有能使血压降低的物质。吃西瓜后尿量会明显增加，可减少胆色素的含量，并可使大便通畅，对治疗黄疸有一定作用。新鲜的西瓜汁和鲜嫩的瓜皮可以增加皮肤弹性。

【食用注意】糖尿病患者、胃寒者、经期妇女不宜食用。

31. 杏

【食用价值】未熟果实中含类黄酮较多，类黄酮有预防心脏病和降低心肌梗死发病率的作用。杏是维生素B17含量最为丰富的果品，而维生素B17又是极有效的抗癌物质，并且只对癌细胞有杀灭作用，对健康的细胞无任何毒害。苦杏仁能止咳平喘、润肠通便，可以治疗咳嗽等疾病。杏仁还含有丰富的维生素C和多酚类成分，这种成分不但能够降低人体内胆固醇的含量，还能显著降低心脏病和很多慢性病的发病率。

【食用注意】产妇、腹泻者不宜多食。

32. 香蕉

【食用价值】香蕉含有大量糖类物质及其他营养成分，可充饥、补充营养及能量，而且香蕉性寒能清肠热，味甘能润肠通便，可治疗热病烦渴等症。此外，香蕉能缓和胃酸的刺激，保护胃黏膜。其含有的血管紧张素转化酶抑制物质可调节血压。

【食用注意】腹泻、慢性结肠炎、糖尿病者不宜多食。

33. 杨桃

【食用价值】杨桃能迅速补充人体水分，使体内郁热或酒毒随小便排出体外。杨桃果汁中的酸性物质能提高胃液酸度，促进食物消化。杨桃还可防治咽喉炎、口腔溃疡和风火牙痛。

【食用注意】糖尿病、肾病患者不宜多食。

34. 杨梅

【食用价值】杨梅所含的果酸既能开胃生津、消食解暑，又有阻止机体的糖类转化为脂肪的功能，有助于减肥。杨梅对大肠杆菌、痢疾杆菌等细菌有抑制作用，可治痢疾腹痛，对下痢不止者有良效。杨梅中含有维生素C、维生素B、氰氨类、脂肪油等，对防癌抗癌有积极作用。

【食用注意】糖尿病、胃溃疡患者不宜多食。

35. 柚子

【食用价值】柚子中含有微量元素钾，且几乎不含钠，是心脑血管病及肾脏病患者的最佳食疗水果。柚子中含有大量的维生素C，能降低血液中的胆固醇。柚子能帮助身体吸收钙及铁质，其所含的叶酸，对于孕妇来说有预防贫血和促进胎儿发育的功效。新鲜的柚子肉中含有作用类似于胰岛素的成分铬，能降低血糖。

【食用注意】腹泻者不宜多食。

36. 椰子

【食用价值】椰子含有糖类、脂肪、蛋白质、维生素B、维生素C以及微量元素钾、镁等，能够有效地补充人体的营养成分，提高机体的抗病能力。椰汁含有丰富的钾、镁等矿物质，可纠正脱水和电解质紊乱，有利尿消肿之效。椰肉及椰汁可以杀灭肠道寄生虫，驱除姜片虫和绦虫，且无毒副作用，是理想的杀虫消疳食品。常服用椰汁还能补充细胞内液，扩充血容量，能滋润皮肤、驻颜美容。

【食用注意】糖尿病人不宜多食。

37. 樱桃

【食用价值】樱桃的含铁量特别高，常食樱桃可较好地满足人体对铁元素的需求，促进血红蛋白再生，既可防治缺铁性贫血，又可增强体质，健脑益智。樱桃营养丰富，对食欲不振、消化不良、风湿身痛等均有一定疗效。经常食用樱桃能去皱消斑，使皮肤红润嫩白。

【食用注意】糖尿病人、阴虚火旺之人不宜多食。

七、坚果类

1. 花生

【食用价值】花生含有维生素E和一定量的锌，能增强记忆、抗老化、延缓脑功能衰退、滋润皮肤。花生中的维生素K有止血作用。花生红衣的止血作用更是比普通花生高出50倍，对多种出血性疾病都有良好的止血功效。花生中的不饱和脂肪酸有降低胆固醇的作用，有助于防治动脉粥样硬化、高血压病；花生中含有一种生物活性物质白藜芦醇，可以防治肿瘤类疾病。此外，花生纤维组织中的可溶性纤维有润肠的作用。

【食用注意】炒花生易生火气，不宜多食，宜水煮。

2. 核桃

【食用价值】核桃仁含有较多的蛋白质及人体必需的不饱和脂肪酸，这些成分皆为大脑组织细胞代谢的重要物质，能滋养脑细胞，增强脑功能，提高记忆力。核桃仁有防止动脉粥样硬化、降低胆固醇的作用。此外，核桃还可用于治疗非胰岛素依赖型糖尿病。核桃仁含有大量维生素E，经常食用有润肌肤、乌须发的作用，可令皮肤滋润光滑，富有弹性。当感到疲劳时，嚼些核桃仁，还有缓解疲劳和压力的作用。

【食用注意】阴虚火旺、腹泻、咯血者不宜食用。

3. 葵花子

【食用价值】葵花子含丰富的不饱和脂肪酸、优质蛋白、钾、磷、钙、镁、硒元素及维生素E、维生素B1等营养元素。其所含的丰富的钾元素对保护心脏功能、预防高血压病颇有裨益。葵花子中所含植物固醇和磷脂，能够抑制人体内胆固醇的合成，防止血浆胆固醇过多，可防止动脉粥样硬化。葵花子还有调节脑细胞代谢、改善其抑制机能的作用，故可用于催眠。

【食用注意】熟瓜子多食易上火，不宜多食。

4. 栗子

【食用价值】栗子中含有丰富的不饱和脂肪酸、维生素和矿物质，能防治高血压病、动脉粥样硬化、骨质疏松等疾病，是抗衰老、延年益寿的滋补佳品。栗子是碳水化合物含量较高的干果品种，能供给人体较多的热能，并能帮助脂肪代谢，具有益气健脾、温补胃肠的作用。栗子含有丰富的维生素C，能够维持牙齿、骨骼、血管肌肉的正常"运转"，又被称为"肾之果"，可以预防骨质疏松，延缓人体衰老，是老年人理想的保健果品。

【食用注意】糖尿病人尽量少食用。

5. 松子

【食用价值】松子中含有大量矿物质如钙、铁、钾等，既能给机体提供丰富的营养成分，又能强壮筋骨。其含有的不饱和脂肪酸能降低血脂，预防心血管疾病。松子中含有的维生素E有很好的软化血管、延缓衰老的作用，因此多吃松子对老年人有极大的益处。此外，松子中磷和锰的含量丰富，对大脑和神经有补益作用，是学生和脑力劳动者的健脑佳品，对老年痴呆也有很好的预防作用。

【食用注意】肾亏遗精、脾虚、痰湿较甚、舌苔厚腻者尽量少食用。

6. 腰果

【食用价值】腰果中的某些维生素和微量元素有很好的软化血管的作用，对保护血管、防治心血管疾病有益。腰果含有丰富的油脂，可以润肠通便、润肤美容、延缓衰老，经常食用腰果可以提高机体抗病能力、增进性欲，并使体重增加。

【食用注意】肥胖、肠炎、痰多者尽量少食用。

7. 豌豆

【食用价值】豌豆中富含人体所需的多种营养物质，尤其是含有的优质蛋白质，经常食用可以提高机体的抗病能力。豌豆中富含粗纤维，能促进大肠蠕动，保持大便通畅，起到清洁大肠的作用。此外，豌豆中富含胡萝卜素，具有抗癌作用。

【食用注意】经常消化不良，患有痛风、肾病者不宜食用。

8. 蚕豆

【食用价值】蚕豆中含有调节大脑和神经组织的重要成分钙、锌、锰、磷脂等，并含有丰富的胆碱，经常食用能增强记忆力，对学生和脑力工作者十分适用。其含有丰富的钙，能够促进人体骨骼的生长发育。其含有丰富的蛋白质，且不含胆固醇，可预防心血管疾病。

【食用注意】不宜生食，患有蚕豆病者不宜食用。

第二节 药食同源

药食同源，即许多食物也是药物，二者来源相同，没有明显界限，食用可治疗多种疾病。药食同源的观点源自我国古代劳动人民的生活智慧，之后随着历代医家的不断补充，药食同源的观点逐渐丰满，趋向成熟，并对古代劳动人民的生活产生了深远的影响。

随着人们生活水平的提高，生活节奏的加快，亚健康状态者日益增多，养生和保健观念受到越来越多人的重视，药食同源的文化也被更多的人认可，时至今日，其在普通家庭中的食疗保健和预防疾病方面均获得了广泛的应用。本节将对我国药食同源目录中的部分食物进行介绍，以期对人们保护身体健康提供参考。

一、疏散风寒类

在药食同源目录中，生姜、白芷、淡豆豉、紫苏叶均有疏散风寒的功效。当身体感受风寒后，会出现怕冷但不出汗、发热、头痛、咳嗽、白色痰、透明鼻涕、鼻子不通气、打喷嚏、四肢酸困疼痛的症状。此症状还比较轻，可借助食物将风寒邪气赶出体外，使身体恢复正常的状态。常用的食疗方如下：

1. 姜汤

生姜30~60g，切丝加水煎成浓汤，趁温热喝下。此品能够驱风散寒、止咳化痰，适用于感受风寒者。

2. 生姜羊肉粥

生姜20g，羊肉100g，粳米100g，料酒10g，盐3g。所有食材处理完毕后，将其一起放入锅内，加适量水，煮成粥即可。此粥可温暖脾胃、疏散风寒、增加食欲，对于经常觉得身冷、食欲不振的人来说十分有益。

3. 白芷粳米粥

白芷30g，粳米100g。先将白芷洗净，浸泡30分钟后，熬汁，取熬好的药汁煮粳米，粥煮熟后服用。也可加入适量白糖，口感更佳。此品可以疏风散寒、补肺益气，对于虚寒者十分有益。

4. 淡豆豉蒸豆腐

豆腐若干，淡豆豉12g，葱白15g，生姜2~3片。先将豆腐放入锅中略煎，然后放入淡豆豉，加清水150ml，煮至水余80~90ml后加入葱白和生姜，煮开即可食用。此品具有发散风寒、清咽止咳的作用，适用于外感风寒、打喷嚏、流鼻涕者。

5. 紫苏汤

香菜6g，紫苏叶10g，葱白若干。所有食材加水煎汤，也可加入少许红糖。此品能够辛温发散，适用于轻症的风寒感冒。

6. 凉拌紫苏叶

选用紫苏嫩叶300g，盐、味精、香油、酱油适量。先将紫苏叶洗净，入沸水中焯水后，捞出挤干水分，切段加入适量盐、味精、香油、酱油，搅拌均匀。此品适合风寒感冒、恶寒发热、咳嗽气喘者，健康人食用也能强身健体。

二、疏散风热类

药食同源目录中，桑叶、菊花、薄荷、葛根均有疏散风热的功效。春夏之时容易感受风热邪气，出现发热明显、怕冷但症状不重、怕风、头痛、咳嗽、痰黏或黄、流黄色鼻涕、咽干、咽喉红肿疼痛、口渴想喝水、四肢酸困疼痛的症状。此时可食用一些疏散风热类的食物。常用的食疗方如下：

1. 桑菊薄荷饮

桑叶6g，菊花6g，薄荷3g，苦竹叶15g，蜂蜜少许。所有食材一同加适量水煮沸，可以当茶喝。此品可疏散风热，迅速缓解发热、头痛的症状，高血压病患者也可经常服用。

2. 菊花粥

菊花30g，决明子15g，糯米100g。将锅烧热后放入决明子稍微炒一下，然后加水500ml，煮沸30分钟后去渣，再加适量水和糯米一起煮粥，待粥熟时加入菊花煮开，放入适量的油、盐或冰糖调味即可。此品具有散风热、清肝火、降血压等功效，感受风热邪气、高血压病患者均可食用。

3. 薄荷豆腐

豆腐2块，鲜薄荷叶50g，鲜葱适量。豆腐切片，加薄荷、葱，加2碗水煎，待煎至水减半时即趁热食用。此品能够散风热，适用于鼻塞、打喷嚏、流黄涕等患风热感冒之人。

4. 薄荷粥

鲜薄荷30g或干品15g，清水1000ml，用中火煎成水约500ml，冷却后捞出薄荷留汁。另用150g粳米加水煮，待粥将成时，加入薄荷汤及少量冰糖，煮沸即可。此品可清心怡神、解暑散热，对于暑天心烦口渴者十分适用。

5. 葛根绿豆菊花粥

粳米100g，绿豆60g，菊花10g，葛根粉30g。先将菊花装入纱布袋中，放入锅中煮水5分钟后留菊花汁；将泡好的绿豆放入锅中熬至绿豆开花，然后放入粳米煮沸，加入菊花汁，煮至米熟透后放入葛根粉熬至糊状即可。本品有发散热邪、除烦止咳的功效，尤为适合外感风热、高血压病、糖尿病患者服用。

三、宣肺开音类

药食同源目录中，胖大海和桔梗均有宣肺开音的功效。上火后，通常会出现牙龈肿痛、口腔溃疡、口干、牙痛、咽喉疼痛、声音沙哑、干咳少痰等症状。常用的食疗方如下：

1．胖大海茶

胖大海2~4枚，洗净放入杯中，加入适量蜂蜜，用开水冲泡，加盖3分钟后开盖搅匀即可。此品具有宣肺、利咽、开音的作用，常用于缓冲和治疗牙龈肿痛、咽喉肿痛等症状。

2．桔梗汤

桔梗10g，煎汤内服。此品具有宣肺利咽、祛痰排脓的功效，可用于治疗胸闷不畅、咳嗽痰多、喑哑咽痛等病证。

四、清热解毒类

药食同源目录中，红小豆、苦瓜、马齿苋、蒲公英、金银花、鱼腥草、栀子、芦根均可清热解毒。这类食物具有清热、泻火、解毒的作用，主要用于内热、火毒、湿热、瘟疫等多种里热证，常见的临床表现为高热心烦、口燥咽干、大便干结、小便色黄或者身上出现红肿疙瘩，并伴有热、痛，舌红苔黄。常用的食疗方如下：

1．薏米红小豆粥

薏米50g，红小豆25g，白糖适量。将薏米、红小豆洗净后放入锅中，加适量水浸泡3~4小时后同煮至熟。加入适量白糖，冷却后食用。此品具有清热、利尿、解毒的作用，尿频、尿急、尿痛的人可经常食用。

2. 五味苦瓜

新鲜苦瓜250g，麻油、蒜蓉、香菜末、番茄酱、醋皆适量。把苦瓜洗净，去掉瓜瓤，切成薄片放在碗里，添加麻油、番茄酱、醋、蒜蓉拌匀。此品能够清热解暑。

3. 凉拌马齿苋

适量的新鲜马齿苋。将新鲜的马齿苋放入沸水中焯两分钟，捞出过凉水，拌适量蒜泥和香油当凉菜吃。马齿苋可清热解毒，对于急性肠道病效果显著，尤其是调理细菌性肠炎和细菌性痢疾效果显著。

4. 蒲公英茶

适量的新鲜蒲公英。洗净晒干后泡茶喝。蒲公英能够清热解毒、消肿止痛、明目，对于结膜炎、乳腺炎、皮肤感染、流行性感冒、疟腮和单纯性疱疹病毒等疾病均有疗效。

5. 金银花茶

适量的新鲜金银花，洗净晒干后泡茶喝。金银花具有清热解毒、疏散风热的作用，泡茶可清热泻火，适用于咽喉肿痛的人，但不可长期服用，长期服用会引起胃部不适、食欲不振等症状。可以喝几天后，停一段时间再喝。

6. 栀子粥

栀子仁5g，粳米100g。先将栀子仁碾成细末备用。用粳米煮稀粥，待粥将成时，调入栀子末，稍煮即成。此品能够清热泻火，可用于目赤肿痛、黄疸型肝炎、急性结膜炎患者。

7. 加味芦根粥

芦根100~150g，薏苡仁30g，竹茹15~20g，生姜2片，粳米100g。将鲜芦根洗净后，切成小段，与竹茹同煎取汁、去渣；入粳米、薏苡仁一并煮粥，粥将熟时加生姜2片，稍煮即可。此品可清热化湿，用于治疗发热口渴、腹胀、肢体酸软乏力、咽喉肿痛、小便黄、舌苔黄腻等湿温证。

五、化痰止咳平喘类

药食同源目录中，百合、杏仁、白果、橘皮均能化痰止咳平喘。中医常说"百病皆由痰作祟"，痰能引起各种疾病，尤其咳喘与痰密切相关，咳喘每多夹痰，痰往往也导致咳喘。常用的食疗方如下：

1. 百合银耳汤

百合15g，大枣5枚，银耳20g，冰糖适量。将百合用温水泡软，大枣去核后切小丁备用。银耳用水泡软洗净、去硬蒂后，放入搅拌机，加水600ml，稍打碎约30秒。将打碎的银耳和冰糖、百合、大枣丁、水放入锅中，加水300ml开始蒸煮，熟后即可食用。这道汤能够滋阴润肺、保护气管，咳嗽少痰者可以食用，健康人秋季也可服用。

2. 杏仁粥

甜杏仁（去皮、尖）10g，大米50g。将甜杏仁研成泥状，大米淘洗干净，两者相和，加适量水煮开，再用慢火煮烂即成。此品可止咳平喘，适用于咳嗽、气喘者，健康人经常食用能防病强身。

3. 白果粥

白果、大米各适量。将白果去壳、去心，把白果和大米淘洗干净，一同放入锅内，加入适量清水，先放置在旺火上煮沸，再用小火煮半小时即可。此品正常人可食用，咳嗽气喘者更适用。

4. 橘皮水

适量橘皮，经常泡水喝，能够理气健脾、燥湿化痰，适用于咳嗽痰多者。

六、健脾和胃化湿类

药食同源目录中，薏苡仁、木瓜、大枣、白扁豆、茯苓、芡实、砂仁、藿香等均能健脾和胃化湿。随着人们生活条件逐渐变好，越来越多的人过度摄取高热量食物，而且缺乏锻炼，出现食少腹胀、大便不成形、身困乏力、嗜睡、体胖等症状。在日常生活中多食用健脾和胃化湿的食物，可促进身体健康，常用食疗方如下：

1. 薏苡仁炖鸡

鸡1只，薏苡仁20g，绍酒、精盐、葱花、姜丝、胡椒各适量，橙子1个。鸡处理后切块，放入锅内，加水约2L，加入薏苡仁。先用猛火煮沸，继用文火煮2小时，以鸡肉煮烂能离骨为度，起锅前，加入备好的酒、盐、葱、姜、椒、橙子汁等调味即成。此品能够健脾祛湿、补益元气，对于身困乏力、嗜睡、大便不成形者适用。

2. 白扁豆粥

白扁豆60g（鲜品加倍），粳米100g，将其共煮成粥。此品可以健脾化湿、和中消暑，适用于食欲不振、大便不成形、白带过多、胸闷腹胀等脾胃虚弱之人。

3. 芡实茯苓粥

芡实15g，茯苓10g，大米适量。将芡实、茯苓捣碎，加水适量，煎至软烂时再加入淘净的大米继续煮烂成粥。此品能够补脾益气、祛除湿邪，适用于身重体乏、舌苔白厚腻者。

4. 砂仁炖牛肉

牛肉1500g，砂仁5g，桂皮10g，陈皮5g，葱、姜、胡椒粉、盐、酱油、醋、香油各适量。将陈皮、桂皮、砂仁一同装入纱布袋内备用；牛肉切成方块，在开水锅中煮5分钟，焯去血沫取出用冷水洗净；另起锅，放入牛肉块，加入卤汁，先用旺火煮沸，撇去浮沫，加入葱、姜、胡椒粉、盐，投入药袋，改用小火炖牛肉至熟烂，捞出，控干水，至凉；将熟牛肉块切成3~5毫米的薄片，装盘，淋上酱油、醋、香油即可。此品能够补益脾胃、强身健体。

5. 藿香正气粥

藿香10g，苏叶、白芷、茯苓、大腹皮各3g，白术、半夏曲、陈皮、姜厚朴、桔梗、炙甘草各6g，粳米100g，红糖适量。先将上述食材研细末，每次取10g用布包煎，取汁去渣。用粳米煮粥，待粥将熟时，加入药汁再煮1~2次，滚沸即可。此品能解暑祛湿、理气开胃、和胃止呕，适用于头昏脑涨、发热怕冷、胸闷腹胀、食欲减退者。

七、驱虫类

药食同源目录中，榧子和乌梅都能驱逐体内的蛔虫。当孩子体内有寄生虫时，会出现腹痛，夜晚尤为明显，对有不好好吃饭，营养不良，经常磨牙流口水，或者即使胃口很好就是长不胖等表现。此时，可以给孩子吃些驱虫类食物。常用的食疗方如下：

1. 炒榧子

取香榧子肉若干。放锅中干炒，不可炒焦，炒熟后备用。5岁以上的孩子服用，每次2粒，每日3次，连续服食1周。5岁以下孩子，可将炒熟的香榧子研磨成细末，每次1克，每日3次，温开水吞服，连续服食1周。此品有较好的驱蛔虫、蛲虫的作用。

2. 乌梅粥

乌梅20g，粳米100g，冰糖适量。先将乌梅煎取浓汁，去渣，入粳米煮粥。粥熟后加冰糖少许，稍煮即可。此品既能安蛔止痛，又能生津止渴、敛肺止咳、涩肠止泻，对于小儿蛔虫病，慢性久咳、久泻、久痢者均适用。

八、消食导滞类

药食同源目录中，山楂、麦芽、鸡内金、莱菔子等能消食导滞。消食导滞又称为消食化滞。这类食物主要适合消化不良、食积者，主要表现为食欲不振，稍微吃一点东西就觉得饱了，有时还觉得腹部比较胀，或打饱嗝、泛酸水，大便比较酸臭或感到大便排泄困难。常用的食疗方如下：

1. 山楂消食片

去核的山楂、山药、白砂糖各适量。将山楂、山药蒸熟冷却后碾成泥，再与白砂糖搅拌均匀，用模具做成长条状，切成薄厚均匀的片就可以食用了。此品能够健脾消食，对不爱吃饭、饭后腹胀者十分适合。

2. 山楂粥

山楂、粳米、白砂糖各适量。将山楂去核切片，与粳米共同煮粥，粥将熟时加入白砂糖搅拌均匀即可。此品能够健脾胃、消食积，对吃肉食过多引起的食积尤为适用。

3. 山楂麦芽茶

山楂10g，炒麦芽10g。将山楂去核、切片，与炒麦芽一起用开水浸泡30分钟后，代茶饮用，可消食化滞。此品对因为饮食过多而引起的食欲不振、腹部胀闷、恶心、上吐下泻者很适用，大病初愈、不思饮食者也可以适量饮用。

4. 鸡内金粥

鸡内金3g，大米80g，白砂糖10g。将炒锅烧热后，放入鸡内金，小火炒至黄褐色，取出，研为细粉。将砂锅置火上，加水适量，下入大米，旺火煮沸后转小火煮至粥成，放入鸡内金粉和白砂糖搅匀，煮沸即可。此品可以增强胃肠蠕动和消化，减轻腹胀，适用于脾胃虚弱，食欲不振的人。

5. 莱菔子粥

莱菔子15g，粳米100g。将莱菔子炒熟后碾成粉末，与粳米同煮成粥。此品不仅可以促进消化，还能化痰平喘，因此，对于老年慢性气管炎者较为适用。

九、温中散寒类

药食同源目录中，黑胡椒、花椒、八角、茴香、肉豆蔻、肉桂、丁香、干姜、薤白、高良姜、草果、刀豆等均为温中散寒类食物。这些食物适用于经常感到手足不温、面色苍白、肢体困倦、食欲不振、腹部冷痛、大便稀不成形者；不适用于容易生气、上火、自觉口苦、大便干、口臭的热性体质者。常用的食疗方如下：

1. 羊肉肉桂汤

羊肉500g，肉桂6g。将羊肉处理干净后切块与肉桂同炖，加少许葱、姜、料酒、食盐、味精调味。炖熟后，无论是喝汤还是吃羊肉都能起到温暖脾胃的作用。

2. 豆蔻粥

肉豆蔻10g，生姜2片，粳米50g。将肉豆蔻碾碎成粉末，生姜剁成细末，将粳米加水煮沸后加入肉豆蔻和生姜，熬成粥后食用，能够温中散寒、健脾。

3. 丁香粥

丁香5g，大米100g，生姜3片，红糖适量。先将丁香洗净，水煎取汁，与大米同入砂锅，加适量水，煮粥，待沸时下红糖、姜末等，煮至粥成。此粥有温中降逆、温肾助阳之功。此品适用于胃脘中寒所致的呕吐、呃逆、口淡食少、腹痛、腹泻者。

4. 丁香雪梨

丁香15粒左右，大雪梨1个。先将雪梨挖去核，填入丁香，外用4至5层湿纸包裹，放入灰火中煨熟后，取出，去丁香食用。本品能养阴生津、温胃降逆、平冲止呕，适用于胃阴亏虚、气逆于上所致的噎膈反胃、恶心呕吐、泛吐清涎、口淡无味者。

5. 糖醋薤白

薤白500g，白糖、白醋各适量。将薤白洗净，晾干水，置入密封的容器中，加白糖、白醋，浸泡10天以后可食用。此品酸甜可口，适宜于食欲不振、肢体乏力者。

6. 刀豆红糖水

刀豆30g，生姜3片，红糖适量。先将刀豆、生姜洗净，加水300ml，煮约10分钟，去渣取汤汁，再加红糖，调匀即成。每日2~3次，服饮汤汁。此汤可温中降逆、止呃止呕，适用于经常胃部隐隐作痛，呕吐清水，全身乏力，食冷或受凉后症状会加重者。

7. 刀豆猪腰子

刀豆20g，猪腰子1对，加水同煮。此品具有补肾健腰之功，适用于肾虚常觉腰腿酸痛、活动不利者。

十、祛风除湿类

药食同源目录中，乌梢蛇、木瓜为祛风除湿类的食物。人体感受风邪、湿邪后，会出现肌肉筋骨关节的肿痛，且活动不利，疼痛部位皮肤的颜色无异常，也无喜暖或怕冷的症状，此时可使用祛风除湿类食物。常用的食疗方如下：

1. 红花乌梢蛇酒

红花15g，乌梢蛇1条，白酒1000g。将乌梢蛇处理后，置入瓶中，加红花、白酒，密封2个月之后分次食用，每日2次，每次15~20g。此品可祛风湿、活血止痛，对于风湿型腰肌劳损者有益处。

2. 乌梢蛇炖鸡

乌梢蛇1条，鸡1只，料酒10g，姜5g，葱10g，盐3g，鸡精3g，胡椒粉3g。将乌梢蛇和鸡处理后，分别切成适当大小的段和块，姜切片，葱切段。将乌梢蛇肉、鸡肉、姜、葱、料酒同放炖锅内，加水3500ml，旺火烧沸，再用小火炖煮35分钟，加入盐、鸡精、鸡油、胡椒粉即成。此品可以祛除风邪、湿邪，对感受风、湿引起的肌肉疼痛有治疗作用。

3. 木瓜汤

木瓜4个，白砂糖1000g。木瓜蒸熟，去皮，研烂如泥后，将其和白砂糖调匀，放入瓷器内保存好，每日晨起用开水冲调1~2匙饮用。此品能够舒散筋骨、活络止痛。

十一、润肠通便类

药食同源目录中，火麻仁、郁李仁均为润肠通便类的食物。有这个功效的食物适合于各种原因导致的大便干、排便费力者。常用的食疗方如下：

1. 紫苏麻仁粥

火麻仁15g，紫苏子10g。二者捣烂，加水研磨，取汁，与适量粳米煮粥后食用。此品适用于产妇等体内津液不足、大便干结难下者。

2. 郁李仁粥

郁李仁30g，粳米100g。将郁李仁研末，加水浸泡淘洗后，过滤取汁，加入粳米煮粥，空腹食用。此品能够润肠通便、利水消肿，适用于体内水液停聚导致的大便不通、小便不利、腹部胀满、面目浮肿者。

十二、宁心安神类

药食同源目录中，莲子、百合、龙眼肉、酸枣仁、小麦均为宁心安神的食物。现代快节奏的生活带来的巨大压力常常让人睡不着觉，心烦容易生气，坐立不安，更年期女性的这些症状尤为明显。在日常生活中，常吃这类食物，能够宁心安神，极大地改善上述症状，常用的食疗方如下：

1. 红枣银耳莲子汤

红枣100g，银耳50g，莲子100g，红糖适量。将红枣、银耳、莲子洗净后泡水，煮熟后加糖调味即可。此品适用于长期疲劳过度、精神不佳、睡眠不好者。

2. 龙眼肉粥

龙眼肉15g，大枣5枚，大米100g。将大枣去核，龙眼肉洗净，大米淘净。大米与大枣、龙眼肉同加入水适量煮为稀粥服食，每日1剂，若喜好甜食，可加白糖少许同用。此品能够养心安神、健脾补血，对于面色苍白、不易入睡者十分适用。

3. 枣仁甘草汤

酸枣仁15g，炙甘草10g。将酸枣仁、炙甘草放入砂煲，加适量水，煎煮1小时，滤取汤汁即可。此品可益气养血、安神定志，夜晚睡觉不安稳者、易失眠者、多梦者和更年期妇女均可饮用。

4. 枣仁参须茶

酸枣仁15g，红参须5g，红茶3g。将红参须单放入砂煲，加适量水，以小火煎煮2小时备用。先将酸枣仁、红茶共研细末备用，用时以参汤冲泡后饮服。此品可补益气血、养心宁神，尤宜用于烦躁不安、多梦健忘、肢体倦怠的中老年人。

5. 小麦大枣粥

小麦50g，龙眼肉15g，大枣15g，大米100g。将大枣去核，龙眼肉洗净，大米、小麦淘净后放入锅中，加入适量水煮为稀粥服食。此品能养心安神，适用于心悸失眠、健忘头晕者。

十三、行气止痛类

药食同源目录中，香橼、佛手、玫瑰花、姜黄均为行气止痛的食物。生活中出现烦躁易怒、时有唉声叹气，甚至肋骨处或少腹胀满疼痛等症状，为机体气机不畅，应加以重视。在日常饮食中，可以用上述食物改善一些症状，常用的食疗方如下：

1. 香橼酱

鲜香橼2个，麦芽糖适量。先将香橼切碎与麦芽糖同放入带盖的碗中，隔水蒸数小时，以香橼稀烂为度。此品能够调理身体的气机，养心宁神，适用于经常感到胸中憋闷、时而作痛者。

2. 佛手粥

佛手30g，粳米100g。先将佛手洗净，加水300ml，煎20分钟后去渣留汁，另将粳米洗净，加水800ml，煮沸后加入佛手水和适量冰糖至糖溶成粥。此品适用于脘腹胀痛者。

3. 佛手玫瑰汤

玫瑰花15g，干佛手片10g。先将玫瑰花、干佛手片洗净，加水300ml，煎至200ml，去渣，加入适量红糖。此品能够疏肝健脾、行气止痛，适用于胃脘部胀疼、食欲不振者。

十四、活血散瘀类

药食同源目录中，桃仁、山楂均为活血散瘀的食物。面色暗淡无光泽，唇色暗白，皮肤比较粗糙，时有紫色的瘀斑、瘀点，这都是体内有瘀血引起的。平日可食用一些能够活血散瘀的食物，常用的食疗方如下：

1. 山楂粥

山楂、粳米、冰糖各适量。山楂切片，去核，与粳米共煮粥，粥将熟时加入冰糖，调匀即成。此品能够散除体内瘀血、消食化积。

2. 山楂内金桃仁散

山楂30g，鸡内金20g，桃仁10g，红糖适量。山楂去核干燥后研细粉，鸡内金研细粉，二者混匀备用。将桃仁加水煎煮，取汁加入红糖使溶化，冲服。此品能够化积通经、破血行瘀，对于月经几月未至，同时伴有乳房胀痛、上腹胀痛、烦躁易怒的气滞血瘀型闭经者适用。

十五、止血类

药食同源目录中，槐花、小蓟、白茅根均为可止血的食物。这类食物适用于经常便血、尿血、皮下出血、牙龈出血的人，常用的食疗方如下：

1. 马齿苋槐花粥

槐花（槐米）15g，鲜马齿苋50g，粳米100g，红糖20g，共煮成粥。此品适用于由于痔疮而导致的便血者。

2. 槐茅饮

槐花（槐米）、白茅根各10~15g，加水煮30分钟后，代茶饮用。此品能够清热凉血止血，可用于防治便血、尿血等。

3. 凉拌小蓟

适量小蓟。将小蓟洗净后，用开水焯一下，凉拌即可。此品清热凉血止血，适用于尿血者。

4. 猪皮茅根煎

猪皮500g，白茅根60g，冰糖适量。白茅根煎水备用，猪皮处理完毕后切条放入白茅根水中炖至黏稠，加入冰糖拌匀。食用后能有效减少皮下出血，适用于血小板减少性紫癜者。

十六、平肝息风类

药食同源目录中，决明子、夏枯草、天麻均为平肝息风类食物。适用于高血压病、头晕头胀、时常上火、心烦口苦者，对肝火上炎所致的目赤肿痛、视物不清也有一定的疗效。常用的食疗如下：

1. 菊花决明子粥

决明子15g，菊花10g。先把决明子放入砂锅内炒至微有香气，取出，待冷后与菊花煎汁，去渣取汁，放入粳米煮粥，粥将熟时，加入冰糖，煮沸即可食。适用于高血压、高脂血症患者以及习惯性便秘者。

2.夏枯草双花炖猪瘦肉

夏枯草15g，灯芯花5扎，鸡蛋花10g，蜜枣2个，猪瘦肉400g，生姜3片。各物分别洗净，药稍浸泡，枣去核。加冷开水5碗左右，加盖隔水炖3小时，之后加入适量盐。此品对于时常上火、心烦、口干咽燥者皆宜。

3.夏枯草黑豆汤

夏枯草、黑豆各适量。夏枯草洗净后，用纱布包裹；黑豆浸泡半小时，洗净，一起下锅，加清水1000ml，旺火滚沸后改小火煲30~40分钟，之后可以加入适量冰糖调味。此品适用于血压高者，常喝能使血压较持久地下降，改善头晕、头胀等症状，还可用于上火所致的牙痛。

4.天麻炖鸡

天麻100g，人参20g，枸杞子30g，香菇50g。将上述食材洗净水发，发好后，一起装入鸡腹内，置入高压锅，炖熟即可。此品适用于血压偏高，以及由于肝肾亏虚而视物不清者。

十七、补益气血类

药食同源目录中，人参、山药、大枣、党参、西洋参、黄芪、桑椹、龙眼肉（桂圆）均为补益气血类的食物。这类食物适用于气虚、血虚者，主要表现为面色淡白、唇舌指甲色淡、头晕眼花、疲倦乏力、精神不振、说话声低、不爱运动、抵抗力下降、容易生病、病后恢复慢。常用的食疗方如下：

1.人参鸡汤

人参1支，笨鸡1只，大枣、葱、蒜、生姜适量。将鸡处理好后，放进锅内，倒入水直至没过所有材料，旺火烹煮。沸腾后，将浮沫清除，继续煮至软烂。最后将鸡肉和汤一起盛在陶器锅内，均匀撒上盐、胡椒粉即可。此汤适用于身体气血亏虚者。

2.参苓粥

人参、白茯苓、生姜、粳米适量。将人参、白茯苓、生姜同煎，去渣取汁，将粳米下入药汁内煮成粥，临熟时加入少许食盐，搅拌均匀。此品能够补益气血，适用于气血不足、脾胃虚弱者。

3. 龙眼大枣粥

龙眼15g，大枣5~8枚，糯米100g。将龙眼、大枣、糯米洗净后放入锅中，加适量水，煮粥，之后加适量白糖，即可食用。脾胃虚弱、气虚血少者可常服，能够补益气血。

4. 大枣羊骨糯米粥

大枣20~30枚，羊胫骨1~2根，莲子15g，糯米适量。将大枣洗净去核，羊胫骨打碎，与莲子一同放入砂锅中煮粥，加调味品即可。此品适用于体弱以及肝肾不足致腰腿酸软者，也可用于贫血者。

5. 党参冬瓜鸡汤

党参30g，冬瓜适量，鸡1只。将鸡处理后切块，与党参放入砂锅中，加适量水以小火炖至八分熟，再放入冬瓜片，加盐、绍兴酒调味，至冬瓜熟透即可食用。此品适用于气血不足、脾胃虚弱者。

6. 参归炖猪心

猪心1个，党参30g，当归15g。将猪心剖开洗净，与党参、当归一起放入炖盅中，加入适量的水，隔水炖熟，加盐调味即成。此品适用于气血虚弱致贫血、头晕乏力、心悸失眠、出汗不止者。

7. 西洋参炖乌鸡

乌骨鸡或母鸡1只，西洋参10g。将西洋参切片，放入鸡腹内，隔水炖熟，食肉饮汤并嚼食西洋参。此品适用于年老体弱或热病后气虚阴亏者。

8. 黄芪牛肉粥

新鲜牛肉100g，粳米100g，黄芪10g，葱花、盐、鸡精、胡椒粉、水各适量，煮粥。长期服用此粥可改善贫血、体弱怕冷等症状。

9. 黄芪炖乌鸡

黄芪30~50g，乌骨鸡1只。将乌骨鸡剁成块与黄芪放入锅中，加适量水，炖熟，喝汤食肉。此品能够益气、补血，比较适用于月经不调、痛经、老年体虚、经常感冒者。

10. 黄芪鲤鱼汤

黄芪30g，鲤鱼500g，水适量，盐少许。将鲤鱼处理后与黄芪同炖2~3个小时即可。此品能够开胃健脾、益气活血，适用于乏力、消瘦、产后体虚者。

11. 桑椹红枣饮

桑椹50g，大枣4枚。桑椹洗净去杂质，大枣去核、洗净。将桑椹、大枣放炖锅内，加水200ml，旺火烧沸，再用小火煮25分钟即成。此品适用于气血虚弱者。

12. 桑椹枸杞猪肝粥

桑椹15g，粳米100g，猪肝100g，枸杞10g，盐3g，冷水适量。将粳米淘洗干净，用冷水浸泡半小时，捞出，沥干水分；桑椹洗净，去杂质；枸杞洗净，用温水泡至回软，去杂质和蒂根；猪肝洗净，切成薄片。把粳米放入锅内，加入约1000ml冷水，置旺火上烧沸，去浮沫，再加入桑椹、枸杞和猪肝片，改用小火慢慢熬煮。见粳米烂熟时，下入盐拌匀，稍焖片刻即可。此粥品适用于气血虚导致的头晕、便秘、消渴、心烦失眠者。

13. 龙眼银耳蜜

龙眼肉30g，银耳100g，冰糖30g，水1000ml。上述食材放入锅中旺火煮沸，改用小火煮30分钟即可。此品可以补养气血、润肺止咳，适用于气血亏虚咳嗽者。

十八、滋阴类

药食同源目录中，阿胶、玉竹均有滋阴作用。阴虚分为多种，肺阴虚时出现干咳、咯血、虚热、烦渴等症状；胃阴虚时出现唇赤、舌绛、苔剥、津少口渴，或不知饥饿，或胃中虚嘈，甚或呕逆等症状；肝阴虚时出现两眼干涩昏花，眩晕等症状；肾阴虚时出现潮热、盗汗或遗精等症状。阿胶从古至今一直被奉为各种补品的首选品种，而玉竹补而不腻，不寒不燥，也是天然补品中的佳品，以上各种阴虚病证都可用此类食物治疗。常用的食疗方如下：

1. 阿胶粥

阿胶15g，糯米100g。将糯米洗净煮烂后加入已经捣碎的阿胶，待阿胶融化后加入适量红糖。此粥适用于各种阴虚及贫血者。需注意此粥连服3日后应停止，过量服用会引起胸闷、消化不良等症状。应隔一段时日后，再次服用。

2. 玉竹排骨汤

排骨300g，玉竹15g，白芷、枸杞各10g，盐1小匙。将排骨洗净后，放入沸水中去血水，捞出，微冲洗后沥干水分，之后将所有食材放入锅中加入适量水，以旺火煮开，转小火继续炖煮1小时，加入盐调味即可。此品能够滋阴润肺止咳，还能补益五脏，强身健体，适用于肺阴虚引起的干咳、咯血、虚热、烦渴等症状。

3. 玉竹沙参老鸭汤

玉竹15g，沙参15g，老鸭250g。将沙参、玉竹、老鸭洗净，老鸭切成块，把全部食材放入锅内，加适量清水，旺火煮沸后，改小火煲2小时，加盐调味即可。此品能够补虚滋阴、健胃润肠，适用于有潮热、盗汗、五心烦热、失眠、多梦等症状者。

十九、补肝肾强筋骨类

药食同源目录中，枸杞子、益智仁、肉苁蓉、山茱萸、杜仲等均有补肝肾强筋骨的作用。随着年龄的增长或者长期疾病在身，肾气虚损导致腰腿酸痛、肢体软弱无力时，可以食用补肝肾、强筋骨类的食物，达到肝肾同治并补、精充血旺、骨健筋强的效果。常见的食疗方如下：

1. 枸杞粥

枸杞30~60g，粳米100g。可少量添加豆豉，同煮为粥，再以葱白、盐等进行调味，可以作为早、晚餐食用。此品能起到补肾益精、养血明目的作用，经常食用能够缓解腰膝酸软、头晕健忘等症状。本品亦可壮阳。

2. 益智老鸭汤

益智仁、生山药、龙眼肉、枸杞子各适量，老鸭1只。将益智仁、山药、龙眼肉、枸杞子洗净，放入砂锅；鸭处理干净后切成块，与葱、姜一同入砂锅内，加水适量。将锅置火上以旺火烧沸，撇去浮沫，再以文火炖2个小时。加少许盐，即可食用。此品能够滋补肝肾，适用于脾胃虚弱的中老年，及用脑过度、肝肾亏虚者。

3. 益智仁粥

益智仁30g，糯米100g。将益智仁洗净后，放入锅中，加适量清水，浸泡10分钟后，水煎取汁，加糯米煮粥，待熟时调入冰糖即可。此粥适用于肾气不足所致的遗精、遗尿、尿频、腹痛、腹泻者。

4. 肉苁蓉粥

肉苁蓉30g，鹿角胶5g，羊肉100g，粳米150g。肉苁蓉煎水取汁，羊肉切小块，与米同煮粥，临熟时下鹿角胶煮至粥熟。此品能够补肾阳、益精血，用于肾虚精血不足导致的阳痿、早泄、宫寒不孕、腰膝酸痛者。

5. 山茱萸粥

山茱萸30g，糯米100g。将山茱萸洗净，糯米淘净后，一起放入砂锅，加清水和红糖。然后用小火煨煮，至米开粥稠、表面有粥油为度。此品适用于肝肾亏虚所致的阳痿、遗精、腰膝酸痛、头晕、目眩、耳鸣、耳聋、小便次数多者。

6. 石斛山萸猪腱汤

石斛15g，山萸肉15g，淮山药15g，枸杞子15g，猪腱适量。将石斛浸洗后切碎备用；将山萸肉、淮山药、枸杞子、猪腱洗净后与切碎的石斛一起放入煲内煲滚，再改用小火煲3.5小时，加入适量盐即可。此品能够补益肝肾、滋阴明目，适用于血气皆虚、精神不振者。

7. 杜仲煨猪腰

杜仲10g，猪肾1个。将猪肾剖开，去筋膜，洗净，用花椒、盐腌过；杜仲研末，放入猪肾，用荷叶包裹，煨熟即可。此品适用于肾虚所致的头晕耳鸣、腰膝酸软者。

8. 杜仲寄生茶

取等量杜仲和桑寄生，共研为粗末，每次取用10g，沸水浸泡饮用。此品能够补肝肾、降血压，适用于患有高血压病而见头晕耳鸣、腰膝酸软者。

第三节 调味品

调味品是指在加工主、辅食的过程中使用量较少，但对食品的色、香、味、质等风味特点起着重要调配作用，帮助形成口味特点的一类添加品。它能给本身不显味的原料赋味，确定食品的口味，去除原料的异味，增进食物的光泽，增加食物的营养，增进食欲，促进消化吸收，还能杀菌、消毒及延长保存期等。常用的调味品有大蒜、生姜、胡椒、花椒、茴香、桂皮、糖、酱油、醋、味精、盐等。很多调味品都是药食两用品。

一、鲜菜类

1. 葱

【食用价值】葱味辛，性温，能够解热、祛痰，可用于外感风寒引起的恶寒发热、头痛、鼻塞、咳嗽等症状。葱中所含的大蒜素，能够抵御细菌、病毒。此外，葱还有刺激机体分泌消化液的作用，能够健脾开胃、增进食欲。

【应用】

发汗退热：生葱白、生姜各15g，与食盐少许捣成糊状，用布包好在手心、脚心、前胸、后背及肘窝、腋窝等处涂擦。

婴儿感冒吐奶：葱白2至3段，切碎后加入一小杯母乳中，上屉蒸透，取乳汁分数次喂服。

麻疹疹出不透：带须葱白，捣烂后敷肚脐上。

蜜蜂蜇伤：生葱捣烂后涂擦患处。

【食用注意】体虚多汗者应忌食大葱；患有胃肠道疾病，特别是溃疡病的人不宜多食；过多食用葱会损伤视力，故不宜多食。

2. 姜

【食用价值】民间素有"冬吃萝卜夏吃姜"的说法，姜味微辛，有解表散寒作用；用于外感风寒所致的恶寒发热、头疼、恶心、呕吐、寒痰咳嗽。姜可解鱼蟹中毒导致的恶心、呕吐、腹痛、腹泻。姜能够保护胃黏膜，促进消化液分泌，具有抗溃疡、镇痛、止吐作用。姜也有一定程度的杀菌作用。

【应用】

呕吐不止：生姜汁1汤匙、蜂蜜2汤匙，加开水3汤匙调匀，煮沸后1次服下。

胃病发作：生姜、桂皮各10g，加水适量煎汤服下，每日2次。

中暑昏厥：生姜、韭菜各适量，大蒜1头，共捣烂取汁灌服。

产后腹痛：生姜、当归各150g，羊肉1000g，加水适量炖汤，分次服下。

晕车、晕船：生姜1片贴于肚脐，外贴伤湿止痛膏，可有明显的缓解作用。

【食用注意】实热及阴虚内热者忌服。

3. 大蒜

【食用价值】大蒜中的大蒜辣素、大蒜油有抑菌作用，能提高免疫力。大蒜具有降血脂与抗动脉粥样硬化作用。

【应用】

感冒：蒜头、茶叶各9g，开水泡服。

暑风猝倒：大蒜2~3瓣细嚼，温汤送下，禁冷水。

预防流行性感冒：大蒜捣烂取汁，加10倍水，滴鼻。

腹泻：用大蒜3~5瓣，捣烂，开水送服；或取独头蒜以炭火烧熟，每次服用3g。

外阴瘙痒：大蒜4头，切片后煎水趁热熏洗外阴。

【食用注意】阴虚火旺及目疾、口喉疾者慎用；胃溃疡、十二指肠溃疡或慢性胃炎者忌食。

4. 芫荽

【食用价值】芫荽即我们日常生活中常见的香菜，它性温，味辛，具有特殊香味，能刺激汗腺分泌，促使机体发汗、透疹，还能促进胃肠蠕动，对于麻疹初期透出不畅、食物积滞、胃口不开、痔疮肿痛、脱肛等病证有疗效。

【应用】

麻疹不透：芫荽20g，生姜6g，大枣10枚，红糖15g，水煎服。于饭后

2小时服用，每日1次。

牙痛：取芫荽籽煎水，去渣，用汁频频含漱，可缓解疼痛。

痔疮出血：取芫荽籽捣碎研细末，红糖水冲开，空腹服用，每次10g，每日2~3次。

【食用注意】因热毒壅盛而非风寒外侵所致疹出不透者忌食；麻疹已经透发后即不可食用，气虚体弱和患有胃肠疾病者不宜多食。

二、酿造类

1.酱油

【食用价值】酱油是由酱演变而来的，我国在3000多年前就有制作酱的记载，是用面粉或豆类，蒸后发酵加盐、水制成酱，酱的上层液体状物质就是酱油。酱油含有多肽、蛋白质、胱氨酸、亮氨酸、精氨酸、谷氨酸等，并含有大量的食盐和钙、镁、钾、铁等。酱油中的异黄酮可降低人体胆固醇，降低心血管疾病发生率，能减少自由基对人体的损害。另外酱油含天然的抗氧化成分，有抗衰老的作用。

【应用】

预防乳腺癌：酱油的主要原料是大豆，其含有多种营养素及异黄酮。恶性肿瘤的生长需要生成新血管输送养分，异黄酮能防止新血管生成，从而具有抗癌作用。

烫伤烧伤、蜂虫咬伤：轻微烫伤或蜂虫蜇伤时，可用少许酱油涂抹在患处。

预防心血管疾病和中风：酱油中含有异黄醋，这种物质可降低人体胆固醇和减少心血管疾病。黑酱油（老抽）进入人体后发生抗氧化作用，可减轻自由基对血管造成的破坏，预防动脉粥样硬化，减少心脏病和中风的发生。

【食用注意】要食用酿造酱油，不可用配制酱油；服用胃肠道疾病的药物时应少食用以酱油烹制的菜肴。

2.醋

【食用价值】醋是用高粱、大米、大麦、小米、玉米等或低度白酒为原料酿造而成的含有乙酸的液体。亦有用食用冰醋酸加水和着色料配成的，不加着色料的即为白醋。醋能够调节血液酸碱平衡，利于食物中营养成分的吸收，并促进糖和蛋白质的代谢，可防治肥胖。醋有利尿的作用，能降低血糖含量；同时能抗衰老、降低人体衰老过程中过氧化物的形成。醋具有杀菌作用。

【应用】

牙痛：陈醋120ml，花椒6g。水煎，去椒含漱。

秃发：生姜泡醋，涂抹头部斑秃患处。

美容：醋和蜂蜜各1~2汤匙，用温开水冲服，每天2~3次；也可将白术浸于白醋中，密封7天后取白术擦拭有雀斑和黑斑的部位，每天坚持使用。

杀菌：用浸有醋的纱布擦拭狐臭患处，4~5小时不会有臭味；将醋倒入锅中加热后，每天泡脚30分钟左右，数周后可治愈脚上的汗疱。

降低血压：选用2小匙苹果醋与2小匙蜂蜜混合，用温开水搅拌均匀后饮用，能够治疗高血压病，消除疲劳。

【食用注意】脾胃湿重者慎服。

3. 淡豆豉

【食用价值】淡豆豉为大豆的发酵加工品，主要含异黄酮类成分，还含有维生素、淡豆豉多糖及微量元素等。淡豆豉可用于外感风热所致的寒热头痛、口渴咽干、烦躁胸闷、虚烦不眠等。此外，淡豆豉还有健脾助消化、抗动脉粥样硬化、降血糖及抗骨质疏松等辅助作用。

【应用】

风寒侵袭之感冒轻症：葱白10g，淡豆豉50g，将葱白、淡豆豉放入瓦罐中，加水煎煮30分钟，去渣留汁备用。

断奶乳胀：淡豆豉半斤，水煎，服1小碗，余下的用来洗乳房。

三、干货类

1. 花椒

【食用价值】花椒气味芳香，可除各种肉类膻腥臭气，能促进唾液分泌，增进食欲，是生活中常用的调味品。花椒具有温中止痛、杀虫止痒、除湿止泻的功效，可调节胃肠运动、抗胃溃疡、抗炎抗菌、镇痛平喘。花椒中主含挥发油，油中主要成分为柠檬烯等，具有抗肿瘤、降血脂的功效。花椒在临床中可用于中焦实寒或虚寒所致的脘腹冷痛、痛经等，或湿困中焦所致的湿疹、呕吐、泄泻等。

【应用】

胆道蛔虫症：花椒6g微炒，乌梅9g。上二味水煎，每日分2~3次服用。

小腹冷痛、痛经：生姜24g，大枣5枚，花椒9g。将姜、枣洗净，生姜切薄片，同花椒一起加水，小火煎煮成1碗汤汁即可。痛时吃枣喝汤。

恶心呕吐：花椒200g，炒研，面糊为丸如蚕豆大，每日1次，每次10丸，醋汤送服；或花椒9~12g，用植物油50~80g将花椒炸焦，弃椒留油，待油凉后分次服用。

【食用注意】阴虚火旺者忌服，孕妇慎用；多食易动火、损目、耗气。

2. 大料

【食用价值】大料也叫八角，具有强烈的香味。其性温，味辛，有温阳散寒、理气止痛之功效，用于寒性呕逆、寒疝腹痛、肾虚腰痛、寒湿脚气等症；大料还有较强的抑菌作用。

【应用】

疝气：取八角、小茴香各15g，乳香少许，水煎服取用。

腰部冷痛如刺：取八角茴香适量，干炒后研末备用，每次用酒调服10g。

寒湿脚气：取适量八角、茴香倒入锅中加热后，每天泡脚30分钟左右，对于脚趾间或足底部潮湿糜烂、瘙痒，或浸淫黄水，或麻木冷痛，或溃烂蜕皮，手足不温，甚至脚趾肿胀者有效。

【食用注意】孕产妇不宜食用。

3. 桂皮

【食用价值】桂皮有温脾胃、暖肝肾、祛寒止痛、散瘀消肿的功效。桂皮中的桂皮油含水芹烯、丁香油酚等，对前列腺增生有治疗作用，能增加前列腺组织的血流量，促进局部组织血运的改善。

【应用】

胃冷痛、腹冷痛：桂皮15~21g，煎服。

产后小腹冷痛：桂皮6g，当归、延胡索各9g，小茴香4.5g，川芎6g，煎服。

闭经、痛经：红花100g，当归50g，桂皮50g，赤芍50g，煎服。

【食用注意】阴虚火旺、内有实热者及孕妇忌用。

四、水产类

1. 虾皮

【食用价值】虾皮中含有丰富的镁元素，能很好地保护心血管系统，可减少血液中的胆固醇含量，对于预防动脉粥样硬化、高血压病有一定的作用。虾皮还有镇静作用，常用来治疗神经衰弱、自主神经功能紊乱等症。

【应用】

骨质疏松：虾皮2g，豆腐1块，熬汤食用。

健脑益智：燕麦20g，虾皮5g，大米25g，鸡蛋1个，熬粥食用。

【食用注意】过敏者不宜食用。虾为发物，患有皮肤疥、癣者忌食。

2. 蚝油

【食用价值】蚝油是用牡蛎熬制而成的调味料，含有丰富的微量元素和多种氨基酸；它还富含牛磺酸，能增强人体免疫力。

【应用】

日常饮食中可放入适量。

【食用注意】过敏者不宜食用；忌高温久煮。

3. 紫菜

【食用价值】紫菜味甘、咸，性寒，营养丰富，含碘量很高，能够软坚散结、清热化痰。紫菜所含的多糖具有明显增强细胞免疫功能的作用，可促进淋巴细胞转化，提高机体的免疫力。

【应用】

瘿瘤、瘰疬和痰核肿块：紫菜15g，加水煎服。

咳黄稠痰：紫菜15g，研成细末。每次5g，用蜂蜜兑开水送服。

【食用注意】脾胃虚寒、腹痛便溏者忌食；每次不应食用太多。

五、其他

1. 食盐

【食用价值】食盐是人们生活中不可缺少的，不仅能维持人体正常的生理活动，还有很多别的作用。它能够涌吐、清火、解毒、杀虫、止痒，对于食物停滞于胃，腹胀满、齿龈出血、牙痛、毒虫咬伤等有较好的疗效。

【应用】

催吐：选用食盐9~18g，炒黄后兑水吞服。

毒虫咬伤：选用食盐适量，炒热熨敷于患处。

齿龈出血、牙痛：直接将食盐撒在疼痛处和出血处，早晚用温的淡盐水漱口。

【食用注意】注意用量，不可多食，高血压患者尤其应该注意。

2. 白砂糖

【食用价值】白砂糖中含糖类、蛋白质、维生素B及钙、铁。适量服用能提高机体对钙的吸收能力，但食用过多则会妨碍钙的吸收。白砂糖具有较强的镇痛效果。

【应用】

腹中紧张：白砂糖用2升酒煮服。

食鱼蟹不舒，食蒜、韭口臭：糖霜煮浓汤饮。

治汤、火烫伤：白砂糖30g，冰片3g。用砂锅将白砂糖炒黑，以成块为准，加冰片研细末，用香油调涂伤处。

【食用注意】有痰湿者不宜服，小儿勿多食。

3. 味精

【食用价值】味精中含有谷氨酸钠、蛋白质、碳水化合物、钙等成分，有增鲜开胃、醒脑镇惊的作用，味精中的谷氨酸90%以上能被人体吸收，形成人体组织中的蛋白质。味精亦能促进氧化过程，能对中枢神经系统的日常活动起到良好的促进作用。

【应用】

小儿大脑发育不全：每岁每日服味精0.1g，每日分3次服。

预防癫痫小发作：成人每日服味精2g，小儿每岁每日服味精0.1g，每日分3次服。

预防肝昏迷：味精3g，吞服，每日3次。

【食用注意】不宜长时间高温煎煮或拌炒，加热时间过长会产生一定量的有毒物质；此外，肾功能不全者慎用。

4. 五香粉

【食用价值】五香粉是把超过5种的香料研磨成粉状混合一起，其名称来自中国文化对酸、甜、苦、辣、咸五味要求的平衡。目前我们经常食用的五香粉基本成分是花椒、肉桂、八角、丁香、小茴香籽，它汇集了各种原料的优点，气味芳香，性温味辛，有健脾温中、消炎利尿等功效，对提高机体抵抗力有一定帮助。

【应用】

日常饮食中放入适量，2~5g即可。

【食用注意】孕妇、婴幼儿、肠胃敏感者不宜食用。

5. 花生油

【食用价值】花生油中含有棕榈酸、硬脂酸、亚油酸、花生酸、油酸等。花生油中锌含量较高，适宜于大众补锌，亦含维生素E。花生油可使人体内胆固醇分解为胆汁酸并排出体外，从而降低血浆中胆固醇的含量。花生油中的胆碱还可改善人脑的记忆力，延缓脑功能衰退。

【应用】

蛔虫性肠梗阻：花生油60g，葱头5g，炖服；继用凤尾草30g，水煎，玄明粉15g，冲服。

烫伤：花生油500g（煮沸待冷），石灰水（取熟石灰500g，加冷开水1L，搅匀静置，滤取澄清液）500ml，混合调匀，涂抹患处。

【食用注意】患有细菌性痢疾、急性胃肠炎、腹泻者，由于胃肠功能紊乱，不宜多食。

第四节 常见病的基本食疗

一、感冒

1. 风寒感冒

【食疗药膳】生姜粥。

【原料】粳米50g，生姜5片，连须葱、米醋适量。粳米甘、平，能温中益气；生姜辛温发散，可发汗解表、温胃止呕，是治疗外感风寒恶寒重发汗轻、头痛、鼻塞的重要之物；葱可发汗解表、散寒通阳。

【做法】将生姜洗净捣烂，葱洗净备用。将生姜与粳米一同放入锅中，加清水适量，煮粥，粥快熟时放葱、醋，稍微再煮一会，趁热服食，食后盖被，周身微微出汗。

【适用病证】外感风寒之邪引起的头痛、身痛、无汗、呕逆等病证。

【食用注意】生姜粥为辛温之剂，外感风热者忌用。

2. 风热感冒

【食疗药膳】银花茶。

【原料】金银花20g，茶叶6g，白糖适量。金银花能清热解毒；茶叶苦甘而凉，清头目，除烦热，利小便，生津液；白糖甘寒，能除烦热，生津液。

【做法】金银花、茶叶放入锅中，加适量清水，用旺火烧沸3分钟，加白糖，搅拌至溶解，代茶饮，连服2~3日。

【适用病证】风热感冒，症见发热、微恶风寒、咽干、口渴等。盛夏时也可饮用。

【食用注意】阳虚或脾虚、大便稀溏者忌用。

3. 体虚感冒

【食疗药膳】淡豆豉葱白煲豆腐。

【原料】淡豆豉12g，葱白15g，豆腐200g。淡豆豉味苦辛凉，能宣散解表；葱白辛温，可发散风寒邪气。葱、豉相合，发汗解表之力增强。

【做法】豆腐加水一碗半，煎煮一会儿，加入淡豆豉，水煎剩约大半碗，再加入葱白，滚开即可出锅，趁热服食，食后盖被，至周身微微出汗。

【适用病证】适用于年老体虚者所患的伤风感冒，症见头痛、低热、怕冷、咳嗽、咽痛、鼻塞、流涕等。

【食用注意】适用于年老体虚而外感风邪的患者，外感重症不宜服用。

二、咳嗽

1. 燥热干咳

【食疗药膳】五汁饮。

【原料】梨200g，荸荠500g，鲜芦根100g（干品减半），鲜麦门冬50g（干品减半），藕500g。梨味甘微酸，性质寒凉，能清热化痰、生津润燥；荸荠味甘性平，有凉润肺胃、清热化痰的作用；芦根性甘味寒，可生津除烦，解毒止呕；麦门冬甘寒质润，清心养阴以除烦宁心；藕能清热生津、凉血止血。

【做法】梨去皮、核，荸荠去皮，芦根洗净，麦门冬切碎，藕去皮、节。用干净纱布分别绞取汁液；将绞好的汁液一同放入容器内搅匀；放凉后饮用。

【适用病证】燥热之邪耗伤津液所致的身热、口中燥渴、心中烦热、干咳不已、咽喉肿痛。也可用于秋季燥热伤肺引起的干咳、咽痛。

【食用注意】本膳性凉，适用于燥热伤津证，阳虚或脾胃虚寒者不宜多服。

2. 肺热燥咳

【食疗药膳】川贝秋梨膏。

【原料】款冬花、百合、麦门冬、川贝母各30g，秋梨1000g，冰糖50g，蜂蜜100g。川贝母味苦，性微寒，能清肺泻热化痰、润肺止咳；秋梨味甘微酸，能生津润燥、清热化痰；款冬花、百合、麦门冬等药都有润肺止咳化痰的功效；再以蜂蜜养脾胃，滋而不腻，补而不燥，口感甘甜。

【做法】将款冬花、百合、麦门冬、川贝母放入锅中加水煎成浓汁，去渣留汁。秋梨洗净，去皮、核榨汁，将秋梨与冰糖一同放入药汁内，小火煎至秋梨浆浓稠后调入蜂蜜拌匀，再沸时熄火，冷却后装瓶备用；每次食膏15g，每日2次，温开水冲服。

【适用病证】肺热燥咳，或咳嗽、气短，痰少而黏难以咳出，咽干等。

【食用注意】脾胃虚寒、咳唾清稀、腹泻者不宜食用。

3. 阴虚咳嗽

【食疗药膳】秋梨膏。

【原料】秋梨3200g，麦门冬32g，款冬花24g，百合32g，川贝母32g，冰糖640g。秋梨质润多汁，性味甘，微酸而凉，能生津润燥、清肺化痰；麦门冬、百合均为清润之品，能养阴生津；贝母性凉而有甘味，肺虚久咳、痰少咽燥者甚宜；款冬花能润肺下气、化痰止咳。

【做法】梨切碎榨汁，梨渣加清水再煎煮一次，过滤取汁，二汁合并备用。麦门冬、款冬花、川贝母、百合加10倍量的水煮1小时，滤出药液，再加6倍量的水煮30分钟，滤出药汁，二液混合；将药液兑入梨汁，小火浓缩至稀流膏时加入捣碎的冰糖，搅拌并再煮片刻；每次服10~15ml，每日2次，温开水冲服。

【适用病证】阴虚肺热，咳嗽无痰或痰少黏稠、胸闷喘促、口干、咽燥、心烦、咽哑等症。

【食用注意】梨性寒凉，凡脾胃虚寒、大便溏泄及肺寒咳嗽者不宜食用，不宜与蟹同食，否则易伤脾胃导致呕吐、腹痛、腹泻。

三、头痛

1. 火热头痛

【食疗药膳】菊花绿茶饮。

【原料】菊花3g，槐花3g，绿茶3g。菊花性微苦，味辛甘，可治疗肝阳上亢；槐花味苦微寒，有泻火凉血之效；绿茶性凉味甘苦，可清头目、消食滞。

【做法】将以上3种原料放入瓷杯中，用沸水冲泡，密闭浸泡5~10分钟。每日数次。

【适用病证】肝阳上亢所致的头痛、目胀、眩晕、耳鸣、心中烦热、口苦、易怒、小便短黄等。对疔痈火毒也有良好疗效。

【食用注意】本饮品味苦性偏寒，脾胃虚寒、食少腹胀、大便稀溏者慎用。

2. 血虚头痛

【食疗药膳】芹菜大枣汤。

【原料】芹菜200~500g，大枣60~120g。芹菜性凉味甘苦，可清肝热、利头目、利小便；大枣补脾益气、养血安神。芹菜与大枣温凉相配，甘苦相合，性味平和，不仅可治疗阳亢血虚，更有健身益寿的作用。

【适用病证】肝阳上亢、心血不足或气血不足所致的头晕、头痛、失眠、烦躁、乏力、食少等。

【做法】芹菜不去根、叶，全株洗净，切成寸许长的段，与洗净的红枣一同放入锅内，加适量水煮汤，分次饮用。

四、胃痛

【食疗药膳】滋养胃阴粥。

【原料】太子参6g，石斛10g，麦门冬6g，生地黄10g，陈皮3g，枸杞子20g，大米200g。太子参味甘性平，有益气健脾、生津润肺的功效；石斛能养阴益精、平胃气、轻身延年；麦门冬味甘苦性微寒，能润肺清心、益胃生津；生地黄性味甘、苦而凉，可治阴虚发热；陈皮味苦辛性温，有理气健脾、燥湿化痰之功效；枸杞子性味甘平，质润，平补肝肾，滋补强壮。

【做法】将太子参、麦门冬、枸杞子洗净泡透备用，将石斛、陈皮、生地黄装入纱布包放入锅内，加清水3L，浸泡40分钟；大米、太子参、麦门冬放入锅内，旺火煮开后改小火熬煮，大米煮至七成熟的时候放入枸杞子熬煮2小时，取出纱布包即可。

【适用病证】胃痛隐作，灼热不适，食少，口干，大便干燥，舌红少津。也可用于亚健康人群的日常食养保健。

【食用注意】糖尿病患者禁食，口淡不渴、痰多质稠、小便不利、大便溏泄等症者禁食。

五、积食

1. 积食不化

【食疗药膳】槟榔橘皮茶。

【原料】白槟榔1枚，橘皮1g。槟榔有行气消食导滞的作用；陈皮燥湿行气，可降逆止呕。

【做法】槟榔煨熟，橘皮用蜂蜜渍过。煨熟的槟榔、蜂蜜渍过的橘皮干燥后研为细末，置于锅中，加水150ml，煎煮至水剩下一半，滤渣留汁。每日1剂，顿饮，无效可连服。

【适用病证】积食不化所导致的脘腹胀满、恶心、呕吐、嗳气、吞酸、食欲不振等。

【食用注意】脾虚食积不宜使用。

2. 小儿伤食

【食疗药膳】小儿七星茶。

【原料】薏苡仁15g，甘草4g或灯心草3~5g，山楂10g，生麦芽15g，淡竹叶10g，钩藤10g，蝉蜕4g。薏苡仁、甘草健脾益气；山楂、麦芽消食导滞开胃；钩藤清泻肝热；蝉蜕疏散肝经风热；竹叶清热泻火、除烦利尿；灯心草清心火、利小便。全方七味健脾益气、消食导滞、安神定志，是婴幼儿防病治病的保健药茶。

【适用病证】用于小儿伤食导致的纳差、腹胀、吐奶或呕吐、大便稀溏或面黄肌瘦、厌食恶食。

【做法】以上药物制成粗末，水煎，代茶饮用。

六、倦怠

1. 脾虚倦怠

【食疗药膳】茯苓粥。

【原料】茯苓15g，粳米50g。茯苓具有利水渗湿、健脾化痰之功，其药性平和，少有配伍禁忌；粳米味甘性平，能补中益气、健脾和胃、除烦止泻。

【做法】茯苓磨成细粉，与粳米同煮粥，趁热服食。每天1~2次。

【适用病证】脾虚湿盛所致的体倦乏力、食少、纳呆、腹胀、便溏、肢体浮肿、舌苔白腻等。

【食用注意】本方药力和缓，需常服、久服方能显效。

2. 中气不足

【食疗药膳】黄芪蒸鸡。

【原料】嫩母鸡1只（1000g左右），黄芪30g，食盐1.5g，黄酒15ml，葱、姜各10g，清汤500ml，胡椒粉2g。黄芪味甘性微温，能补气升阳，益卫固表，利水消肿；鸡肉是填髓补精之佳品，营养丰富，滋味鲜美，二者相配相得益彰，鸡肉助黄芪补气之力更强，黄芪助鸡肉化血生精之功更著。

【做法】母鸡宰杀去毛，剖开去内脏，洗净；沸水焯至鸡皮伸展，捞出用清水洗净；清水洗净黄芪，切成2mm厚的长片，塞入鸡腹内；鸡放入砂锅，加入葱、姜、料酒、清汤、精盐，用湿棉纸封口；上蒸笼用旺火蒸，水沸后蒸1.5~2小时，至鸡肉熟烂；出笼后取出黄芪，加胡椒粉调味；空腹食用。

【适用病证】脾气亏虚导致的食少、气虚、倦怠乏力、易感冒，或是中气下陷导致的久泻、子宫脱垂、脱肛等。

【食用注意】食积停滞、气滞湿阻、表虚邪盛及阴虚阳亢者不宜用。

3. 气阴两伤

【食疗药膳】生脉饮。

【原料】人参10g，麦门冬15g，五味子10g。人参性微温，益气生津，可大补元气；麦门冬性微寒，可养阴清热、润肺生津，两药相配益气养阴之功更强；五味子性温，能敛肺止汗、生津止渴。

【做法】水煎后取汁，不拘时温服。

【适用病证】气阴两伤导致的体倦乏力、气短懒言、咽干、口渴、汗多、神疲、舌干少苔，或久咳气弱、口渴、自汗等。

【食用注意】外邪未解或暑病热盛者不宜用。

4. 脾虚湿盛

【食疗药膳】荷叶减肥茶。

【原料】荷叶60g，生山楂10g，生薏苡仁10g，橘皮5g。荷叶味苦性平，有利水湿、升清阳、清热解暑的作用；薏苡仁健脾利湿；山楂可消食化积、散瘀行滞；橘皮可理气健脾、燥湿化痰。

【做法】鲜荷叶与其余各药均洗净晒干，研为细末，混合均匀，以上药末放入开水瓶，冲入沸水，加塞，泡约30分钟后即可饮用。每日用1次，水饮完后可再加开水浸泡，连服3~4个月。

【适用病证】脾虚湿盛导致的体倦怠动、舌苔厚腻、单纯性肥胖、高脂血症等。还可作为糖尿病、脂肪肝、胆石症患者的日常保健品。

【食用注意】本方多为寒凉之药，肥胖见有阴虚征象者不可用，阳虚较重者亦不宜用。

七、腹痛

1. 虚寒疼痛

【食疗药膳】良姜炖鸡块。

【原料】高良姜6g，草果6g，陈皮3g，胡椒3g，公鸡1只（约800g），葱、食盐等调料适量。高良姜辛热纯阳，有健脾胃、止吐泻、散寒之功；草果性味辛温，可治寒湿积滞；陈皮味苦辛而温，能治脾胃不和；胡椒性味辛热，温中散寒，能除胃肠风冷寒邪；公鸡性味甘温，是温中益气、补精填髓的滋补佳品。

【做法】将高良姜、草果、陈皮、胡椒装入纱布袋内，扎口。将公鸡宰杀去毛及内脏，洗净切块，剁去头、爪，与药袋一起放入砂锅；加适量水，旺火煮沸，撇去血沫，加入葱、食盐等调料，小火炖2小时，最后将药袋捡出装盆；每周2~3次，饮汤食肉。

【适用病证】脾胃虚寒导致的腹中冷气窜痛，呕吐、泄泻、反胃、食少、体虚瘦弱等。也可用于风寒湿痹、宫寒不孕、虚寒痛经等患者。

【食用注意】本方专为脾胃虚寒而设，汤味微辣香浓，肠胃湿热泄泻、外感发热、阴虚火旺者不可服食。

2. 冷痛

【食疗药膳】艾叶生姜煮蛋。

【原料】艾叶10g，老生姜15g，鸡蛋2个，红糖适量。艾叶辛香而温，味苦，能温里和中，祛寒止痛；姜性温味辛，能温里散寒；鸡蛋补阴益血，补脾和胃；红糖补血活血，又能矫味。

【做法】姜用湿过水的纸包裹3层，把水挤干，放入热炭灰中煨10分钟，取出洗净，切片备用；将艾叶、鸡蛋洗净，与姜片一起放入锅内，加适量水，文火煮至蛋熟后去壳取蛋；再放入药汁中煮10分钟，加入红糖融化，饮汁食蛋。

【适用病证】腹中冷痛，月经失调或行经腹痛。慢性盆腔炎、带下清稀、宫寒不孕者也可选用。

【食用注意】艾叶辛香而苦，性质温燥，用量不宜过大。阴虚血热者不宜食用。

3. 阳虚寒凝

【食疗药膳】当归生姜羊肉汤。

【原料】当归20g，生姜30g，羊肉500g，食盐、黄酒、葱、胡椒粉适量。当归补血调经、活血化瘀、润肠通便，有补血不滞血、活血不伤血的特点，是调经补血第一要药；羊肉是血肉有情之品，性温热，有暖中补虚、补肾填精功用；生姜温散，又可去除羊膻味。

【做法】羊肉洗净，除筋去膜，切成小块，开水焯后沥干备用；生姜切薄片，下锅略炒，再倒入羊肉微炒，铲出；当归洗净，用纱布包好捆住，与炒后的生姜、羊肉一起放入砂锅，旺火煮沸，小火煲2~3小时；加葱、胡椒粉等调味，吃肉喝汤。

【适用病证】阳虚寒凝导致的腹痛、疝气痛、恶风畏冷、疲倦乏力、四肢冷、面色苍白；妇女月经不调、血虚经少、痛经、经期头痛、胎动不安、习惯性流产，以及产后气血虚弱所致的腹痛、血虚乳少、恶露不止等。

【食用注意】年老体弱、常发热、咽喉肿痛、口舌溃烂者慎用。

八、血证

1. 痛经

【食疗药膳】二花调经茶。

【原料】月季花9g（鲜品加倍），玫瑰花9g（鲜品加倍），红茶3g。

月季花、玫瑰花二者功效相近，有理气活血、调经止痛的作用，是气滞血瘀型月经病的常用药。

【做法】以上三种原料制成粗末，用沸水冲泡10分钟，可随时温饮。每日1剂，连服数日。在行经前几天服用。

【适用病证】气滞血瘀所致的月经后期且量少、色暗、有血块、小腹疼痛。

2. 血瘀证

【食疗药膳】三七蒸鸡。

【原料】母鸡1500g，三七20g，葱、姜、料酒、盐适量。三七甘苦而温，散瘀止血而不留瘀；鸡肉甘温，温中益气，养血和营，主治虚劳瘦弱。

【做法】母鸡宰杀煺毛，剁去头、爪，剖腹去内脏，冲洗干净。三七一半上笼蒸软，切成薄片，一半磨成粉。葱切大段，姜切片，鸡剁成小块，放入三七片，葱、姜摆在鸡块上，加适量料酒、盐、清水，上笼蒸2小时，出笼后捡出葱、姜，拌入味精和三七粉，吃肉喝汤即可。

【适用病证】产后、经期、跌打、出血等血瘀证。临床多用于胸痹心痛、跌打损伤、崩漏、遗精泄泻、消渴、咯血等。因其亦能益气养血、和营养颜，故血虚面色萎黄、年老久病体弱者也可用作强身之品。

【食用注意】孕妇忌服。

3. 血虚证

【食疗药膳】糯米阿胶粥。

【原料】阿胶30g，糯米100g，红糖适量。阿胶甘平无毒，补血滋阴，可治疗血虚燥热所致的一切出血；糯米补中气、健脾胃；红糖补中缓肝、养血活血。

【做法】糯米淘洗净，入锅加清水煮至粥将熟；阿胶捣碎放入，边煮边搅，稍煮2~3沸，加入红糖搅匀即可。每日分2次趁热空腹服下，3日为1疗程，间断服用。

【适用病证】血虚燥热所致的虚劳嗽血、肺燥久咳、吐血、便血、妇女月经不调、孕妇胎动不安及眩晕、心悸等。临床也用于营养不良性贫血、恶性贫血、血小板减少性紫癜、再生障碍性贫血等疾病的辅助治疗。

【食用注意】阿胶易滋腻，连续服用容易导致胸满气闷，应间断服用。脾胃虚弱者不宜多用。

4. 肝血虚

【食疗药膳】猪心枣仁汤。

【原料】猪心一颗，茯神15g，酸枣仁15g，远志6g。猪心性味甘咸而平，能补虚养心、安神定惊；酸枣仁性味甘酸平，能宁心安神，主要用于心肝血虚引起的失眠、惊悸、怔忡等症；茯神助安神；远志亦有宁心安神之功。

【做法】猪心剖开洗净放入砂锅，将洗净打破的酸枣仁及洗净的茯神、远志一起放入锅中，加适量清水；旺火烧沸，撇去浮沫后改小火，炖至猪心熟透即可；加少许食盐、味精调味。只食猪心和汤。

【适用病证】心肝血虚导致的心悸、怔忡、失眠等症。

【食用注意】高血压病、冠心病、高脂血症患者慎用。

5. 贫血

【食疗药膳】牛肉炖海带。

【原料】黄牛肉1000g，海带500g，陈皮2g，草果1g，八角茴香6g，花椒2g，丁香0.5g，小茴香2g，肉桂2g，肉豆蔻2g，葱130g，大蒜20g，生姜60g，食盐适量。牛肉甘温补脾胃、益气血；海带消痰软坚、行气化湿；陈皮、草果、小茴香、肉豆蔻行气健脾；八角茴香、花椒、肉桂、丁香健脾温里散寒。

【做法】牛肉切块，冷水下锅，锅开后撇去浮沫，放入陈皮、草果、八角茴香、花椒、丁香、小茴香、肉桂、肉豆蔻、葱、大蒜、生姜，炖至牛肉软烂。另起一锅，用炖好的牛肉汤煮已泡发的海带，炖好后放入牛肉块，加入食盐调味。

【适用病证】贫血等脾气亏虚者，表现为头晕、气短、疲乏、心慌等。身体虚弱或无病时食用亦能健身益寿。

【食用注意】甲状腺疾病患者及上火者慎食。

九、心神不安

1. 阴虚内热

【食疗药膳】人参炖乌骨鸡。

【原料】乌骨鸡2只，人参100g，猪肘500g，母鸡1只，料酒、食盐、味精、葱、姜、胡椒粉适量。人参味甘微苦、性微温，可大补元气、养阴安神；乌骨鸡味甘性平，有滋肝补肾、退热安神之效。

【做法】乌骨鸡宰杀去毛，去头、爪及内脏，将鸡腿折入肚内。人参用温水洗净，猪肘刮洗干净，葱切段、姜切片备用。大砂锅置于旺火上，加足清水，放入母鸡、猪肘、葱、姜，煮沸后小火慢炖，母鸡和猪肘五成熟时，再放入乌骨鸡和人参同炖，加入料酒、食盐、味精、胡椒粉调味，炖至鸡酥烂即可。

【适用病证】阴虚内热所致的虚烦少寐、神志不宁、五心烦热、心悸神疲等。

【食用注意】本膳略滋腻，素有湿热内蕴或阳气不足者慎用。

2. 余热未清

【食疗药膳】百合粥。

【原料】百合30g（或干百合粉20g），糯米50g，冰糖适量。百合甘微寒、质润，可润肺止咳、宁心安神，是治疗虚烦不眠、心神不宁、低热不退、久咳久喘的常用药；糯米甘平，可益气补虚、定心神、除烦渴，适用于各种慢性虚证等。

【做法】百合剥皮去须、切碎（或干百合粉20g），糯米洗净，一同放入砂锅，加清水适量，煮至米烂汤稠，加冰糖。温热服食。

【适用病证】余热未清所致的精神恍惚、心神不安以及妇女更年期综合征等，也适用于老年人的滋养保健。

十、肾气虚损

1. 尿频

【食疗药膳】山药芡实粥。

【原料】山药50g，芡实50g，粳米50g，香油、食盐适量。山药甘平质润，具有健脾益肾、固精止带的功效，是下元不固及日常保健用品；芡实益肾固精、健脾止泻、除湿止带，是治疗带下的佳品。

【做法】山药去皮切块，芡实打碎，两者同入锅中，加适量水煮粥。粥熟后加香油、食盐调味，每晚温服。

【适用病证】用于尿频、遗尿、倦怠乏力、健忘、失眠、带下清稀等。

【食用注意】本膳味美可口，服食方便，宜于久服。

2. 精血亏虚

【食疗药膳】鹿角粥。

【原料】鹿角粉10g，粳米60g。鹿角粉味咸、性温，能补肾阳、益精血、强筋骨。

【做法】粳米淘净放于锅内加水煮粥，米汤煮沸后调入鹿角粉，加食盐少许，同煮为稀粥，每日分2次服。

【适用病证】肾阳不足、精血亏虚导致的畏寒身冷、腰膝酸痛、阳痿早泄、不孕不育、精神疲乏、小儿发育不良及囟门不合、妇女崩漏带下等。

【食用注意】阴虚阳亢者忌服。本方温热，适合冬天服用，夏季不适合选用。因其作用较缓，应小量久服，10天为1疗程。

3. 肾气虚

【食疗药膳】杜仲腰花。

【原料】杜仲12g，猪肾250g，黄酒25ml，葱50g，味精1g，酱油40ml，醋2ml，干淀粉20g，大蒜10g，生姜10g，食盐5g，白砂糖3g，花椒1g，食用油100g。猪肾益精滋血助阳，杜仲甘温，入肾经，壮阳气。

【做法】用300ml水将杜仲熬成浓汁，去杜仲；淀粉、味精、酱油、黄酒、白砂糖兑成芡糊，生姜去皮切片，葱洗净切成短节；猪腰剖成两片，刮去筋膜，切成腰花；炒锅烧油至八成热，放入花椒，再放腰花、葱、姜、蒜快炒，沿锅倒入芡汁与醋，翻炒均匀即可。

【适用病证】适用于肾虚腰痛膝软、阳痿、遗精、耳鸣、眩晕、夜尿频多，亦可用于肾炎、高血压病、性功能低下者的膳食调理和辅助治疗。无病常食具有强身健骨的滋养作用。

【食用注意】阴虚火旺者不宜食。

十一、便秘

【食疗药膳】杏仁汤。

【原料】杏仁10g，火麻仁10g，板栗30g，芝麻15g。杏仁润肠通便兼降肺气以助大肠传导；火麻仁润燥滑肠；板栗性味甘温，有益气健脾、厚补肠胃的作用；芝麻益肝补血、滋阴润肠。

【做法】将杏仁去皮与火麻仁一起砸碎；板栗炒熟去外壳，芝麻炒香；上述原料放入砂锅中，加适量水，煎煮后去渣取汁。早晚各1次，饭前温服。

【适用病证】肺气上逆所致的腑气不通，胸胁痞满，大便秘结，舌苔薄白而腻。

【食用注意】火麻仁服用时注意不可过量。

十二、目疾

【食疗药膳】菠菜猪肝汤。

【原料】菠菜30g，猪肝100g，食盐、味精、清汤等调料适量。菠菜味甘性凉而质滑，有养血润燥、滑肠通便的功效；猪肝既可养血补肝，治血虚萎黄，又可补肝明目，治肝血不足的视力减退、夜盲等症。

【做法】菠菜洗净，在沸水中焯烫片刻，切段，将鲜猪肝切成薄片，与食盐、味精、淀粉拌匀；将清汤（鸡汤、肉汤亦可）烧沸，加入洗净拍破的生姜、切成段的葱白等，煮几分钟后放入拌好的猪肝片及菠菜，煮至肝片及菠菜熟即可。

【适用病证】肝血不足导致的血虚萎黄、视力减退、大便涩滞、缺铁性贫血等。

【食用注意】菠菜中草酸含量较高，肾炎及肾结石患者不宜食用；菠菜质滑而利，能润燥滑肠，脾胃虚寒者不宜食用。

十三、暑热证

【食疗药膳】荷叶冬瓜汤。

【原料】鲜荷叶1/4张，鲜冬瓜500g，食盐适量。荷叶清香微苦，性质平和，可清凉解暑、生津止渴；冬瓜是消水利肿的佳品，其味甘淡性寒，有利尿之效。

【做法】将鲜荷叶洗净剪碎，鲜冬瓜去皮洗净，切片备用。鲜荷叶和冬瓜片一起入锅，加适量水煲汤；临熟时弃荷叶，加少量食盐调味。饮汤食冬瓜。每日1剂，分2次食用。

【适用病证】暑温和湿温病所致发热、出汗不畅、烦闷、头晕、头重、头痛、体重酸痛、口渴、尿赤、小便不利、舌苔白腻或微黄腻等症。也可用于中暑、水肿、消渴、肥胖等病的辅助治疗。

【食用注意】本膳性质平和，夏日日常感受暑湿者皆可食用。

十四、脱发

【食疗药膳】花生米大枣炖猪蹄。

【原料】猪蹄1000g，花生米（带红衣）100g，大枣40枚，黄酒、酱油、白糖、葱、姜、味精、花椒、食盐、大茴香各适量。猪蹄能和血脉，善补气血、通血脉、润肌肤，用于毛发枯黄者；花生性味甘、微苦而平，有养血和血、和胃润肺的作用；大枣是益气健脾的常用药。

【做法】猪蹄去毛洗净，剖开砍成段块；花生米、大枣洗净；葱切段、姜切片备用；先用砂锅将猪蹄煮至四成熟后捞出，用酱油涂擦均匀，放入油内炸成黄棕色，再放入洗净的砂锅内，加清水，放花生米、枣及其他佐料；在旺火上烧开后改小火炖至熟烂。分四顿佐餐食用，连服10~15日。

【适用病证】适用于气血亏虚导致的毛发枯黄易脱、稀少早白，伴有面色不华、心悸、气短等。另外还可用于产后虚弱引起的乳汁不下。

【食用注意】阳虚痰湿内盛体质者禁服。

十五、醉酒

【食疗药膳】橘味醒酒羹。

【原料】糖水橘子250g，糖水莲子250g，青梅25g，大枣5枚，白糖300g，白醋30ml，桂花少许。橘子行气调中，燥湿化痰；莲子、大枣能健脾益气祛湿；桂花香味浓，有行气散郁的作用；青梅、白糖、白醋生津止渴，是常用的解酒之品。

【做法】青梅切丁，大枣去核洗净，放入小碗中加水蒸熟；糖水橘子、莲子倒入锅中，再加入青梅、大枣、白糖、白醋、桂花、清水，煮开即成。频频食用。

【适用病证】饮酒后嗳气呕逆、泛酸水、不思饮食、燥热烦渴等。

第五章 \ 运动养生

运动，让生命充满活力。养神，要求静；养形，讲究动。动静结合，形神共养，才能延年益寿。运动养生的方式有很多，大致可以分为两大类，即传统养生运动和现代养生运动。

运动养生需要注意以下几个原则：

（1）运动养生首贵坚持

任何运动都可以起到锻炼身体、养生保健的作用，但是只有坚持，日积月累，才能达到养生的目的，切忌"三天打渔，两天晒网"。

（2）运动要因人而异

运动应根据年龄、身体状况、生活环境等不同，选择适合自己的运动方式。最好的不一定是最适合自己的，适合自己的才是最好的。进行某项运动锻炼时，或做某项运动锻炼后经常出现身体不适，说明该项运动不适合自己，应立即停止，调换其他运动方式。

青少年选择范围比较广，但是也要合理搭配。每周保持5天中等强度的有氧运动，每次30分钟以上；适度进行高强度的有氧运动，一般每周3天，每次25分钟以上为宜。注意中等强度和高强度有氧运动的交替进行，同时还要避免受伤。

中年人身体强壮，适合的运动方式比较多，以控制体重和提高心肺耐力为运动目标。保持运动多样性，摒弃"人到中年运动力下降"的观念；多管齐下，不仅要增加力量，还要锻炼柔韧性和平衡力；避免进行可能引发旧伤的运动。

老年人要根据自己身体特点，选择锻炼耐力性的运动为主，适当配合力量的锻炼。根据自己兴趣爱好、身体健康状况及居住环境，选择适合自身的项目，不要盲目跟从他人锻炼；要循序渐进，不要操之过急，避免剧烈对抗和过量负重；锻炼时间要适度，不要与别人比较，去计较一些没必要的胜负。

（3）运动要因时而异

天气、环境良好，不仅可以锻炼身体，还有利于保持心情愉悦，可以将锻炼的益处最大化。大风、雷雨、雾霾等恶劣天气，要避免外出运动。时间太晚也不适合运动，比如晚上9点以后就不太适合剧烈运动。

第一节　传统运动养生

中国传统养生运动功法很多，作用各具特色，近年来在社会上流传较广、影响较大、养生保健效果较好的主要有太极拳、八段锦、易筋经、五禽戏、六字诀等传统的养生功法。这些功法又被称为导引吐纳术，是先祖们几千年来在与疾病斗争过程中总结创立的传统养身健身祛病术，由呼吸运动、肢体动作、意念活动三者相结合，形神共养，最终实现养生保健、延年益寿的效用。

一、太极拳

（一）练习太极拳的益处

太极拳是我国传统的健身运动项目，可以强身健体、调和阴阳，对促进脏腑和谐、保持经脉通畅有积极的作用。太极拳以古代《易经》哲学理论为指导思想，以"太极"为名，取太极图"圆柔连贯、阴阳合抱"之势作为运动原则。太极拳源远流长，流派也比较多，其发展脉络最早是在明末清初。当时有陈氏太极，后由陈长兴传弟子杨露禅经改编而形成杨氏太极拳。再后来，又从杨氏太极派生出吴氏(吴鉴泉)太极拳、武氏(武禹襄)太极拳和孙氏(孙禄堂)太极拳等。目前，国家体育运动委员会推广普及的是由杨氏太极拳改编的，通称"太极二十四式"。

虽然太极拳的流派众多，但养生功效是太极拳的共同特点，太极拳运用中医经络学，配合导引和吐纳，通过形体引导，将意、气、形体合成一体，使人的精神、气血、筋骨等都得到濡养和锻炼，达到"阴平阳秘"的平衡状态。因为注重呼吸的调节，所以可以强肺益气；顺应人体经络行气，可以通经活血；强调以"腰为主宰"，可以强腰壮肾。现代研究表明，太极拳能改善机体新陈代谢，提高消化功能，增强免疫力，调节血压、血糖、血脂，可以有效预防高血压病、高脂血症、糖尿病及动脉粥样硬化等。

（二）动作要领

在练习太极拳的过程当中，要排除杂念，始终保持心神的宁静，全神贯注，意识要始终照顾到动作，配合眼神，手动于外，气动于内，做到意到、形到、气到，做到形、气、神三位一体。还要求全身自然放松，上身沉肩坠肘、下身松胯宽腰，呼吸深长均匀，与动作的轻柔圆活相适应。特别要注重腰的锻炼，腰是各个动作的中轴，动作的虚实变化要由腰来带动，做到上下协调、前后兼顾、左右呼应，从而达到浑然一体的效果。

功法：二十四式太极拳集合图，见图5-1。

1. 起势　　　2. 左右野马分鬃　　3. 白鹤亮翅　　4. 左右搂膝拗步

5. 手挥琵琶　　6. 左右倒卷肱　　7. 左揽雀尾　　8. 右揽雀尾

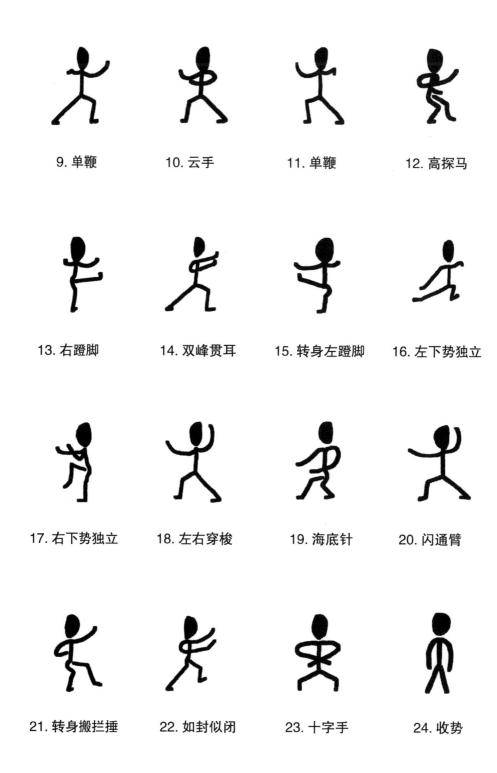

9. 单鞭　　　10. 云手　　　11. 单鞭　　　12. 高探马

13. 右蹬脚　　14. 双峰贯耳　　15. 转身左蹬脚　　16. 左下势独立

17. 右下势独立　　18. 左右穿梭　　19. 海底针　　20. 闪通臂

21. 转身搬拦捶　　22. 如封似闭　　23. 十字手　　24. 收势

图 5-1　二十四式太极拳集合图

二、八段锦

八段锦是在我国民间流传很广的一种健身功法，它是由八组不同的动作组成的。将该功法的八组动作及其效应比喻为精美华贵的丝帛、绚丽多彩的锦绣，是为了显示其珍贵，称颂其精炼完美的编排和良好的祛病健身作用。

八段锦在北宋年间已流传于世，有坐势和站势之分。由于站势八段锦便于群众习练，所以流传甚广。明清时期，站势八段锦有了很大的发展，并得到了广泛传播。清末《新出保身图说·八段锦》首次以"八段锦"为名，并绘有图像，形成了较完整的动作套路。其歌诀为："双手托天理三焦，左右开弓似射雕；调理脾胃臂单举，五劳七伤往后瞧；摇头摆尾去心火，两手攀足固肾腰；攒拳怒目增气力，背后七颠百病消。"八段锦能改善神经调节功能，加强血液循环，对腹腔内脏有柔和的按摩作用，可激发各系统的功能，纠正机体的异常反应，对许多疾病都有医疗康复作用。

（一）功法特点

1.脏腑分纲，全面协调：八段锦依据中医藏象理论，以脏腑的生理、病理特征分证来安排导引动作，将导引动作与肺脏、心脏、脾脏、肾脏和胆腑的生理病理紧密联系在一起。在八组动作中，每一组都有其明确的侧重点，且注重每组间功能效应的呼应协调，从而全面调整脏腑功能及人体的整体生命活动状态。

2.形神结合，气寓其中：八段锦通过动作导引，注重以意识对形体的调控，将意识贯注到形体动作之中，使神与形相合；由于意识的调控和形体的导引，促使真气在体内流行，达到神注庄中、气随庄动的境界。

3.对称和谐，动静相兼：本功法每式动作及动作之间表现出对称和谐的特点，形体动作在意识的导引下，轻灵活泼，节节贯穿，舒适自然，体现出内实精神，外示安逸，虚实相生，刚柔相济的神韵。

（二）锻炼要领

1.松静自然，形息相随：八段锦的锻炼，一方面要求精神形体放松，心平方能气和，形松意充则气畅达。另一方面要求形体、呼吸、意念要自然协调。形体自然，动作和于法度；呼吸自然，要勿忘勿助，不强吸硬呼，形息相随；意念自然，要似守非守，绵绵若存，形气神和谐一体。

2.动作准确，意息相随：八段锦动作安排和谐有序，在锻炼过程中首先要对动作的线路、姿势、虚实、松紧等分辨清楚，做到姿势工整、方法准确。经过一段时间的习练力求动作准确熟练、连贯，逐步达到动作、呼吸、意念的有机结合，使意息相随，而达到形、气、神三位一体的境界和状态。

八段锦集合图，见图5-2。

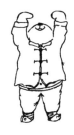 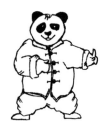 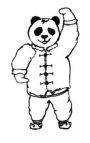 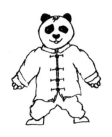

1. 双手托天理三焦　　2. 左右开弓似射雕　　3. 调理脾胃臂单举　　4. 五劳七伤往后瞧

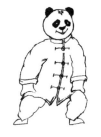 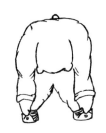 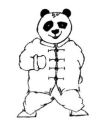 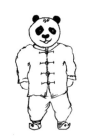

5. 摇头摆尾去心火　　6. 双手攀足固肾腰　　7. 攒拳怒目增气力　　8. 背后七颠百病消

图 5-2　八段锦集合图

（三）功法操作

1.预备式

两脚并步，周身中正，松静站立，两臂自然垂于体侧，目视前方。

两腿膝关节稍屈，两臂外旋，向前合抱于腹前呈圆弧形，与脐同高，掌心向内，两掌指间距约10cm，目视前方。

2. 第一式　双手托天理三焦

（1）身体重心移至右腿，左脚向左侧开步，脚尖朝前，约与肩同宽。两臂内旋，两掌分别向两侧摆起，约与髋同高，掌心向后，目视前方。

（2）两臂外旋微下落，两掌五指分开在腹前交叉，掌心向上；目视前方。

（3）两腿徐缓挺膝伸直，两掌上托至胸前，两臂随之内旋向上托起，掌心向上；抬头，目视两掌。

（4）两臂继续上托，肘关节伸直，下颏内收，动作略停，目视前方。

（5）身体重心缓缓下降；两腿膝关节微屈；同时十指慢慢分开，两臂分别向身体两侧下落，两掌捧于腹前，掌心向上。

重复6遍。

3. 第二式　左右开弓似射雕

（1）重心右移，左脚向左侧开步，两腿膝关节自然伸直，两掌向上交叉于胸前，左掌在外，两掌心向内。

（2）两腿徐缓屈膝半蹲成马步，右掌屈指成"爪"，向右拉至肩前。左掌成八字掌，左臂内旋，向左侧推出，与肩同高，坐腕，掌心向左，犹如拉弓射箭之势，目视左掌方向。

（3）身体重心右移，右手五指伸开成掌，向上、向右画弧，与肩同高，指尖朝上，掌心斜向前。左手指伸开成掌，掌心斜向后，目视右掌。

（4）重心继续右移，左脚回收成并步站立。两掌分别由两侧下落，捧于腹前，指尖相对，掌心向上。

重复上述动作，左右相反，重复6遍。

4. 第三式　调理脾胃臂单举

（1）两腿徐缓伸直，左掌上托，左臂外旋上穿经面前，随之臂内旋上举至头左上方，肘关节微屈，力达掌根，掌心向上，掌指向右。右掌微上托，随之臂内旋下按至右髋旁，肘关节微屈，力达掌根，掌心向下，掌指向前。

（2）松腰沉髋，身体重心缓缓下降；两腿膝关节微屈。左臂屈肘外旋，左掌经面前下落于腹前，掌心向上。右臂外旋，右掌向上捧于腹前，两掌指尖相对，掌心向上。

重复上述动作，左右相反，重复6遍。

5.第四式　五劳七伤往后瞧

（1）两腿徐缓伸直，两臂伸直，掌心向后，指尖向下，目视前方。两臂充分外旋，掌心向外；头向左后转，动作略停，目视左斜后方。

（2）松腰沉髋，身体重心缓缓下降，两腿膝关节微屈，两臂内旋按于髋旁，掌心向下，指尖向前。

重复上述动作，左右相反，重复6遍。

6.第五式　摇头摆尾去心火

（1）身体重心左移，右脚向右开步站立，两腿膝关节自然伸直，两掌上托与胸同高时，两臂内旋，两掌继续上托至头上方，肘关节微屈，掌心向上，指尖相对。

（2）两腿徐缓屈膝半蹲成马步，两臂向两侧下落，两掌扶于膝关节上方，肘关节微屈，小指侧向前。

（3）身体重心向上稍升起，而后右移，上体先向右倾，随之俯身，目视右脚。

（4）身体重心左移，上体由右向前、向左旋转，目视右脚。

（5）身体重心右移，成马步；同时头向后摇，上体立起，随之下颏微收，目视前方。

重复上述动作，左右相反，重复6遍。

7.第六式　两手攀足固肾腰

（1）两腿挺膝伸直站立，两掌指尖向前，两臂向前、向上举起，肘关节伸直，掌心向前。

（2）两臂外旋至掌心相对，屈肘，两掌下按于胸前，掌心向下，指尖相对。

（3）两臂外旋，两掌心向上，随之两掌掌指顺腋下向后插，目视前方。

（4）两掌心向内沿脊柱两侧向下摩运至臀部；随之上体前俯，两掌继续沿腿后向下摩运，经脚两侧置于脚面，抬头，目视前下方。

重复6遍。

8.第七式　攒拳怒目增气力

（1）身体重心右移，左脚向左开步；两腿徐缓屈膝半蹲成马步，两掌握固，抱于腰侧，拳眼朝上。

（2）左拳缓慢用力向前冲出，与肩同高，拳眼朝上，视左拳冲出方向。

（3）左臂内旋，左拳变掌，虎口朝下；目视左掌。左臂外旋，肘关节微屈，左掌向左缠绕，变掌心向上后握固，目视左拳。

（4）屈肘，回收左拳至腰侧，拳眼朝上；目视前方。

上述动作，左右相反，重复6遍。

9.第八式　背后七颠百病消

（1）两脚跟提起，头上顶，动作略停，目视前方。
（2）两脚跟下落，轻震地面，目视前方。

重复6遍。

三、易筋经

易筋经相传为印度达摩所创，宋元以前仅流传于少林寺僧众之中，自明清以来才日益流行，且演变为数个流派。"易"者，变易、改变也；"筋"指筋肉，经筋；"经"指规范、方法。"易筋经"就是通过形体的牵引伸展、抻筋拔骨来锻炼筋骨、筋膜，调节脏腑经络，从而强壮身形。习练此功法能增强体质，使精力充沛、情绪稳定、肌肉壮实、筋骨强劲；能改善血液循环、提高机体免疫力，起到健身防病、延年益寿的作用。临床研究表明，习练易筋经对神经衰弱、胃肠疾病、呼吸系统疾病、肢体关节疼痛、颈腰椎疾病和痿证等有一定的治疗作用。

（一）功法特点

1.动作舒展，抻筋拔骨：易筋经的动作要领，不论是上肢、下肢还是躯干，都要求做较充分的屈伸、外展内收、扭转身体等运动，其目的就是通过"抻筋拔骨"，牵动经筋、经络，进而调节脏腑功能，畅通气血，达到强身健体的目的。从现代运动医学而言，通过充分的形体屈伸，牵拉人体各部位的大小肌群和筋膜，以及大小关节处的肌腱、韧带、关节囊等结缔组织，促进活动部位软组织的血液循环，改善软组织的营养代谢过程，提高肌肉、肌腱、韧带等软组织的柔韧性、灵活性和骨骼、关节、肌肉等组织的活动功能。

2.引动脊柱，疏通夹脊：易筋经通过脊柱的旋转屈伸运动以刺激背部的腧穴，疏通夹脊，和畅任、督脉，调节脏腑功能，达到健身防病、益寿延年的目的。现代运动医学认为，脊柱旋转屈伸的运动刺激调理了脊髓和神经根，增强了其对各器官的协调和控制作用。

3.动静相兼，协调美观：易筋经整套动作速度均匀和缓，动作刚柔相济，用力轻盈圆柔，不使用蛮力，不僵硬。本功法动作要求上下肢与躯体之间，肢体与肢体之间的左右上下，以及肢体左右的对称协调，彼此相随，密切配合，呈现出动作舒展连贯、柔畅协调的神韵。

（二）练功要领

1.精神放松，形神合一：易筋经的习练，要求精神放松，意识平和。通过动作变化引导气的运行，将意识贯注到动作当中，做到神注庄中，意气相随。在运用意念时，要注意用意要轻，似有似无，切忌刻意、执着。

2.呼吸自然，动息相随：习练易筋经时，要求呼吸自然、均匀、流畅，不喘不滞，以利于身心放松、心气平和，使动作和呼吸始终保持柔和协调。

3.虚实相兼，刚柔相济：习练易筋经功法，应做到刚与柔、虚与实相协调配合。因为用力过"刚"，会出现拙力、僵力，以至于影响气血的流通和运行；动作过"柔"，则会出现松懈、空乏，不能起到引动气机、抻筋拔骨的作用。

易筋经集合图，见图5-3。

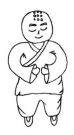 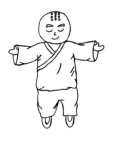 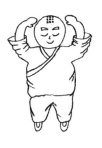 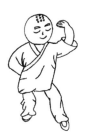

1. 拱手环抱　　　2. 两臂横担　　　3. 掌托天门　　　4. 摘星换斗

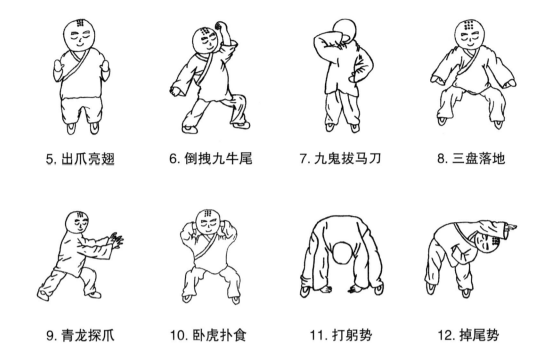

5. 出爪亮翅　　6. 倒拽九牛尾　　7. 九鬼拔马刀　　8. 三盘落地

9. 青龙探爪　　10. 卧虎扑食　　11. 打躬势　　12. 掉尾势

图 5-3　易筋经集合图

（三）功法操作

1. 预备式

两脚并拢，身体中正，两手自然垂于体侧，百会虚领，下颌微收，全身放松，呼吸自然，目光内含，心静神宁。

2. 第一式　韦驮献杵第一式

（1）左脚向左侧开半步，约与肩同宽，两膝微屈，成开立姿势，两手自然垂于体侧。

（2）两臂自体侧向前抬至前平举，掌心相对，指尖向前。两臂屈肘，自然回收，指尖向斜前上方约30°，两掌合于胸前，掌根与膻中穴同高，虚腋，目视前下方。

3. 第二式　韦驮献杵第二式

（1）两肘抬起，两掌伸平，手指相对，掌心向下，掌臂约与肩呈水平状态。两掌向前伸展，掌心向下，指尖向前。

（2）两臂向左右分开至侧平举，掌心向下，指尖向外。五指自然并拢，坐腕立掌，目视前下方。

4.第三式　韦驮献杵第三式

（1）松腕，同时两臂向前平举内收至胸前平屈，掌心向下，掌与胸相距约一拳。

（2）两掌同时内旋，翻掌至耳垂下，掌心向上，虎口相对，两肘外展，约与肩平。

（3）身体重心前移至前脚掌支撑，提踵，两掌上托至头顶，掌心向上，展肩伸肘，微收下颏。

5.第四式　摘星换斗

左摘星换斗：

（1）两脚跟缓缓落地，两手握拳，拳心向外，两臂下落至侧上举。随后两拳缓缓伸开变掌，掌心斜向下，全身放松。

（2）身体左转，屈膝，右臂上举经体前下摆至左髋关节外侧"摘星"，右掌自然张开。左臂经体侧下摆至体后，左手背轻贴命门，目视右掌。

（3）直膝，身体转正，右手经体前向额上摆至头顶右上方，松腕，肘微屈，掌心向下，手指向左，中指尖垂直于肩髃穴。左手背轻贴命门，意注命门。右臂上摆时眼随手走，定势后目视掌心。定势片刻，然后两臂向体侧自然伸展。

右摘星换斗：动作与左摘星换斗势相同，方向相反。

6.第五式　倒拽九牛尾势

右倒拽九牛尾：

（1）双膝微屈，身体重心右移，左脚向左侧后方约45°撤步。右脚跟内转，右腿屈膝成右弓步。左手内旋，向前、向下画弧后伸，小指到拇指逐个相握成拳，拳心向上。右手向前上方划弧，伸至与肩平时，小指到拇指逐个相握成拳，拳心向上，稍高于肩，目视右拳。

（2）身体重心后移，左膝微屈。腰稍右转，以腰带肩，以肩带臂。右臂外旋，左臂内旋，屈肘内收，目视右拳。

（3）身体重心前移，屈膝成弓步。腰稍左转，以腰带肩，以肩带臂，两臂放松前后伸展，目视右拳。

重复动作（2）至（3），3遍。

（4）身体重心前移至右脚，左脚收回，右脚尖转正，成开立姿势，两臂自然垂于体侧，目视前下方。

左倒拽九牛尾：动作与右倒拽九牛尾势相同，方向相反。

7. 第六式　出爪亮翅势

（1）身体重心移至左脚，右脚收回，成开立姿势。右臂外旋，左臂内旋，摆至侧平举，两掌心向前，环抱至体前，随之两臂内收，两手变柳叶掌立于云门穴前，掌心相对，指尖向上，目视前下方。

（2）展肩扩胸，然后松肩，两臂缓缓前伸，并逐渐转掌心向前，成荷叶掌，指尖向上，瞪目。

（3）松腕，屈肘，收臂，立柳叶掌于云门穴，目视前下方。

重复动作（2）至（3），6遍。

8. 第七式　九鬼拔马刀势

右九鬼拔马刀：

（1）躯干右转，右手外旋，掌心向上；左手内旋，掌心向下。随后右手由胸前内收经右腋下后伸，掌心向外。左手由胸前伸至前上方，掌心向外。躯干稍左转，右手经体侧向前上摆至头前上方后屈肘，由后向左绕头半周，掌心掩耳，左手经体左侧下摆至左后，屈肘，手背贴于脊柱，掌心向后，指尖向上。头右转，右手中指按压耳郭，手掌扶按玉枕，目随右手动，定势后视左后方。

（2）身体右转，展臂扩胸；目视右上方，动作稍停。屈膝，上体左转，右臂内收，含胸。左手沿脊柱尽量上推，目视右脚跟，动作稍停。如此重复3遍。

（3）直膝，身体转正，右手向上经头顶上方向下至侧平举，左手经体侧向上至侧平举，两掌心向下，目视前下方。

左九鬼拔马刀势：动作与右九鬼拔马刀势动作相同，方向相反。

9.第八式　三盘落地势

（1）左脚向左侧开步，两脚距离约宽于肩，脚尖向前，目视前下方。

（2）屈膝下蹲，沉肩、坠肘，两掌逐渐用力下按至约与环跳穴同高，两肘微屈，掌心向下，指尖向外，目视前下方。口吐"嗨"音，音吐尽时，舌尖向前轻抵上下牙之间，终止吐音。

（3）翻掌心向上，肘微屈，上托至侧平举，同时缓起身直立，目视前方。

重复动作（2）至（3），3遍。第一遍微蹲，第二遍半蹲，第三遍全蹲。

10.第九式　青龙探爪势

左青龙探爪：

（1）左脚收回半步，约与肩同宽；两手握固，两臂屈肘内收至腰间，拳轮贴于章门穴，拳心向上，目视前下方。然后右拳变掌，右臂伸直，经下向右侧外展，略低于肩，掌心向上，目随手动。

（2）右臂屈肘、屈腕，右掌变"龙爪"，指尖向左，经下颏向身体左侧水平伸出，目随手动。躯干随之向左转约90°，目视右掌指所指方向。

（3）"右爪"变掌，随之身体左前屈，掌心向下按至左脚外侧，目视下方；躯干由左前屈转至右前屈，并带动右手经左膝或左脚前画弧至右膝或右脚外侧，手臂外旋，掌心向前，握固，目随手动视下方。

（4）上体抬起，直立，右拳随上体抬起收于章门穴，拳心向上，目视前下方。

右青龙探爪：动作与左青龙探爪势相同，方向相反。

11.第十式　卧虎扑食势

左卧虎扑食：

（1）右脚尖内扣约45°，左脚收至右脚内侧成丁步，身体左转约90°。两手握固于腰间章门穴不变，目随转体视左前方。

（2）左脚向前迈一大步，成左弓步，两拳提至肩部云门穴，并内旋变"虎爪"，向前扑按，如虎扑食，肘稍屈，目视前方。

（3）躯干由腰到胸逐节屈伸，重心随之前后适度移动，两手随躯干屈伸向下向后、向上、向前绕环一周。随后上体下俯，两"爪"下按，十指着地，后腿屈膝，脚趾着地，前脚跟稍抬起，随后塌腰、挺胸、抬头、瞪目，目视前上方。

右卧虎扑食势：动作与左卧虎扑食势相同，方向相反。

12. 第十一式　打躬势

（1）起身，身体重心后移，随之身体转正。右脚尖内扣，脚尖向前，左脚收回，呈开立姿势，两手随身体左转放松，外旋，掌心向前，外展至侧平举后，两臂屈肘，两掌掩耳，十指扶按枕部，指尖相对，以两手食指弹拨中指击打枕部7次（即鸣天鼓），目视前下方。

（2）身体前俯，由头经颈椎、胸椎、腰椎、骶椎，由上向下逐节缓缓牵引前屈，两腿伸直，目视脚尖。

（3）由骶椎至腰椎、胸椎、颈椎、头，由下向上逐节缓缓伸直后成直立，同时两掌掩耳。十指扶按枕部，指尖相对，目视前下方。

重复动作（2）至（3），3遍，第一遍前屈小于90°，第二遍前屈约90°，第三遍前屈大于90°。

13. 第十二式　掉尾势

（1）起身直立后，两手猛然拔离双耳（即拔耳）。手臂自然前伸，十指交叉相握，掌心向内。屈肘，翻掌前伸，掌心向外。屈肘，转掌心向下内收于胸前，身体前屈塌腰、抬头，两手交叉缓缓下按，目视前方。

（2）头向左后转，同时臀向左前扭动，目视尾闾。两手交叉不动，放松还原至体前屈。

（3）头向右后转，同时臀向右前扭动，目视尾闾。两手交叉不动，放松还原至体前屈。

重复动作（2）至（3），3遍。

14. 收式

（1）两手松开，两臂外旋；上体缓缓直立，两臂伸直外展成侧平举，掌心向上，随后两臂上举，肘微屈，掌心向下，目视前下方。

（2）松肩，屈肘，两臂内收，两掌经头、面、胸前下引至腹部，掌心向下，目视前下方。

重复动作（1）至（2），3遍。两臂放松还原，自然垂于体侧。左脚收回，并拢站立，周身中正。

四、五禽戏

相传五禽戏由古代名医华佗所创，是古代传统导引养生功法的代表之一，具有悠久的历史。它是通过模仿五种动物——虎、鹿、熊、猿、鸟的动作编创而成的导引功法。《后汉书·方术传》记载，华佗云："我有一术，名五禽之戏，一曰虎、二曰鹿、三曰熊、四曰猿、五曰鸟。亦以除疾，兼利蹄足，以当导引。"随着时间的推移，该功法辗转传授，逐渐形成了不同流派，流传至今。该功法通过模仿动物不同的形态动作及气势，结合各自的意念活动，从而起到舒筋通络、强健脏腑、灵活肢体关节的功用。本功法刚柔相济，适合大多数人锻炼。本功法的锻炼，对人体神经系统、心血管系统、呼吸系统、运动系统和消化系统有一定的调节作用。

（一）功法特点

1.模仿五禽，神形兼备：五禽戏以模仿五种动物的形态动作，以动为主，通过形体动作的导引，引动气机的升降开合，并且将动物的神韵寓于外形动作中，使之具有虎之威猛、鹿之安适、熊之沉稳、鸟之轻捷、猿之灵巧。

2.活动全面，大小兼顾：五禽戏动作中躯体导引动作全面完善，躯干运动包括前俯、后仰、侧屈、拧转、开合、缩放等不同的姿势，脊柱、督脉及背部腧穴有较好的运动调节作用。同时本功法还特别注重手指、脚趾等小关节的运动，以达到加强末端血液循环的目的，并且兼顾了平时活动较少部位的锻炼。

3.动静结合，练养相兼：五禽戏虽以动功为主，舒展形体、活动筋骨、畅通经络，但同时在功法的起式和收式，以及每一戏结束后，配以短暂的静功站桩，以诱导练功者进入相对平稳的状态和"五禽"的意境，以此来调整气息、宁静心神。

（二）锻炼要领

1.动作到位，气息相随：练习五禽戏要根据动作的名称含义，做出与之相适应的动作造型，并尽量使动作到位，合乎规范。尤其要注意动作的起落、高低、轻重、缓急，做到动作灵活柔和、连贯流畅。并且注意呼吸和动作的协调配合，遵循起吸落呼、开吸合呼、先吸后呼、蓄吸发呼的原则。

2.以理作意，凸现神韵：练习五禽戏时，要注意揣摩虎、鹿、熊、猿、鸟的习性和神态。通过以理作意，逐步进入"五禽"的意境之中。如练虎戏时，意想自己是深山中的猛虎，伸展肢体，抓捕食物，有威猛之气势；练鹿戏时，要意想自己是原野上的梅花鹿，众鹿戏抵，伸足迈步，轻捷舒展；练熊戏时，要意想自己是山林中的黑熊，转腰运腹，步履沉稳，憨态可掬；练猿戏时，要意想自己是山中灵猴，轻松活泼、机灵敏捷；练鸟戏时，要意想自己是湖边仙鹤，轻盈潇洒，展翅翱翔。

五禽戏集合图，见图5-4。

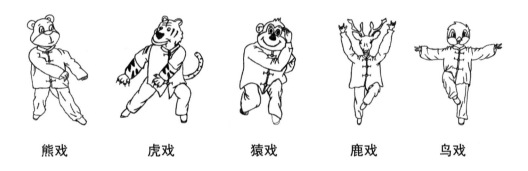

| 熊戏 | 虎戏 | 猿戏 | 鹿戏 | 鸟戏 |

图5-4 五禽戏集合图

（三）功法操作

1.预备式

松静自然站立，两脚平行分开，与肩同宽，两臂自然下垂，周身中正，两眼平视前方，心静神宁。

2.第一式 熊戏

（1）重心右移，右腿屈膝，左脚收至右脚内侧，足尖点地，左脚向左前方迈出一步，脚跟先着地，然后重心前移成左弓步，左肩向前下下沉，身体随重心前移由右至左晃动两圈，重心再后移至右腿，收左脚踏实，提右脚，脚尖点于左脚内侧。

（2）右脚向右前方跨一步，接行右势，唯方向相反，一左一右为1次，共做6次。

（3）脚跟靠拢成立正姿势，松静站立，两臂自然下垂，两眼平视前方。

3. 第二式　虎戏

虎戏左式：

（1）两腿屈膝下蹲，重心移至右腿，左脚虚步，脚掌点地、靠于右脚内踝处，同时两掌握拳提至腰两侧，拳心向上，眼看左前方。

（2）左脚向左前方斜进一步，右脚随之跟进半步，重心坐于右腿，左脚掌虚步点地，同时两拳沿胸部上抬，拳心向后，抬至口前两拳相对翻转变掌向前按出，高与胸齐，掌心向前，两掌虎口相对，眼看左手。

虎戏右式：

（1）左脚向前迈出半步，右脚随之跟至左脚内踝处，重心坐于左腿，右脚掌虚步点地，两腿屈膝，同时两掌变拳撤至腰两侧，拳心向上，眼看右前方。

（2）动作与虎戏左式（2）同，左右相反。

如此反复左右虎扑式6次。

脚跟靠拢成立正姿势，两臂自然下垂，两眼平视前方。

4. 第三式　猿戏

猿戏左式：

（1）两腿屈膝，左脚向前轻灵迈出，同时左手沿胸前至口平处向前如取物样探出，手掌撮拢成钩手，手腕自然下垂。

（2）右脚向前轻灵迈出，左脚随至右脚内踝处，脚掌虚步点地，同时右手沿胸前至口平处时向前如取物样探出，手掌撮拢成钩手，左手同时收至左肋下。

（3）左脚向后退步，右脚随之退至左脚内踝处，脚掌虚步点地，同时左手沿胸前至口平处向前如取物样探出，最终成为钩手，右手同时收回至右肋下。

猿戏右式：

动作与左式相同，左右相反。

身体自然直立，两臂自然下垂，两眼平视前方。

5. 第四式　鹿戏

鹿戏左式：

（1）右腿屈膝，身体后坐，左腿前伸，左膝微屈左脚虚踏；左手前伸左臂微屈，左手掌心向右，右手置于左肘内侧，右手掌心向左。

（2）两臂在身前同时逆时针方向旋转，左手绕环较右手大些，同时要注意腰胯、尾闾部的逆时针方向旋转，久而久之，过渡到以腰胯、尾闾部的旋转带动两臂的旋转。

鹿戏右式：

动作与左式相向，方向左右相反。

两脚平行站立，两臂自然下垂，两眼平视前方。

6. 第五式　鸟戏

鸟戏左式：

（1）左脚向前迈一步，右脚随之跟进半步，脚尖虚点地，同时两臂慢慢从身前起，掌心向上，与肩平时两臂向左右侧方举起，随之深吸气。

（2）右脚前进与左脚相并，两臂自侧方下落，掌心向下，同时下蹲，两臂在膝下相交，掌心向上，随之深呼气。

鸟戏右式：

动作同左式，左右相反。

7. 收式

两手从身体侧前方上举，掌心向上。屈肘，两掌内合下按，自然垂于体侧，目视前方，心神宁静。

五、六字诀

六字诀，又称六字气诀，是以呼吸吐纳为主要手段的导引养生健身方法。该功法是根据中医藏象理论，通过呼吸吐纳及意念和肢体的导引，配合特定的发音，来调整与控制体内气息的升降出入，从而达到调整脏腑气机平衡的作用。六字与脏腑配属为：嘘属肝木，呵属心火，呼属脾土，呬属肺金，嘻属三焦，吹属肾水。因此六字诀在功能作用上主要是调整脏腑气机，可用于治疗脏腑功能失调的病证。具体言之，嘘字诀平肝气，可针对肝火旺、肝肿大、食欲不振、消化不良，以及两眼干涩、头目眩晕等；呵字诀补心气，可用于心悸、心绞痛、失眠、健忘、出汗过多、舌体糜烂、舌强语謇等症的治疗；呼字诀培脾气，可用于脾虚、腹泻、腹胀、皮肤水肿、肌肉萎缩、脾胃不和、消化不良、食欲不振，便血、女子月经病、四肢疲乏等病证；呬字诀补肺气，可用于外感伤风、发热咳嗽、痰涎上涌、背痛怕冷、呼吸急促而气短等病证；吹字诀补肾气，可用于腰腿无力或冷痛、目涩健忘、潮热盗汗、头晕耳鸣、男子遗精或阳痿早泄、女子梦交或子宫虚寒等病证；嘻字诀理三焦气，可用于三焦不畅而引起的耳鸣眩晕、喉痛、咽肿、胸腹胀闷、小便不利等病证。

（一）功法特点

1.以音引气，调节脏腑：六字诀通过特定的发音来引动与调整体内气机的升降出入。以"嘘、呵、呼、呬、吹、嘻"六种不同的特殊发音，分别与人体肝、心、脾、肺、肾、三焦六个脏腑相联系，从而达到调整脏腑气机的作用。在六字的对音和口形方面有其相应特殊规范，在众多的健身功法中独具特色。

2.吐纳导引，相须相成：六字诀强调将发音与调息吐纳及导引动作相配合，使发音、呼吸、动作导引协调一致，相须相成，浑然一体，共同起到畅通经络气血、调整脏腑功能的作用。

3.动静结合，练养相兼：六字诀功法要求吐气发音均细柔长，加上动作中的静立养气，动中有静，静中有动，动静结合，练养相兼，既练气，又养气。其动作舒展大方、柔和协调，如行云流水，婉转连绵，具有人在气中，气在人中的神韵，表现出独特的宁静与和谐之美。

（二）锻炼要领

1.发音准确，体会气息：发音是六字诀独特的练功方法，因此练功时，必须按要求，校准口形，准确发音。初学时，可采用吐气出声发音的方法，一边校正口形和发音，以免憋气；在练习熟练后，可以逐渐过渡为吐气轻声发音，渐至匀细柔长。

2.注意呼吸，用意轻微：习练六字诀时要注意呼吸的配合。呼吸时要注意微微用意，有意无意，做到吐惟嬉戏，纳惟绵绵。切不可着意用力使腹部膨胀或紧张收缩，影响气机的流行。

3.动作舒缓，协调配合：六字诀功法以呼吸吐纳为主，同时又辅以动作导引。动作导引有疏通经络、畅通气血的作用。习练时要注意将动作与呼吸吐纳、吐气发音协调配合，动作做到松、柔、舒、缓，以不破坏呼吸吐纳和吐气发音的匀细柔长的基本规律。

六字诀集合图，见图5-5。

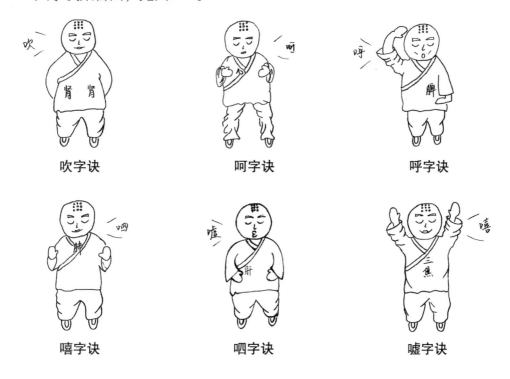

吹字诀　　　　　　呵字诀　　　　　　呼字诀

嘻字诀　　　　　　呬字诀　　　　　　嘘字诀

图5-5　六字诀集合图

（三）功法操作

1.预备式

两脚平行站立，与肩同宽，两手自然下垂，周身中正，轻贴上腭，目视前下方，心静神宁。

2.起式

（1）屈肘，两掌十指相对，掌心向上，缓缓向上托至胸前，约与两乳同高，目视前方。

（2）两掌内翻，掌心向下，缓缓下按，至肚脐前；目视前下方。

（3）微屈膝下蹲，身体后坐，两掌内旋外翻，缓缓向前拨出，至两臂成圆。

（4）两掌外旋内翻，掌心向内。起身，两掌缓缓收拢至肚脐前，虎口交叉相握轻覆肚脐，目视前下方。

3.第一式 嘘（xū）字诀

（1）两手松开，掌心向上，小指轻贴腰际，向后收到腰间，目视前下方。两脚不动，身体左转90°，右掌由腰间缓缓向左侧穿出，约与肩同高，并配合口吐"嘘"字音，两目渐渐圆睁，目视右掌伸出方向。

（2）右掌沿原路收回腰间，身体转回正前方，目视前下方。

（3）身体右转90°，左掌由腰间缓缓向右侧穿出，约与肩同高，并口吐"嘘"字音；两目渐渐圆睁，目视左掌伸出方向。

（4）左掌沿原路收回腰间，身体转回正前方，目视前下方。

如此左右穿掌各3遍，吐"嘘"字音6次。

4.第二式 呵（hē）字诀

（1）吸气，同时两掌小指轻贴腰际微上提，指尖朝向斜下方，目视前下方。屈膝下蹲，两掌缓缓向前下约45°方向插出，两臂微屈，目视两掌。

（2）微微屈肘收臂，两掌小指一侧相靠，掌心向上，成"捧掌"，约与肚脐相平，目视两掌心。

（3）两膝缓缓伸直；同时屈肘，两掌捧至胸前，掌心向内，两中指约与下颏同高，目视前下方。

（4）两肘外展，约与肩同高；同时两掌内翻，掌指朝下，掌背相靠。然后，两掌缓缓下插，目视前下方。从插掌开始，口吐"呵"字音。

（5）两掌下插至肚脐前时，微屈膝下蹲，两掌内旋外翻，掌心向外，缓缓向前拨出，至两臂成圆，目视前下方。

（6）两掌外旋内翻，掌心向上，于腹前成"捧掌"，目视两掌心。

（7）两膝缓缓伸直，屈肘，两掌捧至胸前，掌心向内，两中指约与下颏同高，目视前下方。

（8）两肘外展，约与肩同高；同时两掌内翻，掌指朝下，掌背相靠，然后两掌缓缓下插，目视前下方。从插掌开始，口吐"呵"字音。

重复（5）至（8）动作4遍，吐"呵"字音6次。

5.第三式 呼（hū）字诀

（1）两掌外旋内翻，转掌心向内对肚脐，指尖斜相对，五指自然张开，两掌心间距与掌心至肚脐距离相等，目视前下方。

（2）两膝缓缓伸直，两掌缓缓向肚脐方向合拢，至肚脐前。

（3）微屈膝下蹲，两掌向外展开至两掌心间距与掌心至肚脐距离相等，两臂成圆形，并口吐"呼"字音，目视前下方。

（4）两膝缓缓伸直；同时两掌缓缓向肚脐方向合拢。

重复（3）至（4）动作5遍，吐"呼"字音6次。

6.第四式 呬（sī）字诀

（1）两掌自然下落，掌心向上，十指相对，目视前下方。

（2）两膝缓缓伸直；同时两掌缓缓向上托至胸前，约与两乳同高，目视前下方。

（3）两肘下落，夹肋，两手顺势立掌于肩前，掌心相对，指尖向上。两肩胛骨向脊柱靠拢，展肩扩胸，藏头缩项，目视前斜上方。

（4）微屈膝下蹲，松肩伸项，两掌缓缓向前平推逐渐转成掌心向前亮掌，同时口吐"呬"字音，目视前方。

（5）两掌外旋腕，转至掌心向内，指尖相对，约与肩同宽。

（6）两膝缓缓伸直，屈肘，两掌缓缓收拢至胸前，指尖相对，目视前下方。

（7）两肘下落，夹肋，两手顺势立掌于肩前，掌心相对，指尖向上。两肩胛骨向脊柱靠拢，展肩扩胸，藏头缩项，目视斜前上方。

（8）微屈膝下蹲，松肩伸项，两掌缓缓向前平推逐渐转成掌心向前，并口吐"呬"字音，目视前方。

重复（5）至（8）动作4遍，吐"呵"字音6次。

7. 第五式 吹（chuī）字诀

（1）两掌前推，随后松腕伸掌，指尖向前，掌心向下。

（2）两臂向左右分开成侧平举，掌心斜向后，指尖向外。

（3）两臂内旋，两掌向后划弧至腰部，掌心轻贴腰眼，指尖斜向下，目视前下方。

（4）微屈膝下蹲；同时两掌向下沿腰骶、两大腿外侧下滑，后屈肘提臂环抱于腹前，掌心向内，指尖相对，约与脐平，目视前下方。两掌从腰部下滑时，口吐"吹"字音。

（5）两膝缓缓伸直，两掌缓缓收回，轻抚腹部，指尖斜向下，虎口相对，目视前下方。

（6）两掌沿带脉向后摩运。

（7）两掌至后腰部，掌心轻贴腰眼，指尖斜向下，目视前下方。

（8）微屈膝下蹲；同时两掌向下沿腰骶、两大腿外侧下滑，后屈肘提臂环抱于腹前，掌心向内，指尖相对，约与脐平，目视前下方。

重复（4）至（8）动作4遍，吐"吹"字音6次。

8. 第六式 嘻（xī）字诀

（1）两掌环抱，自然下落于体前，目视前下方。两掌内旋外翻，掌背相对，掌心向外，指尖向下，目视两掌。

（2）两膝缓缓伸直，提肘带手，经体前上提至胸。两手继续上提至面前，分掌外开、上举，两臂成弧形，掌心斜向上，目视前上方。

（3）屈肘，两手经面部前回收至胸前，约与肩同高，指尖相对，掌心向下；目视前下方。然后，微屈膝下蹲，两掌缓缓下按至肚脐前。

（4）两掌继续向下、向左右外分至左右髋旁约15cm处，掌心向外，指尖向下，目视前下方。从上动两掌下按开始配合口吐"嘻"字音。

（5）两掌掌背相对合于小腹前，掌心向外，指尖向下，目视两掌。

（6）两膝缓缓伸直，提肘带手，经体前上提至胸。两手继续上提至面前，分掌、外开、上举，两臂成弧形，掌心斜向上，目视前上方。

（7）屈肘，两手经面部前回收至胸前，约与肩同高，指尖相对，掌心向下，目视前下方。然后微屈膝下蹲，两掌缓缓下按至肚脐前，目视前下方。

（8）两掌顺势外开至髋旁约15cm，掌心向外，指尖向下，目视前下方。从上动两掌下按开始配合口吐"嘻"字音。

重复（5）至（8）动作4遍，吐"嘻"字音6次。

9.收式

（1）两手外旋内翻，转掌心向内，缓缓腹前相抱，虎口交叉相握，轻覆肚脐，两膝缓缓伸直，目视前下方，安静养气。两掌以肚脐为中心揉腹，顺时针6圈，逆时针6圈。

（2）两掌松开，两臂自然垂于体侧，目视前下方。

第二节　现代运动养生

一、散步

散步是一项简单、经济、有效的锻炼健身方法。有关散步最早的记载可以追溯到魏晋南北朝时期，称作"行散"。一直留传至今，就是今天的散步。

你真的懂散步吗？因为简单，所以人们经常把这种运动当作茶余饭后的一种消遣，更多的是随意漫步。选对合适的散步方式，其实可以增强对人体的良性作用，事半功倍。

散步的环境是有讲究的。一般选择天气晴朗的时候，在公园、田野、乡间小路等良好环境，既锻炼了身体，又陶冶了性情。试想，大风、大雨、空气中全是尘埃，自然不能起到锻炼健身的作用。

1.普通散步法

普通散步，适应人群比较广泛，男女老少皆宜。以每分钟60~90步的速度为宜，每次20~30分钟。对于冠状动脉粥样硬化性心脏病（简称冠心病）、高血压病、脑出血后遗症以及有呼吸系统疾病的老年人更适合。

2.逍遥散步法

饭后缓步徐行的一种方法，每次5~10分钟。老话讲的"饭后百步走，活到九十九"，就是这种散步。这种散步不仅可以疏通筋骨、调和气血，还有利于调畅情志、增强记忆、促进消化吸收，长期坚持可以延年益寿。适用人群也很广泛，尤其是老年人。

3. 定量散步法

制订一个散步的目标，设置好路线、速度和时间，按时按量完成，最好以平坦路面和爬坡交替进行，快慢结合，可以很好地锻炼心肺功能。

4. 摆臂散步法

散步时，随步伐节奏适当加大两臂摆动幅度，每分钟60~90步。这种方法可以增强骨关节和胸腔功能，防治肩周炎、肺气肿、胸闷及老年慢性支气管炎。

5. 摩腹散步法

散步时，配合两手掌腹部旋转按摩，每走一步按摩腹部一周，正反方向交替进行，每分钟40~60步，每次5~10分钟。这种方法对患有慢性胃肠疾病、慢性肾病的人群有很大好处。

6. 倒退散步法

双手叉腰，两膝挺直。先向后倒走100步，再向前走100步，如此反复多遍，以不觉疲劳为度。这种方法可防治腰腿痛、胃肠功能紊乱等症。

二、跑步

跑步是一种有氧呼吸的体育锻炼方式，能够促进健康、消除紧张、提升睡眠质量、保持年轻等。越来越多的人开始加入跑步锻炼的大军，长跑队伍中也不乏老年人的身影。我们从小学开始，就跑步、跑操，可是这么多年，科学的跑步你做到了吗？

1. 跑步的姿势

正确的跑步姿势，可以避免不必要的损伤。

头与肩要保持稳定。头正对前方，除非道路不平，一般不要前探，两眼注视前方。肩部适当放松，避免含胸。

摆臂时以肩为轴做前后动作,左右动作幅度不要超过身体正中线。两臂前后自然摆动,向前摆臂时大臂略直,肘部贴于腰际,小臂略平,稍向里合。手指、腕与臂应是放松的,肘关节弯曲角度约为90度。前摆时稍向内,后摆时稍向外。

颈到腹保持直立,不要前倾(除非加速或上坡)或后仰,这样有利于呼吸、保持平衡和步幅。躯干避免左右摇晃或上下起伏太大。腰部不宜过分挺直,保持自然直立。肌肉稍微紧张,维持躯干姿势。

大腿和膝用力向前摆,而非向上抬。腿前摆时方向要正,腿不应该有任何侧向动作,大腿不正容易引起膝关节受伤。脚也应该尽量朝前,不要外翻或后翻,否则容易损伤膝关节和踝关节。腿前摆时积极送髋,跑步时要注意髋部的转动和放松。

脚落地于约身体前一尺的位置,靠近正中线。小腿不宜跨得太远,太远跟腱会因为受力过大而劳损。注意小腿肌肉和跟腱在着地时的缓冲,落地时小腿应积极向后扒地,使身体积极向前。如果步幅过大,小腿前伸过远,会以脚跟着地,产生制动刹车反作用力,对骨和关节损伤很大。正确的落地方法是用脚的中部着地,并让冲击力迅速分散到全脚掌。

2. 呼吸的调整

跑步时,有意识地把双脚步伐节奏与呼吸节奏协调起来。根据自己体力状况和跑步速度变化,可以采取二步一吸、二步一呼或三步一吸、三步一呼的方法。当呼吸节奏与跑步节奏相适应并形成习惯后,就可避免呼吸急促表浅和节奏紊乱,可以增加呼吸的深度,减轻呼吸肌的疲劳感和减轻跑步中"极点"出现所带来的不良反应。还可以采用腹式呼吸的方式加深呼吸深度,提升肺部的气体交换效率。

3. 计划的制订

跑步要根据个人身体素质合理安排。

身材有胖瘦。身体跑动起来时,膝关节承受的压力较其他部位更大,更易受伤。如果体重过胖,最好用快走代替跑步,将膝关节的损伤降到最低。即使正常速度的散步,持续45分钟以上,也能起到锻炼身体和消耗脂肪的作用。

锻炼时间有讲究。刚吃完饭是不适合跑步的，夜跑也不利于身体健康。最好是在太阳快落山的时候，即下午5点到7点，可以根据季节变化适当做出调整。

体能有差别。在锻炼初期，跑步的速度以没有不舒服的感觉为限度，距离以跑完后不出现吃力的感觉为宜。跑步后可能出现下肢肌肉疼痛，这是正常反应，坚持锻炼几天后这种现象就会消失。

如果1周只跑1次，跑的距离再长也没有多少益处。锻炼带来的好处是层层累积的过程，在中断跑步的六天里，身体组织会将那一次跑步带来的好处消耗得一干二净。因此，1周内跑步不得少于3次。平常缺乏锻炼的人，决心开始经常性锻炼后，初期经常会运动过量，这样会导致一些不良后果。短期内取得理想结果是不现实的，只有经常锻炼才能提高锻炼水平。

值得注意的是，跑步结束后，会感到很疲惫，切记不要立刻喝水，不可立即蹲下或躺下。做一些拉伸和放松活动可以减少肌肉酸痛感，更好地起到锻炼的作用。

三、游泳

游泳是一项体育竞技项目，更作为一种锻炼方法深受很多人的喜欢。它是一个全身性的运动，可以分为蛙泳、蝶泳、仰泳、自由泳等种类。适当的游泳锻炼可以改善心血管系统功能，提高肺活量及呼吸系统机能，改善肌肉的能力，加强血液循环，增强抵抗力。

由于游泳运动受场地、技巧限制，喜欢游泳这项运动的可以去专业的、有安全保障的游泳馆进行锻炼，咨询专业教练的意见，合理健康地锻炼。千万不能去野外池塘、水深的河流中自行游泳，安全第一。

四、放风筝

中国古语曰"鸢者长寿"，意思是经常放风筝的人可以长寿。找一个天气晴朗的日子，与家人、孩子一道，去公园或空旷的地方放风筝，不仅能锻炼身体，更能让家庭和睦。

风筝起飞的过程中，放风筝的人能得到锻炼。当眺望自己的作品摇曳在万里晴空时，精神状态是专注、欣慰、恬静的，这时就强化了高级神经活动的调节功能，促进了机体组织、脏器生理功能的调整和健全。凝视于蓝天白云中的飞鸢，荣辱皆忘，杂念俱无，与保健气功的作用异曲同工。

放风筝能够缓解高血压病、颈椎病、神经衰弱的症状，还有益于调节视力，使情志舒畅。放风筝最适合的时节是春天，能够起到调"神"的作用。自然就能养生保健、延年益寿。

五、广播操

广播操，是众多专家根据现在生活、学习、工作方式，编造的简单又实用的锻炼方式。广播操最早是提高身体素质的一种课间活动，后来逐渐扩展到各个单位，成为一种企业文化。每天早晨，在城市的各个角落里，可以看到不同门店、企业的工作人员，在广播的指挥和音乐的伴奏下，按一定节拍做着带有各自特点的徒手体操。在快节奏、少运动的现代办公模式中，这无疑是保证员工身体健康最简单经济和最有效的方式之一。

不同时间做广播操，可以收获不同的效果。清晨做操，能使人从抑制状态很快进入兴奋状态，调动身体各部机能积极活动起来，更好地去迎接一天的工作和学习任务，同时还可以帮助人们养成早起的习惯。课间做操，可以调节生活，消除工作和学习中产生的疲劳，预防长时间工作和学习对身体各器官的有害影响。课后做操，可以加速体力的恢复，起到积极休息的作用。

网络使得资源获取十分方便，从上面筛选一些自己喜欢的广播操，学着做一做，简单、经济又养生。

还有一种跟广播操很像的运动，可以说已经风靡中国，甚至国外也逐渐开始出现——广场舞。广场舞，作为新兴的娱乐锻炼方式，每个人都不陌生。悠扬的音乐，动感的节拍，让人情不自禁跟着扭动起来。一群年龄相仿的人，在一起跳跳舞、聊聊天，既锻炼了身体，又调畅了情志，一举两得。

除了上面介绍的几种方式，还有许多可以起到养生作用的运动。我们可以根据自己喜好，选择适合自己的运动。不论是传统运动养生，还是现代运动养生，最重要的就是要坚持。只要坚持不懈，不论哪种方式的运动，都可以起到养生保健的作用。

第六章 \ 经络养生

随着现代社会的发展、生活节奏的加快，人们生活紧张，工作压力大，身心处在亚健康状态而不自知，不是腰酸背痛、颈肩疼痛，就是浑身没劲，但是去医院检查又没有什么病。这时，人们需要一些简单方便的方法来调理身体、放松身心。

艾灸、拔罐、刮痧、推拿按摩等疗法历史悠久，源远流长，千百年来广泛流传于民间。这些疗法均以经络理论为指导，通过作用于人体的腧穴或某些特定部位，用以防治疾病。这些疗法均有疏通经络、滑利关节、促使气血运行、调整脏腑功能、增强人体抗病能力等作用，广泛应用于临床各科的多种病证，具有简单、方便、廉价、效验等特点，深受广大群众的欢迎。

第一节 家庭艾灸

艾灸疗法简称灸疗或灸法，是一种用艾叶制成的艾炷或艾条作用在体表一定部位或穴位上进行熏灼，借灸火的温和热力，通过经络的传导，以温通经脉、调和气血、协调阴阳、扶正祛邪，达到治疗疾病、防病保健、强身健体目的的一种外治法。艾灸疗法药源广泛，成本低廉，操作简便，疗效显著，适应证广。《医学入门·针灸》说："凡病药之不及，针之不到，必须灸之。"说明灸法与针、药相互补充，相辅相成。

艾灸疗法具有防病、治病、强身的作用，在我国已有数千年历史。春秋时代的《诗经·采葛》载"彼采艾兮"；西汉毛亨和毛苌传释："艾所以疗疾"；《名医别录》中记载"艾味苦，微温，无毒，主灸百病"；战国时代孟子《离娄》载："犹七年之病，求三年之艾也……艾之灸病陈久者益善……"可见在春秋战国时期艾灸疗法已颇为流行。晋代葛洪的《肘后方》、唐代孙思邈的《千金要方》十分重视艾灸疗法防治疾病的作用，唐代已有专门施灸的医生，称为"灸师"。《千金要方》所记载"吴蜀多行灸法"，说明当时灸法盛行。宋代以后艾灸的保健防病作用日益受到重视，窦材在《扁鹊心书》中提出"保扶阳气为本"，提倡"灼艾第一，丹药第二，附子第三"，把用艾灸扶阳放在了重要的位置，并言"人于无病时，常灸关元、气海、命门、中脘，更服保元丹、保命延寿丹，虽未得长生，亦可保百年寿矣"。清代吴仪洛在《本草从新》评述："艾叶……以之灸火，能透诸经而除百病。"提示艾草在温灸治疗中的重要作用及适应证的广泛性。近年来研究已经证实，艾灸疗法通过温热刺激人体腧穴，调节各脏腑、经络、组织器官的功能，激发人体正气，改善机体内环境，增强机体抗病能力，从整体上调节机体气血阴阳平衡状态。

近年来，随着人们对艾灸疗效独特性的认识，艾灸疗法得到了医学界重视，采用艾灸疗法来治疗疾病和养生保健也逐渐进入人们的生活。现代的温灸疗法，多采用艾条悬灸、艾灸器温灸和药物温灸的方式，不仅疗效显著，且具有携带方便、操作简单、不会烧灼皮肤产生瘢痕的特点。

一、艾灸疗法的作用原理

1. 温经散寒

人体的正常生命活动有赖于气血的作用，气行则血行，气止则血止，血气在经脉中流行，完全是由于"气"的推送。灸法正是应用其温热刺激，起到温经通痹的作用。通过灸疗对经络穴位的温热性刺激，可以温经散寒，加强机体气血的运行。

2. 行气通络

生理状态下，经脉循行循环往复，如环无端，病理状态下，由于风、寒、暑、湿、燥、火等外因的侵袭，局部气血凝滞、经络受阻，即可出现肿胀、疼痛等症状和一系列功能障碍，此时灸治一定的穴位，可以起到调和气血、疏通经络、平衡脏腑的作用。

3. 扶助阳气

生命以阳气为根本，得其所则人寿，失其所则人夭，说明了阳气的重要性。由于艾叶有纯阳的特点，再加上火本属阳，两阳相得，往往可以起到扶阳固脱、回阳救逆的作用。对于因各种虚寒证、寒厥证及中气不足而引起的遗尿、脱肛等病证皆有较好的疗效。

4. 防病保健

艾灸除了有治疗作用外，还有预防疾病和保健的作用。灸疗可温阳补虚，如灸足三里、中脘、命门、气海等人体保健要穴可使人胃气盛、阳气足、精血充，从而增强机体的抵抗力，抗御病邪，达到防病保健之功。

二、施灸材料的选择

1. 分类

施灸的材料常用的是艾条和艾绒。艾条是用特殊绵纸包裹艾绒制成的圆柱形长卷，直径一般为18mm，长度200~300mm，最常见的长度为200mm。长度小于80mm的艾条，可称艾炷、艾段，多用于艾灸盒中施灸。按艾绒陈放年份分为陈艾条、艾条（艾绒陈放几年叫几年陈艾条，如经常见到的3年陈艾条、5年陈艾条）；按艾条排出的烟分为有烟艾条、无烟艾条及微烟艾条。艾绒分为青艾绒、陈艾绒和金艾绒三种，金艾绒为艾绒中的极品，价格相对比较贵。一般来说，多用陈艾施灸，灸火温和，灸感明显。

2. 质量

在选择艾条或艾绒时，要认真辨别其质量。首先，看成色。好艾条，一般采用陈艾绒精心制作，艾绒提取比例高，无杂质，艾绒细腻均匀，色如黄金；劣质艾绒，粉尘冲鼻，杂质、枝杆更是占绝大部分，成分粗糙，色泽暗淡。其次，捏实度。好艾条用料十足，端口紧实细腻，密实度好，燃烧更充分；劣质艾条，包装松散，艾条杂质、枝杆、粉尘多，燃烧速度缓慢。第三，闻艾烟。好艾条气味浓而不呛，艾烟淡白，还有一股清新味道；劣质艾条，艾的气味较淡，非常刺鼻，燃烧的杂质成分所产生的烟雾对人体健康有危害。

三、常用的施灸工具

1. 艾灸盒

艾灸盒又叫温灸盒，是艾灸的首选器具。由于其体积小，操作简单方便，集养生防病、治病等于一身，一直以来深受家庭养生者的青睐。近年来，随着科学技术的进步，温灸盒也有了众多升级换代产品，可根据不同的施灸部位，采用个同型号的施灸盒。新科技温灸盒，无烟无痛，佩戴便利，舒适随身，还能实现长时间的灸疗。

2. 艾灸罐

艾灸罐是艾灸所用的器具，是艾绒、艾炷盛放的载体，也是人们在日常艾灸的重要器具。把点燃的艾绒，艾炷放在艾灸罐，然后通过艾灸罐的便捷性对人体施灸。艾灸罐材料多样，大致分为不锈钢、铜制、木制等，艾灸罐为圆柱体，直径7~9cm不等，高7~10cm不等。

四、常用的施灸方法

1. 艾条灸

（1）艾条温和灸

将艾条的一端点燃，对准应灸的腧穴或患处，距离皮肤2~3cm处进行熏烤，使患者局部有温热感而无灼痛为宜，一般每穴灸10~15分钟，至皮肤红晕为度。如果遇到局部知觉减退者或小儿等，可将食、中两指，置于施灸部位两侧，这样可以通过操作者的手指来测知局部受热程度，以便随时调节施灸时间和距离，防止烫伤。也可利用各种灸疗架，将艾条插在上面，固定施灸。这种灸法的特点是温度较恒定和持续，对局部气血阻滞有消散的作用，主要用于病痛局部的灸疗。

（2）艾条雀啄灸

施灸时，艾条点燃的一端与施灸部位的皮肤并不固定在一定的距离，而是像鸟雀啄食一样，一上一下施灸，以给施灸局部一个变量的刺激，一般可灸15分钟左右。这种灸法的特点是，温度突凉突温，对唤起腧穴和经络的功能有较强的作用，因此适用于灸治远端的病痛和内脏疾病。

（3）艾条回旋灸

施灸时，艾条点燃的一端与施灸部位的皮肤虽保持一定的距离，但不固定，而是向左右方向移动或反复旋转施灸，一般灸20~30分钟。这种灸法的特点是，温度呈渐凉渐温的互相转化，除对局部病痛的气血阻滞有消散作用外，还能对经络气血的运行起到促进作用，对灸点远端的病痛有一定的治疗作用。

2. 温灸器灸

温灸器灸用温灸筒、温灸箱、温灸盒等不同温灸器械内放入艾绒或艾条，点燃后放在需灸的部位或穴位熨灸的一种灸法，这种灸法安全有效、操作简单、容易掌握。目前比较常用是温灸盒，可根据不同的施灸部位，采用不同型号的施灸盒。施灸前，将艾灶放置在灸盒内点燃，将其盖子盖好，置于腧穴或应灸部位进行熨灸。灸盒四周有小孔，可以调节其温度，以所灸部位的皮肤红润为度。

3. 隔物灸

（1）隔姜灸

用鲜生姜切成直径2~3cm、厚0.2~0.3cm薄片，中间以针穿刺数孔，上置艾灶放在应灸的部位，然后点燃施灸，当艾灶燃尽后，可易灶再灸，称为一壮。一般灸5~10壮，以皮肤红晕而不起疱为度。在施灸过程中，若患者感觉灼热不可忍受，可将姜片向上提起，或缓慢移动姜片。此法应用很广，多用于因寒而致的呕吐、腹痛、泄泻、风寒湿痹和外感表证等。

（2）隔蒜灸

用鲜大蒜头切成0.2~0.3cm的薄片，中间以针穿刺数孔，上置艾灶，放在应灸的腧穴部位或患处，然后点燃施灸，待艾灶燃尽，易灶再灸，一般灸5~7壮。因大蒜液对皮肤有刺激性，灸后容易起疱，为避免起疱，可将蒜片向上提起，或缓慢移动蒜片。此法多用于治疗肺结核、腹中积块、带状疱疹后遗神经痛、尿潴留及未溃疮疡等。此外，尚有一种自大椎穴起至腰俞穴铺敷蒜泥一层的铺灸法（长蛇灸），民间用于治疗虚劳、顽痹等证。

五、施灸的注意事项

1. 施灸的先后顺序

一般来说，就体位而言，先灸上部，再灸下部；就大小而言，先灸艾炷小者而后灸大者。此外，施灸应注意在通风环境中进行。

2. 施灸时间

艾条灸一般施灸10~15分钟为宜。温灸盒灸一般灸3~5壮。通常保健灸时间可略短，病后康复施灸的时间可略长；春、夏二季施灸时间宜短，秋、冬宜长；四肢、胸部施灸时间宜短，腹、背部位宜长。

3. 施灸的禁忌

（1）一般空腹、过饱、极度疲劳以及对灸法恐惧者，应慎施灸。对于体弱患者，灸治时所用艾炷不宜过大，刺激量不可过强，以防晕灸。一旦发生晕灸，应立即停止施灸，并做出及时处理。

（2）孕妇的腹部和腰骶部不宜施灸。

（3）现代人的衣着不少是化纤、羽绒等质地的，容易燃着。因此，施灸时一定要注意防止落火，尤其是用艾炷灸时更要小心，以防艾炷翻滚脱落。

4. 灸后的处理

施灸后，局部皮肤出现微红、灼热，属于正常现象，无须处理。如施灸过量，时间过长，局部出现水疱，只要不擦破，可自然吸收；如水疱较大，可用消毒毫针刺破水疱，排出液体，再涂以碘伏。

此外，因施灸时要暴露部分体表部位，在冬季要保暖，在夏天高温时要防中暑。同时还要注意室内温度的调节和换气扇的使用，及时换取新鲜空气。艾灸后1小时内不要用冷水洗手或洗澡，灸后要喝较平常量多的温开水，可起到辅助灸疗效果的作用。禁止灸后喝冷水或冰水。

第二节　刮痧疗法

刮痧疗法，是利用铜钱、瓷匙、牛角片、玉石片等工具，按照一定的动作要求和操作要领，在人体表面特定的穴位或部位上进行刮拭，使皮下出现点状或斑状出血点（痧象），从而达到防病治病、保健强身的目的的一种外治疗法。该疗法设备操作简便，经济安全实用，治疗保健兼顾，不受环境条件限制，不仅可用于临床各科疾病的防治，还适用于预防衰老，是深受广大人民群众喜欢的一种治疗保健方法。

刮痧疗法是我国传统的自然疗法之一，是在中医理论的指导下，以经络学说皮部理论为基础，具有历史悠久、方法独特、简便安全、适应证广泛、疗效可靠等特点，千余年来广泛流传于我国民间。刮痧疗法具有解表祛邪、开窍醒脑、调畅气血、清热解毒、疏经活络、行气止痛、运脾和胃、化浊祛湿、改善血液循环、促进细胞代谢、增强机体免疫力等功效，对许多疾病具有防治作用。

一、常用的刮痧工具

刮痧板有水牛角刮痧板、玉石刮痧板及砭石刮痧板。刮痧板一般加工为长方形，边缘光滑，四角钝圆，弧度自然。刮板的两长边，一边稍厚，一边稍薄。薄面用于人体平坦部位的治疗刮痧，凹陷的厚面适合于按摩保健刮痧，刮板的角适合于人体凹陷部位刮拭。

1. 牛角类刮痧板

牛角类刮痧板是民间使用最多的刮痧器具，所用的材质有水牛角、黄牛角、牦牛角、绵羊角等，各具作用，其中以水牛角刮痧板使用最为广泛。水牛角具有发散、行气、清热、凉血、解毒以及活血化瘀的作用。牛角刮痧板忌用热水长时间浸泡、火烤或电烤，刮痧后需立即把刮板擦干，涂上橄榄油，并存放于刮板套内。

2. 玉石类刮痧板

玉石类刮痧板有行气活血、疏通经络的作用。据《本草纲目》记载：玉具有清音哑、止烦渴、定虚喘、安神明、滋养五脏六腑的作用，是具有清纯之气的良药，可避秽浊之病气。古人常将玉质品佩戴在手腕、颈部及膻中部位。若将玉质刮痧板佩戴在膻中部位，不仅使用方便，还可以通过其对局部的按摩以促进某些成分缓缓吸收，起到养神宁志、健身祛病的作用。玉石刮痧板用完后要注意清洁，避免碰撞，避免与化学试剂接触。

3. 砭石类刮痧板

砭石类刮痧板非常细腻、柔和，摩擦皮肤时有很好的皮肤亲和力，患者感觉非常舒服，具有活血化瘀、疏通经络、排泄热毒的作用。

二、常用的刮痧介质

1. 水剂

常用冷开水，在发热时可用温开水。

2. 专业的刮痧油

应选用经过加工的具有活血化瘀、清热解毒、消炎镇痛而没有毒副作用的中草药及渗透性强、润滑性好的植物油。中药的治疗作用有助于疏经通络、活血化瘀、排毒祛邪，而植物油有助于滋润皮肤。不可使用其他药剂代替刮痧油，以免产生不良作用。刮痧油属于外用药，切不可内服。

3. 面部刮痧乳

面部刮痧选用特制的美容刮痧乳，美容刮痧乳渗透性及润滑性好，其中的中药成分有活血化瘀、改善面部微循环、滋养皮肤的功效。

三、常用的操作方法

1. 刮痧板的持法及用法

刮痧板是刮痧使用的工具，只有正确地使用刮痧板，才能起到保健治病的作用。刮痧板的厚面、薄面和棱角在应用时作用不同。治疗疾病时多用薄面刮拭皮肤，保健多用厚面刮拭皮肤，关节附近穴位和需要点按穴位时多用棱角刮拭。

正确的持板方法是把刮痧板的长边横靠在手掌心，大拇指和其他四个手指分别握住刮痧板的两边，刮痧时用手掌心的部位向下按压。操作时要单方向刮拭，不要来回刮，掌握好"三度一向"（"三度"指刮痧板与皮肤形成的角度、刮拭快慢的速度和使用刮痧板的力度，"一向"指作用于刮痧板的力量方向），促使出痧。刮拭过程中尽可能缩短刺激时间，控制刺激强度，减少局部疼痛的感觉。

身体平坦部位和凹陷部位的刮拭手法不同，持板的方法也有区别。

（1）面刮法

面刮法是最常用、最基本的刮痧方法之一。刮痧板与皮肤表面的夹角一般为30°~60°，以45°应用的最多，这个角度可以减轻刮痧过程中的疼痛，增加舒适感。根据部位的需要，将刮痧板的1/2长边或整个长边接触皮肤，自上而下或从内到外均匀地向同一方向直线刮拭。面刮法适用于身体比较平坦部位的经络和穴位。

（2）平刮法和推刮法

平刮法和推刮法的操作方法与面刮法相似，平刮法刮痧板向刮拭的方向倾斜角度小于15°，并且向下的渗透力比较大，刮拭速度缓慢。推刮法刮痧板向刮拭的方向倾斜角度小于45°，刮拭的按压力大于平刮法，刮拭的速度也慢于平刮法，每次刮拭的长度要短。

（3）单角刮法

单角刮法是用刮痧板的一个角部在穴位处自上而下刮拭，刮痧板向刮拭方向倾斜45°，多用于单个穴位和特殊反应点。

（4）点按法

点按法是将刮痧板角部与穴位呈90°垂直向下按压，由轻到重，逐渐加力，片刻后迅速抬起，使肌肉复原，多次重复，手法连贯。这种刮拭方法适用于无骨骼的软组织处和骨骼缝隙、凹陷部位。

（5）平面按揉法

平面按揉法是用刮痧板角部的平面以夹角小于20°按压在穴位上，做柔和、缓慢的旋转运动，刮痧板角部平面始终不离开所接触的皮肤，按揉压力应渗透至皮下组织或肌肉。这种刮拭方法常用于对脏腑有强壮作用的穴位，如合谷、足三里、内关等。

（6）垂直按揉法

垂直按揉法是将刮痧板的边缘以90°按压在穴区上，刮痧板始终不离开所接触的皮肤，做柔和的慢速按揉。此法适用于骨缝部穴位。

（7）按经络走向刮痧法

按经络走向刮痧法是用刮板自上而下或自下而上循经刮拭，用力轻柔均匀，平稳和缓，连续不断。一次刮拭面宜长，一般从肘关节部位刮至指尖，从膝关节部位刮至趾尖。常用于刮痧结束后对经络进行整体调理，松弛肌肉，消除疲劳。

2. 刮痧的顺序及时间

刮痧时人体的整体刮拭顺序是：先头部、颈部、背部、腰部，然后腹部、胸部，最后刮上肢、下肢。刮时要沿同一方向刮，不可来回刮，力量要均匀，使用腕力，一般刮10~20次，以出现紫红色斑点或斑块为度。

刮痧时间一般每个部位刮3~5分钟，最长不超20分钟或以患者能耐受为度。

对于一些不出痧或出痧少的患者，不可强求出痧，以患者感到舒适为原则。刮痧次数一般是第一次刮完3~5天，痧退后再进行第二次刮拭。

出痧后1~2天，皮肤可能轻度疼痛、发痒，这些反应属正常现象。刮出痧以后喝一杯温开水，最好是淡盐水或者淡糖水。喝水的目的是既可以补充体液又可加速身体的新陈代谢，促进体内废物的排出。刮痧后宜休息15~20分钟，刮痧后4小时内忌洗冷水澡。

3. 刮痧的体位

（1）俯卧位
施术者刮取脊柱两旁、后背肋间、腘窝、足跟肌腱等部位。

（2）侧卧位
施术者刮取前胸肋骨间隙、后背肋骨间隙等部位。

（3）俯伏位
俯坐伏于椅背上，暴露后项部及背部，有利于施术者刮取后项正中凹陷处前后左右、肩胛冈上下、脊椎两旁等部位。

（4）仰卧位

仰卧在床上，暴露腹面及上肢内侧面，有利于施术者刮取喉两旁、胸腹部、腋下肝脾区、左右肘窝等部位。

4.刮痧的部位

（1）头部

方法："头为诸阳之会，脑为元神之府"，说明头在人体的重要地位。正是如此，刮痧治疗多种疾病，首先要刮拭头部。头部有头发覆盖，可以不涂抹刮痧润滑剂而直接在头发上面用刮痧板刮拭，刮至头皮有热感。常用穴位：太阳、百会、风池等。

应用：头部刮痧具有改善头部血液循环、疏通全身阳气等作用，可预防和治疗各种类型的头痛、眩晕、记忆力衰退、感冒、脱发等。利用牛角梳子对头部进行刮拭，亦可产生良好的治疗效果。

（2）面部

方法：前额部，从前额正中线开始，分别向两侧刮拭，上方刮至前发际，下方刮至眉毛，经眉周围鱼腰穴、丝竹空穴等。两颧部，由内侧向外刮拭，经目下承泣穴、四白穴；耳前下关穴、听宫穴、耳门穴等。下颌部，以颏唇沟中承浆穴为中心，分别向两侧刮拭，经过地仓穴、颊车穴等。

应用：面部刮痧主治颜面部五官的病并有养颜祛斑美容的功效。面部刮痧以疏通经络、促进气血循环为目的，不必出痧。刮痧宜采用时间短、力量轻而次数多，即一天数次的刮拭方法。面部刮痧适宜选用S形刮痧板或小的多功能刮痧板，动作宜轻柔。对于眼、耳、口、鼻等部位可以用手指刮摩来代替刮痧板。

（3）颈部

方法：多刮拭颈部(两侧）及颈肩部，第七颈椎上下左右四处，喉骨两旁。颈部正中线：从颈后哑门穴刮至大椎穴，用力要轻柔，不可用力过重；颈两侧到肩，从颈后侧风池穴开始到肩部肩井穴，一般应尽量拉长刮拭，中途不做停顿，颈部到肩上肌肉较丰富，用力可稍重。

应用：颈部刮痧可治疗感冒、头痛、咽炎、颈椎病等。采用多功能牛角刮痧板或者方形牛角刮痧板。

（4）背部

方法：背部正中为督脉，称为"阳脉之海"，两侧为足太阳膀胱经及华佗夹脊穴，足太阳膀胱径上有五脏六腑的背俞穴。背部的刮拭方向是从上到下，骶部的刮拭方向是自下而上。一般先刮背正中线的督脉，再刮两侧的足太阳膀胱经和夹脊穴。肩胛冈上下以及后背肋骨间隙也是常用的刮痧部位。

应用：可预防全身五脏六腑的病。可使用多功能牛角刮痧板或者方形牛角刮痧板。

（5）胸部

方法：胸部是比较常用的保健和治疗部位之一。胸部正中为任脉，可从咽喉部天突穴经胸骨正中的膻中穴向下刮至上腹部的鸠尾穴，用刮板角部自上而下刮，用力轻柔，不可用力过大。胸部两侧，沿肋骨走向由内向外，先左后右刮拭。

应用：可以改善消化吸收功能，增强体质。主治心、肺疾患，预防支气管炎、哮喘等，可采用多功能牛角刮痧板。

（6）腹部

方法：腹部包括腋下肝、脾区，腹部由上往下刮拭。空腹或饭后半小时内禁在腹部刮拭，脐中禁涂油和刮痧；肝硬化腹水、胃出血、腹部新近手术、肠穿孔等患者禁刮腹部。

应用：主要治疗腹腔脏器的病变，如胆囊炎、消化不良、便秘、泄泻等。腹部刮痧是比较常用的治疗和保健部位，可改善消化吸收功能，增强体质。

（7）四肢

方法：四肢包括肘窝、腘窝、腕、踝以及双手心、足心，多由上向下刮拭。四肢刮拭应尽量拉长，遇关节部位不可强刮，以免损伤骨骼及筋肉；四肢皮下不明原因的包块、感染病灶、皮肤破溃、痣瘤等处，应避开刮拭；下肢静脉曲张、水肿患者刮痧时应从下向上刮拭。

应用：主治全身病证，如手太阴肺经主治肺系病证，足阳明胃经主治消化系统病证。四肢肘、膝以下穴位可主治全身疾病。

5. 刮痧后的人体反应

（1）正常反应

由于个体的差异，刮痧后皮肤表面出现红、紫、黑斑或小疱的现象，称为"出痧"，是一种正常刮痧治疗反应，数天即可自行消失，无须做特殊处理。刮痧，尤其是出痧后1~2天出现被刮拭的皮肤部位轻度疼痛、发痒、虫行感，自感体表冒冷气或热气，皮肤表面出现风疹样变化等情况，属于正常现象。

（2）异常反应

在刮痧过程中，患者出现头晕、目眩、心慌、出冷汗、面色苍白、四肢发冷、恶心欲吐等现象，应及时停止刮拭，迅速让患者平卧，取头低脚高体位。嘱患者饮用一杯温糖水，并注意保温。可迅速用刮痧板重刮百会穴、水沟（人中）穴、内关穴、足三里穴，静卧片刻即可恢复。

第三节　拔罐

拔罐疗法是以罐为工具，利用燃火、抽气等方法产生负压，使之吸附于体表特定部位，产生刺激，形成局部充血或瘀血现象，而达到防病治病、强壮身体的一种治疗方法。拔罐疗法对人体是一种全身的综合性疗法，不管什么样的疾病，可以根据病情选用不同的拔罐方法，均能起到很好的辅助治疗作用，尤其对失眠、疲劳综合征、亚健康状态、颈椎病、肩周炎、腰椎病等常见疾病有很好的缓解和治疗效果。

拔罐疗法在我国已有两千多年的历史，并逐渐成为一种独特的治病方法，具有通经活络、行气活血、消肿止痛、祛风散寒等作用。

拔罐法，古称角法，因古时用牲畜的角（如牛角、羊角等）磨成桶状使用而得名。历代中医文献中对拔罐论述颇多，早在马王堆汉墓出土的帛书《五十二病方》中就有用牛角进行拔罐的记载。到隋唐时期，拔罐所使用的工具有了突破性的改进，开始用经过削制加工的竹罐来代替兽角。至清代，拔罐法获得了更进一步的发展，为弥补竹罐之不足，采用了陶土烧制成的陶罐，并正式提出了沿用至今的"火罐"一词。

随着医疗实践的不断发展，火罐的材质和拔罐的方法得到不断的改进和发展，罐具从兽角、竹筒发展为金属罐、陶瓷罐、玻璃罐，乃至近年来研制成的抽气罐。操作方法亦从单纯的留罐法发展为走罐法、闪罐法、刺络拔罐等；治疗的范围也逐渐扩大，目前常用于临床的病种已多达100多种，如感冒、咳嗽、哮喘、胃痛、腹痛、腹泻、软组织损伤、风湿痹痛、落枕、痛经、闭经、痤疮、荨麻疹、高血压病、面瘫及肥胖症等。

一、拔罐疗法的作用机理

1. 疏通经络，调和气血

拔罐法能使罐内空气因热膨胀而逸出，当罐口紧贴皮肤时又因罐内空气稀薄而产生负压，从而使罐紧紧吸拔在皮肤上。皮肤受到负压的影响，毛细血管扩张，局部充血，促进人体气血流通，并且可以开泄腠理，达到疏通经络、调和气血的目的。

2. 温通经络，温养阳气

拔罐法需借助火的燃烧，排除罐内空气，因而会有热的刺激，温热可温通经络、温养阳气、温散寒邪、回阳救逆，即通过温热的作用，振奋机体的调节机能，故拔罐法常用于治疗因阳气不足或感受寒邪使机体机能衰减的病证。

二、拔罐方法

1. 常用罐的类型

（1）玻璃罐

采用耐热的玻璃制成，形状如笆斗，肚大口小，口边微厚而略向外翻，分1～5号罐，五种型号。1号罐内径32mm，2号罐内径38mm，3号罐内径45mm，4号罐内径53mm，5号罐内径58mm。优点是罐质地透明，使用时可以直接观察罐内皮肤的充血、瘀血等变化，便于掌握拔罐治疗的程度。缺点是容易破碎。

（2）抽气罐

连体式抽气罐：罐与抽气器连为一体。罐体多用透明塑料制成，上部加置活塞，便于排出空气，产生负压。穴位吸附力可随意调节，便于临床应用，不易破损。

带有活塞嘴的透明塑料罐有多种规格。配有一外接抽气筒，使用时需将抽气筒与罐嘴对接，将罐扣于施治部位，可根据需要连续抽拉筒至适宜的负压为止。罐质轻透明，可窥见罐内情况，负压可随意调节，一般不易破碎。

抽气罐的优点是可以避免烫伤，操作方法容易掌握。不足之处是没有火罐所产生的温热刺激。

2. 拔罐的辅助器具

（1）燃料

通常采用95％的酒精作为点火用的材料，可以使用小口瓶装酒精，以便点火时蘸酒精方便。

（2）点火工具

可以用稍粗的铁丝，一头缠绕石棉绳或线带，制成酒精棒；或者用镊子夹住棉球作为点火工具，点火蘸酒精时要注意酒精的量，以棉球自然状态酒精不滴落为度，酒精过多容易滴在身上而导致烫伤。

（3）介质

选用能起到润滑作用的液体，常用的介质有按摩乳、甘油等，既可起到润滑作用，又可对局部皮肤起到滋润作用，还可以增强拔罐时的吸附力。

3. 操作方法

（1）火罐法

闪火法：将酒精棒蘸取95％的酒精，点燃后在火罐内壁中段绕1~2圈，使罐内产生负压，马上撤出，并且迅速将火罐扣在选定部位，即可吸住皮肤。此法比较安全，不受体位限制，是常用的拔罐方法，须注意操作时不可烧至罐口，以免烫伤皮肤。

投火法：将纸折成宽筒条状，点燃后投入罐内，迅速将罐扣在选定部位。此法适用于侧面拔。这种方法吸附力很强，但由于罐内有燃烧物质，火球一旦落下很容易烫伤皮肤。通常情况下，为了避免烫伤，应将薄纸卷成纸卷、纸条，燃烧到1/3时投入罐内，将火罐迅速扣在选定部位。

（2）抽气法

先将备好的抽气罐紧扣在需拔罐的部位，用抽气筒将罐内的空气抽出，使之产生所需负压，即能吸住皮肤，此法适用于任何部位拔罐。

三、拔罐法的应用

1. 留罐法

留罐又称坐罐法，是拔罐法中最常用的一种方法。拔罐后将罐留置一定时间，一般10~15分钟。罐大吸附力强的应适当减少留罐时间，夏季留罐时间也不宜过长，以免起疱损伤皮肤。

可根据病变范围分别采用单罐法或多罐法。单罐用于病变范围较小或压痛点。可按病变的或压痛的范围大小选用适当口径的火罐。多罐用于病变范围比较广泛的疾病，如腰肌劳损，可在腰部穴位及疼痛明显的部位采用多罐法。

2. 闪罐

闪罐法是临床常用的一种拔罐手法，是将罐拔上后立即取下，如此反复吸拔多次，至皮肤潮红为度。需注意闪罐大多采用火罐法，且所用的罐不宜过大；操作时罐口应始终向下，棉球应送入罐底，棉球经过罐口时动作要快，避免罐口反复加热以致烫伤皮肤，操作者应随时掌握罐体温度，如感觉罐体过热，可更换另一个罐继续操作。

闪罐法适应于肌肉比较松弛部位，吸拔不紧或留罐有困难处，局部皮肤麻木或功能减退的虚证患者也适用此法。

3. 走罐法

走罐法又称行罐法、推罐法或滑罐法等。需选口径较大的罐，罐口要求平滑较厚实，最好选用玻璃罐，先在罐口涂一些润滑油脂或在走罐所经皮肤上涂以润滑油脂，将罐吸拔好后，以手握住罐底，微倾斜，即推动方向的后边着力，前边略提起，慢慢向前来回推拉移动数次，至皮肤潮红为度。

操作时应注意根据病人的病情和体质调整罐内的负压，以及走罐的快慢、轻重。罐内的负压不可过大，否则走罐时由于疼痛较剧烈，病人无法接受；推罐时应轻轻推动罐的颈部后边，用力要均匀，以防罐脱落。

走罐法一般用于面积较大、肌肉丰厚的部位，如腰背部、大腿等处，或者需要在某条或某段经脉上拔罐。

4.起罐法

起罐亦称脱罐。用一手拿住罐，另一手将罐口边缘的皮肤轻轻按下，或将气罐特制的进气阀拉起，待空气缓缓进入罐内后，罐即落下。切不可硬拔，以免损伤皮肤。若起罐太快，易造成空气快速进入罐内，负压骤减，易使病人产生疼痛。

四、注意事项

拔罐时要选择适当体位和肌肉丰满的部位，骨骼凸凹不平、毛发较多的部位均不适宜拔罐。

拔罐时要根据所选定部位面积大小而选择大小适宜的罐。操作时必须迅速，才能使罐吸附有力。

用火罐时应注意勿灼伤或烫伤皮肤。若烫伤或留罐时间太长而皮肤起水疱时，小疱无须处理，仅敷以消毒纱布，防止擦破即可；水疱较大时，用消毒针将水疱挑破，涂以碘伏，或用消毒纱布包敷，以防感染。

皮肤有过敏、溃疡、水肿和大血管分布部位，不宜拔罐。高热抽搐者和孕妇的腹部、腰骶部位亦不宜拔罐。

五、拔罐的正常反应和异常反应

1.正常反应

无论采用何种方法将罐吸附于施治部位，由于罐内的负压吸拔作用，局部组织可隆起于罐口平面以上，感觉局部有牵拉发胀感，或感到发热、发紧、凉气外出、温暖、舒适等，这都是正常现象。

起罐后，治疗部位出现潮红，或紫红，或紫红色瘀点等，均属拔罐疗法的治疗效应，待数天后，可自行恢复，无须做任何处理。

2. 异常反应

拔罐后如果感到异常，或者有烧灼感，则应立即拿掉罐，如果是火罐，还需检查有无烫伤。如此处不宜再行拔罐，可另选其他部位。

在拔罐过程中，病人感觉头晕、恶心、目眩、心悸，继则面色苍白、冷汗出、血压下降、脉搏微弱，甚至突然意识丧失，此为晕罐。晕罐时，应及时取下罐具，使病人平躺，取头低脚高体位。轻者喝些开水，静卧片刻即可恢复。重者应立即送医院抢救。

第四节　自我推拿

推拿疗法是在中医基础理论指导下，操作者以手或肢体其他部位，或是器械，按照特定的、规范化的技术动作要求，在受术者一定的部位或腧穴上所做的以防治疾病、保健强身为目的的一种外治方法。推拿疗法简便易行，不需要特殊医疗设备，也不受时间、地点、气候等条件的限制，随时随地都可进行，且易学易用，无不良反应。对正常人来说，能增强人体体质及抗御病邪的能力，取得强身保健的效果；对患者来说，可使局部症状改善，加速恢复患部的功能，从而收到良好的治疗效果。

推拿疗法古代称为按摩、踩跷、按抓、折枝、摩挲等，先秦两汉时期是中医学发展的重要阶段，也是推拿历史发展的重要阶段。据《汉书·艺文志》记载，我国推拿史上第一部推拿专著《黄帝岐伯按摩经》与《黄帝内经》同时问世。《黄帝内经·素问》载："中央者，其地平以湿……故导引按跷者，亦从中央出也"指出了推拿起源于中原地区（相当于今天的河南洛阳一带），该书首次将按摩作为一种疗法、一门学科提出，记载的手法有按、摩、切、扪、循、拊、弹、抓、推、压、屈、伸、摇等，其中以按、摩二法最为常用，阐述了按摩具有温经散寒、活血补血、舒经通脉等作用，并提出了按摩手法的适应证和禁忌证。魏、晋、隋、唐时期，按摩治疗和按摩保健已十分流行，并传到了朝鲜、日本、印度和欧洲。宋、金、元时期，按摩防治的范围更为广泛，涉及内、外、妇、儿各科疾病。明清时期，是推拿发展史上的又一个鼎盛时期，"按摩"在这个时期改称为"推拿"，手法也由简单按、摩发展为推、拿等较为复杂的形式，产生了各种用力方向不同的手法，可以说由"按摩"改称为"推拿"，标志着推拿发展史上一个重大的飞跃。

目前，人们回归自然的热潮席卷全球，推拿疗法再次被推崇为非药物疗法的代表，以其简单易学、便于操作、疗效显著、费用低廉、无不良反应等特点深受人们的喜爱，且已成为21世纪人们追求绿色保健、提高生活质量的有效方法之一。

一、推拿手法的作用原理

1.疏通经络

经络内属脏腑、外络肢节，将人体的组织器官、四肢百骸联络成一个有机的整体。推拿手法作用于体表的经络穴位上，引起局部经络反应，起到激发和调整经气的作用，并通过经络影响到所连属的脏腑、组织、肢节的功能活动，以调节机体的生理、病理状况，达到百脉疏通、五脏安和，使人体恢复正常生理功能的目的。

2.调和气血

气血是构成人体和维持人体生命活动的基本物质，是脏腑、经络、组织器官进行生理活动的基础。推拿以柔软、轻和之力，循经络、按穴位，施术于人体，通过经络的传导来调节全身，借以调和营卫气血，增强机体健康。推拿的调和气血作用表现在以下几个方面：

（1）通过推拿手法的机械刺激或温热刺激，作用于体表特定部位或腧穴，直接激发经气，调整局部的气血运行。

（2）通过经络系统调整心、肺等脏腑功能，推动全身的气血运行。

（3）通过手法的刺激调节脾胃的功能，促进脾的运化功能，进而增强脾胃的升降功能，有利于气血的化生。

3.调整脏腑功能

脏腑是化生气血、通调经络、主持人体生命活动的主要器官。脏腑功能失调后，所产生的病变，通过经络传导反应在外，如有精神不振、情志异常、食欲改变、二便失调、汗出异常、寒热、疼痛等异常表现，即所谓"有诸内，必形诸外"。推拿具有调整脏腑功能的作用，通过手法刺激相应的体表穴位、痛点，并通过经络的连属与传导作用，对内脏功能进行调节，达到治疗疾病与自我保健的目的。

二、推拿手法的基本要求

1. 持久

手法在操作过程中，在足够的时间内保持动作和力量的连贯性，不间断、不变形、不乏力，以保证手法对人体的刺激能够积累到临界点，以起到调整脏腑功能、改变病理状态的作用。

2. 有力

有力即有力量，这种力量不可以是蛮力和暴力，而是一种含有技巧的力量。无论何种手法总是以力为基础的。

3. 均匀

手法操作的力量、频率和幅度都必须保持均衡。力量不可忽强忽弱，频率不宜时快时慢，幅度不要时大时小，应使手法操作既平稳而又有节奏。机体对某种刺激做出应答需要一定的时间。如果一种手法本身不均匀，变化太快，则机体的应答也不断变化，达不到手法所应获得的效应。

4. 柔和

手法操作时，动作平稳缓和；手法变换时，自然、协调，轻而不浮，重而不滞。柔和并不是软弱无力，而是柔中有刚，不可生硬粗暴，增加患者的痛苦。

5. 深透

手法具备了持久、有力、均匀、柔和这四项要求后，形成了一种渗透力。这种渗透力，可透皮入内，直接深达所刺激体表的深层组织和内脏器官，或间接地通过各种途径使手法的生物效应到达目标脏器，起到调整脏腑虚实的作用。深透，主要是指力的渗透，同时也包括了热感的渗透。

三、常用的推拿手法

1. 按法

（1）操作

用指、掌部着力于体表，用力由轻到重逐渐按压，按而留之的手法。根据着力面的不同，可分为指按法、掌按法。

指按法：操作要领是用拇指指峰、螺纹面或整个指腹按压在体表，其余四指自然伸直置于相应的位置，固定助力，腕关节屈曲，拇指垂直向下用力按压，用力从轻到重，到最大力时停顿片刻，渐减压力，再重复加压，使整个动作过程既平稳又富有节奏性。

掌按法：操作要领是用双手或单手手掌掌面紧贴体表，手指自然伸直放于体表，腕关节背伸，肘关节微屈，上半身前倾，将上半身的重量通过肩、肘传至手掌面，垂直向下按压，用力方式同指按法。

（2）应用

指按法接触面积小，多用于全身各部各个腧穴。掌按法接触面积较大，力度大而刺激缓和，适用于面积大且较为平坦的腰背部、腹部、下肢等部位。

2. 点法

（1）操作

以指端、指骨间关节或肘尖垂直按压体表的手法，包括指点法和肘点法。

指点法：有指端点法和指节点法。指端点法主要有拇指点法、中指点法。操作要领是手握空拳，拇指伸直并紧靠于食指中节桡侧，用拇指端点按受术部位，逐渐垂直用力向下按压。或以拇、食、无名三指用力夹持中指，以中指指端着力于体表，垂直向下用力按压。前者平稳用力，后者可冲击用力。指节点法又称屈指点法，操作要领是手握空拳，以屈曲的食指或拇指指骨间关节骨突，着力于受术体表，逐渐垂直用力向下按压。运用指点法时腕关节保持紧张，避免产生关节运动。

肘点法：操作要领是术者一手握拳屈肘，拳心向胸，以肘尖部着力于受术体表，上身前倾，以肩及躯干发力，逐渐垂直用力向下按压。

（2）应用

点法着力点小，压力集中，刺激较强，适用于全身各部位腧穴或压痛点。肘点法一般用于如臀部环跳穴等肌肉丰厚处。

3. 捏法

（1）操作

捏法操作要领是用拇指与其他手指相对用力挤压受术部位的手法。术者用拇指与其他手指指腹相对用力挤压肌肤，有二指捏法、三指捏法、五指捏法等。指捏软组织时，指骨间关节应尽量伸直，以增加手法的接触面积，不要用指端抠、抓。

（2）应用

此法用于背脊、四肢以及颈项部。

4. 拿法

（1）操作

捏而提起谓之拿。拿法操作要领是术者用拇指与其余手指的螺纹面相对用力，夹持住肌肉并将其垂直提起，再缓慢放松，如此反复操作。拇指与食、中二指协同用力者称为三指拿法，拇指与其余四指协同用力者称为五指拿法。

（2）应用

此法用于颈项、肩背及四肢部。

5. 搓法

（1）操作

搓法操作要领是：用双手夹持住肢体来回搓动的手法。术者用双手掌面相对夹持住肢体，做方向相反的来回搓动。搓动时要带动皮下组织一起运动，不要与皮肤有明显的摩擦，操作时不要屏气。搓背部、四肢时，双手可沿肢体的纵轴做上下方向的移动；搓上肢时，搓动要快，移动要慢，移动到肘关节时力度要轻。

（2）应用

此法用于人体四肢，常作为辅助手法或结束手法。

6. 拍法

（1）操作

用手掌或手指拍打受术体表的手法，分为掌拍法与指拍法。

掌拍法：操作要领是术者五指并拢，掌指关节微屈，掌心微凹成虚掌，腕关节放松，以肘的屈伸发力，使手掌平稳地拍打受术部位。

指拍法：操作要领是术者手指伸直并拢，借用前臂力量，以中间3个手指的指腹轻巧有节奏地拍打受术部位。

（2）应用

此法接触面积大，适用于肩背部、腰骶部和下肢部。

7. 抖法

（1）操作

抖法是握住受术者的四肢做小幅度抖动的手法。

抖上肢：操作要领是受术者取坐位或仰卧位。术者用双手或单手握住受术者的腕部或掌部，将其上肢慢慢地向前外侧抬起60°左右，然后做小幅度连续的、频率较高的上下抖动，将抖动波向上传送到肩部。

抖腕部：操作要领是受术者取坐位，腕关节局部放松。术者双手拇指相对，横置于腕背横纹处，两食指相对，横置于受术者腕关节掌侧横纹处，双手拇指和食指相对用力捏住受术者腕关节上下横纹处，并做上下往返的快速搓动，带动腕关节做频率较快的、连续的、小幅度屈伸运动。

（2）应用

此法用于四肢，以上肢最为多用，经常作为一个部位的结束手法。

8. 推法

（1）操作

推法是在受术部位做单方向直线推动的手法，根据着力部位的不同，分为拇指推法、多指推法、掌推法、鱼际推法、拳推法、肘推法。

拇指推：操作要领是用两手或单手拇指螺纹面着力于体表的一定部位，其余四指自然分开固定于体表，腕关节微屈，拇指向四指的方向做单方向的直线推动。

多指推法：操作要领是除拇指外的四指伸直并拢，以第一及第二指骨的指腹着力于施术部位上，腕关节微屈，通过前臂向前斜下方的主动施力，使四指向指端做单方向的直线推动。

掌推法：操作要领是全手掌按压于施治部位，五指微分开自然伸直，以全手掌的掌指面为着力面，通过前臂向前斜下方的主动施力，带动手掌向指端方向做单方向的直线推动。

鱼际推法：操作要领是用掌根和大鱼际着力于体表，腕关节稍背伸，五指微屈，自然放于体表，通过前臂带动掌根和大鱼际向虎口方向做单方向的直线推动。

拳推法：操作要领是手握实拳，以食指、中指、无名指及小指的近侧指间关节的背侧关节突起部着力于体表，腕关节用劲伸直，通过前臂向前斜下方的主动施力，带动背侧关节突起部做单方向的直线推动。

肘推法：操作要领是屈肘，将肘关节鹰嘴部着力于施治部位，以肩关节为支点，通过上臂部向前斜下方的主动施力，带动肘关节鹰嘴部做较缓慢的单方向直线推动。

（2）应用

拇指推和多指推法多用于头面、颈项、四肢等部；掌推法多用于胸胁部、腰背部；大鱼际推法多用于头面、四肢部；拳推法多用于腰背、臀部及下肢部；肘推法适用于肌肉肥厚处或感觉迟钝处。

第五节　常见病的治疗

一、感冒

感冒俗称伤风，是风邪侵袭人体所引起的以鼻塞、流涕、打喷嚏、咳嗽、头痛、恶寒、发热、全身不适为主要表现的常见外感疾病。常见的有风寒感冒和风热感冒。

风寒感冒：后头项部疼痛，颈部转动不灵活，或有目眶疼痛，怕寒、怕风，不发热或者发热不明显，无汗，周身酸痛，乏力，鼻塞声重，清涕色白或微带黄色，舌无苔或薄白苔。

风热感冒：咽喉痛，浓涕色黄，痰多黄色，或有便秘、身热、口渴、心烦的症状，舌质较红，舌苔带点黄色。

1. 艾灸

（1）风寒感冒

取大椎、足三里、合谷、神阙，采用艾条灸或艾灸盒施灸，以施灸部位有温热舒适感觉为度。每穴每次15~20分钟。艾条灸应掌握好距离，以免造成病人烫伤。

（2）风热感冒

将艾条的一端点燃，对准大椎、曲池、合谷、尺泽施灸，距0.5~1寸进行熏烤，以施灸部位有温热舒适感觉为度。

2. 刮痧

用单角刮法，自上而下刮拭风池。

用面刮法，自上而下刮拭肺俞、大椎、肩胛部。

3. 拔罐

留罐法：取坐位或俯卧，以方便、舒适为宜。在大椎、肺俞及肩胛部出现困重的位置进行拔罐，留罐10~15分钟，以皮肤潮红为度。

走罐法：以背部第7颈椎至第10胸椎段为中心，向两侧肩胛部依次走罐，来回数次。通常用于风寒感冒的治疗。

4. 推拿

取坐位，术者立其侧。用推法于颈项，由上到下反复5~10遍。用大鱼际揉法施于前额部，以印堂和太阳为主，时间约5分钟。

取俯卧，术者立于右侧，用掌根直擦背部督脉及膀胱经，以透热为度。按揉肩背部感觉困重的部位，以项背部有轻松感为度。

二、咳嗽

咳嗽病位在肺，有外感咳嗽和内伤咳嗽之分，外感咳嗽一般可以分为风寒咳嗽、风热咳嗽及风燥咳嗽三型。

风寒咳嗽：咳嗽的声音比较重，咽喉痒，咳痰较稀薄、色白，多数兼有鼻塞、清涕。

风热咳嗽：咳嗽频繁、剧烈，气粗或咳嗽的声音沙哑，咽喉干痛，咳痰不爽或无痰，痰黏稠或稠黄，时有出汗，鼻涕黄。

风燥咳嗽：干咳，喉痒、咽喉干痛，唇鼻干燥，无痰或少量白色黏痰，不易咳出，或痰中带有血丝，口干，初起伴有鼻塞、头痛、微寒、身热等表证，舌质红干而少津，苔薄白或薄黄。

1. 艾灸

风寒咳嗽：艾条或灸盒温和灸肺俞、大椎，每穴10~20分钟。

2. 刮痧

用面刮法从上向下刮拭双侧大杼至肺俞。

用面刮法从上向下刮拭两侧手臂的尺泽、列缺。

3. 拔罐

风寒咳嗽在肺俞、大椎上拔罐，留置15~20分钟。

肢体背部酸痛者，可取足太阳膀胱经和督脉的第1~12胸椎两侧走罐。

4. 推拿

风寒咳嗽：点按风池、风府两穴，以局部酸胀向周围扩散为宜。搓背部膀胱经，以透热为度。拿肩井3分钟，使头部、胸部有轻快感觉为佳。

风热咳嗽：推小鱼际，大椎、肺俞及背部压痛点3分钟。按揉曲池、合谷两穴，使感应扩散到整个上肢。拿肩井2分钟。

三、头痛

头痛是临床常见的自觉症状，可单独出现，也可见于多种疾病的过程中。头部及五官病可致头痛，头部以外或全身性疾病也可引起头痛。头痛的病因有外感和内伤两大类。

外感头痛中感受风寒引起的头痛：其痛连背，怕风、怕冷。感受暑湿引起的头痛：头痛而胀，甚则如裂，怕风、发热，面红目赤，尿黄便秘，或头痛如裹，肢体困倦。感受风热引起的头痛：头痛而胀，甚则头胀如裂，发热或恶风，面红目赤，口渴喜饮，大便不畅或便秘。

内伤头痛：肝阳上亢之头痛眩晕、心烦易怒、睡眠不安、食欲不振。痰浊头痛：头痛如蒙、口吐涎沫、恶心。血虚头痛：头痛头晕、神疲乏力、面色少华、心慌气短。肾虚头痛：头脑空痛、耳鸣眼花、腰酸腿软、遗精、带下。瘀血头痛：头痛时作、经久不愈、痛处固定、痛如锥刺。

1. 刮痧

刮拭头侧部，寻找并重点刮拭有疼痛和结节等阳性反应的区域。将刮痧梳竖放在发际头维至耳上处，从前向后刮至侧头部下面发际边缘处。

刮拭头顶部，寻找并重点刮拭有疼痛和结节等阳性反应的区域。从百会开始向前刮至前发际处，再从百会向下刮至后发际处。

用单角刮法从风池刮至颈根部，用面刮法从内向外刮拭肩部肩井。

面刮法刮拭上肢部，从肘尖向指尖方向刮。

用平面按揉法刮太阳穴。

2. 拔罐

在印堂和太阳上拔罐，留罐10~15分钟。

3. 推拿

按揉印堂和太阳。

用指尖击法从前额部向后颈部反复叩击5分钟。

用拿法从前额发际处拿至风池处；用拿法从风池拿至大椎，反复操作3分钟左右；用拿法拿风池、肩井各约2分钟。

风寒头痛：加按揉肺俞、风门和直擦背部两侧膀胱经，以透热为度。

风热头痛：拿曲池、合谷，按揉大椎、肺俞、风门，用拍法拍击背部两侧膀胱经，以皮肤微红为度。

暑湿头痛：按揉大椎、合谷，提捏印堂及项部皮肤，以皮肤透红为度；用拍法拍击背部两侧膀胱经，以皮肤微红为佳。

肝阳头痛：推桥弓（即人脖子两侧大筋处），从上而下每侧各推30次左右，两侧交替进行。

痰浊头痛：按揉中脘、天枢，摩腹部5分钟左右，然后按揉脾俞、胃俞、足三里。

血虚头痛：按揉三阴交、膈俞。

肾虚头痛：按揉肾俞、命门、腰阳关、气海、关元。

瘀血头痛：按揉攒竹、太阳，指按揉合谷、血海、太冲；擦前额部，以透热为度。

四、胃痛

胃痛，痛时可牵连胁背或兼见恶心、呕吐、反酸、嘈杂，大便溏薄或秘结，甚至呕血、便血等症。常见于急慢性胃炎、胃或十二指肠溃疡、胃神经官能症。另外，部分胰腺炎、胆囊炎和胆石症也可引起胃痛。

不同疾病引起的胃痛临床表现各不相同。急性胃炎起病较急，疼痛剧烈；慢性胃炎起病较慢，疼痛隐隐。中医学认为，本病多为外受寒邪，病邪犯胃，或肝气郁结，横逆犯胃，或脾胃虚弱，中焦虚寒所致。

1. 艾灸

艾条灸或温灸盒灸神阙、中脘、足三里穴。神阙和中脘可以选用三联温灸盒同时施灸，足三里可以使用温灸盒施灸或艾条悬灸。

2. 刮痧

用面刮法从上向下刮拭足三里、三阴交。

用面刮法从上向下刮拭腹部上脘、中脘、下脘。

3. 拔罐

选用不同大小的罐具，在中脘、内关、足三里穴位上拔罐，留罐5~15分钟。

4. 推拿

腹部操作：取仰卧位，操作者位于患者左侧，在腹部点按中脘、气海、天枢，然后用指按揉法按揉足三里、上巨虚、下巨虚，以酸胀为度。

背部操作：取俯卧位，按揉背部背俞穴，重点按揉脾俞、胃俞、大肠俞、八髎，以酸胀为度。掌擦背部两侧膀胱经，膈俞至八髎，以透热为度。

五、呕吐

呕吐是临床常见症状，可见于多种疾病。

胃寒呕吐常有过食寒凉等诱因，呕吐物多为痰浊涎沫或清水，实证者起病较急，常突然发生，病程较短，呕吐量多，呕吐如喷。虚证者常因脾胃虚寒所致，起病缓慢，或见于病后，病程较长，吐物不多，呕吐无力，常伴有精神萎靡、倦怠乏力等虚弱症候。胃寒呕吐常伴有恶心厌食、胸脘痞闷不舒、喜温喜热等症。实证多偶然发生，虚证多反复发作。

寒客胃肠：有过食寒凉、涉水冒冷等诱因，呕吐突然发生，起病较急，呕吐物为食物，吐出有力，可伴有恶寒发热，胸脘满闷，不思饮食。

脾胃虚寒：饮食稍有不慎，或稍有劳倦，即易呕吐，时作时止，胃纳不佳，脘腹痞闷，口淡不渴，面白少华，倦怠乏力。

1. 艾灸

寒客胃肠及脾胃虚寒的呕吐可以用艾条灸或温灸盒灸神阙、中脘、足三里，脾胃虚寒可以加脾俞和胃俞。神阙和中脘可以选用三联温灸盒同时施灸，脾俞和胃俞可以使用四联艾灸盒施灸，足三里可以使用艾灸盒施灸或艾条悬灸。

2. 拔罐

在中脘、内关、足三里选用不同大小的罐拔罐，脾胃虚寒加背部脾俞和胃俞。

3. 刮痧

面刮法从下往上刮拭上腹部，点按中脘、足三里；脾胃虚寒加面刮或按揉背部脾俞和肾俞。

4. 推拿

推拿治疗呕吐具有很好的治疗效果，一般在呕吐缓解后，还需坚持治疗3~5天，以巩固疗效，防止复发。推拿操作应于呕吐基本控制后，或于饭前操作，术前给患者服用少量姜汁效果更佳。

具体操作方法：首先受术者取屈膝仰卧位，掌摩上腹部，以胃腑有热感为度；点按中脘、内关、足三里。然后受术者换俯卧位，点按法在脾俞、胃俞，以有酸胀感为度，擦脊柱两侧膀胱经。脾胃虚寒加按揉关元、气海穴、三焦俞、脾俞、胃俞。

六、腹泻

腹泻是一种常见症状，俗称"拉肚子"，是指排便次数明显超过平日习惯的频率，粪质稀薄，或含未消化食物。腹泻常伴有排便急迫感、肛门不适、失禁等症状。腹泻分急性和慢性两类，急性腹泻发病急剧，病程在2~3周之内；慢性腹泻病程在两个月以上或间歇期在2~4周内的复发性腹泻。

1. 艾灸

艾条灸或温灸盒灸神阙穴。

2. 刮痧

用面刮法从上到下刮拭背部的脾俞至大肠俞，腹部中脘至气海，下肢足三里至上巨虚。

用平面按揉法按揉阴陵泉、公孙。

3. 拔罐

急性腹泻：在天枢、中脘、气海、足三里、三阴交上拔罐，留罐10~15分钟，以皮肤充血为度。

慢性腹泻：在脾俞、胃俞、肾俞、大肠俞上拔罐，留罐10~15分钟。

4. 推拿

取俯卧位，拇指按揉背部脾俞、胃俞、大肠俞、三焦俞和八髎，以酸胀为度；掌揉腹部肚脐周围，以热为度。

大拇指匀揉长强，以酸胀为度。

指按足三里，以酸胀为度。

七、失眠

失眠是指经常不能获得正常的睡眠。轻者入睡困难，或睡而不实，易于惊醒，或早醒，醒后不能入睡；重者可彻夜不眠。长期失眠会导致头痛、头昏、心悸、健忘、多梦等。失眠会引起人的疲劳感、全身不适、无精打采、反应迟缓、注意力不集中等表现。

1. 艾灸

艾条灸或灸盒灸安眠、心俞、神门、内关，烦躁、心情抑郁加灸太冲、阳陵泉，以感到施灸处温热、舒适为度，灸至皮肤产生红晕为度。

2. 刮痧

每日晨起用面刮法刮拭全头部经脉，用水牛角刮痧梳按侧头部从前向后下方刮，头顶部从百会向前刮，后头部从上向下刮的顺序刮拭。

3. 推拿

点揉四神聪、安眠，用双手的食指和中指分别对准四神聪，持续点揉，双手中指指腹按揉安眠，以局部出现酸、麻、胀感觉为佳。

点揉神门，用拇指点按神门大约1分钟，左右手交替进行，以局部出现酸、麻、胀感觉为佳。

推按失眠，用拇指朝足跟的方向推按失眠，以局部出现酸、麻、胀感觉为佳。

八、眩晕

眩晕是目眩和头晕的总称。目眩即眼花或眼前发黑，视物模糊；头晕即感觉自身和外界景物旋转，站不稳。症状轻者，闭目可止眩；重者则旋转不定，不能站立，有时伴有恶心、呕吐、汗出、面色苍白等症状，严重时可能会突然晕倒。脑血管病变、颈椎病、内耳病变等多种疾病都可以引起眩晕。经常眩晕者，须查明眩晕的原因，综合治疗。

1. 刮痧

平时坚持刮拭头部，可预防眩晕发作。眩晕发作时，采取治疗眩晕的刮痧方法可有助于缓解症状。

用单角刮法刮拭头部百会、四神聪、风府，用平面按揉法按揉太阳。

用面刮法刮拭后头部风池，从内向外刮拭肩井。

2. 推拿

按揉百会、风池、太阳，推抹印堂，用拇指从鼻子向额头方向推抹印堂约2分钟，以局部出现酸、麻、胀感觉为佳。

九、中暑

中暑，是一种急症，常发生在炎热的盛夏季节。在高温环境中工作，或在烈日下远行，或在车、船、剧院等人群集中又缺乏必要的防暑降温措施的环境中，人比较容易发生中暑。轻度中暑者可出现头晕、头痛、身热、少汗、烦躁、呕吐、烦渴、倦怠思睡等表现。

1. 刮痧

刮督脉：由头顶的百会处沿着后正中线向下，经大椎刮至腰骶部。

刮膀胱经：由天柱沿着脊柱两侧向下，刮至肾俞处。

刮胸部：由胸部中间向两侧刮。

刮前臂：由曲池沿着前臂向下，经手三里刮至合谷处。由曲泽沿前臂前正中线向下，刮至劳宫处。

刮委中。

刮胆经：由风池沿颈部刮至肩井处。

2. 拔罐

用大小合适的玻璃罐在膀胱经（脊柱旁开1.5寸）上拔罐，至皮肤出现红色瘀斑为止，走罐更佳。

十、肥胖症

肥胖症是指人体脂肪堆积过多，超出标准体重的20%。肥胖症多伴有头晕乏力、神疲懒言、少动气短等症状，易诱发动脉粥样硬化、冠状动脉粥样硬化性心脏病（简称冠心病）、高血压病、糖尿病、痛风、胆结石、脂肪肝等。本病常与遗传、神经、精神、内分泌等因素有关，外因以饮食过多及活动少为主。无明显原因者为单纯性肥胖症，具有明显病因者为继发性肥胖症。拔罐、推拿治疗只适于单纯性肥胖症，继发性肥胖症需先治疗原发病。

1. 拔罐

仰卧位，在腹部天枢、大横、气海、关元穴位上拔罐，留罐15~20分钟。

取坐位，在梁丘、足三里、丰隆、公孙穴位上拔罐，留罐10~15分钟。

2. 推拿

俯卧位，掌根推背部膀胱经，以微红为度，并拇指按揉双侧脾俞、肾俞、肝俞、大肠俞，然后横擦背部及腰骶部，以热为度。

仰卧位，手摩全腹部以中脘和神阙为中心，自下而上顺时针摩腹，以肠鸣音消为佳。

十一、颈椎痛（颈椎不适）

颈椎病是一类由某些创伤、劳损使得颈椎间盘突出、骨质增生等颈部骨骼结构改变、退变致使供血受阻的疾病。颈椎病多发于40~60岁的人群中，常因为不良坐姿、睡姿以及长时间低头伏案或受寒等原因导致。随着互联网的普及，该病发病人群有低龄化的趋势。日常中如果发现颈部僵硬，伴有肩背上肢疼痛；颈部、肩部、背部疼痛有固定位置，并且感觉上肢沉重且头晕；颈部疼痛不适并且多梦、失眠，头重脚轻，走路不稳，应当考虑颈椎病的风险。

1. 艾灸

可以在颈椎两侧以及后枕部用艾条找到使患者感觉温和为度的合适距离，进行来回灸，也可以使用灸盒在颈肩部不适处施灸。

建议在日常工作伏案一段时间后，适当休息，并摇动颈部，缓解颈部疲劳。

2. 刮痧

刮痧部位除了颈椎周围感觉不适的地方外，还可以在背部脊柱两侧用水牛角板等刮拭，时间15~20分钟，动作范围可以较大，手法力度适量，不可太重，速度较慢。

3. 拔罐

颈部、肩部疼痛，伴有头痛的人可以嘱咐他取坐位，在低头颈后隆起处、手肘横纹外上侧留罐治疗，留罐时间10~15分钟。表现为头痛、失眠、耳鸣、腰膝酸软的患者，俯卧后在颈部夹脊周围走罐2~3次，之后再留罐5~10分钟。

4. 推拿

颈部、肩部疼痛不适，用拇指揉按颈部、肩部周围的痛点、硬结点。

头痛、失眠多梦伴耳鸣的人，捏拿颈、肩以及上肢肌肉紧绷处缓解疼痛，手法要轻柔。

十二、肩周炎（肩背痛）

肩背痛多是一侧颈部、肩部肌肉僵硬、疼痛、关节不能很好地屈伸，活动相对受限的一种病证，在50岁上下的中年人中最为常见。日常生活中如果发现肩膀肌肉酸痛，拉伸不利；肩关节疼痛，但是疼痛部位移动，不固定一处；肩关节感觉沉重、无力，在阴雨冷天疼痛加重等症状时，多为本病。

1. 艾灸

在肩关节前后、胸椎上下使用艾条温和灸，每次15~20分钟。

2. 刮痧

用涂好食油或水的水牛角板沿着锁骨窝后的肌肉、后颈部到胸椎夹脊、肩胛骨周围来回刮动。动作范围可适当大些，手法力度稍重，以刮拭到皮肤出现痧点为度。

3. 拔罐

患者取坐位，选择大小合适的罐具，将罐吸拔在压痛点及肩部周围，留罐10~15分钟。

在治疗部位涂上凡士林等润滑油，以肩峰为起点，向四周做环形推动的走罐治疗，手法要求缓慢，当局部皮肤潮红为宜。

4. 推拿

患者坐位，在肩前侧、肩外侧和肩后侧用拇指推、按揉法等沿一个方向进行推拿，对相应部位的穴位可以适当加强刺激。同时，可配合肩关节各个方向进行被动活动，力度应平稳缓和。

十三、急性腰扭伤（急性腰痛）

急性腰扭伤是一类因为突然自身活动超出腰部承受活动范围而引起腰部活动受限并剧烈疼痛的疾病。主要是劳动或发力时，因姿势不正确导致腰部肌肉收缩、松弛超过一定的限度，引发痉挛而致。

1. 艾灸

俯卧，用艾条灸或艾灸盒在腰部痛点以及肾俞、大肠俞、腰阳关等穴位周围施灸，以患者穴位皮肤有热感而没有刺痛感为度。

2. 刮痧

俯卧，用红花油为润滑剂，用水牛角板对腰背的肾俞、大肠俞，腘窝中的委中等不同地方刮拭，手法可适当偏重，动作速度要快，时间控制在15分钟，至体表出现红痧点即可。

3. 拔罐

在疼痛部位、腘窝中的委中、腰部压痛点处以及大肠俞等部位用留罐法治疗，留罐时间10~15分钟。

4. 推拿

对腰部的夹脊、命门、肾俞、腰阳关等穴位及周围软组织用边按边揉的手法，以患者酸胀疼痛为度。然后用手掌掌心或掌根沿着腰夹脊两侧上下搓揉，以皮肤感觉透热为度。

十四、腰肌劳损（腰背痛）

腰肌劳损是指人体腰部、臀部一侧或者两侧都出现的一种慢性疼痛，疼痛发作的时候会影响人的日常生活。长时间弯腰或者坐姿不正确，都可能导致这样的疼痛产生。如果在日常生活中感觉到以下症状：一侧或两侧腰部、臀部或胯部疼痛；疼痛位置固定，并且在天气变冷、下雨后、劳动后加重。当你发现自己有上述症状后，应该多注意，可能是腰肌劳损。

1. 艾灸

用艾条或者灸盒在腰部感觉酸困的地方施灸。

2. 刮痧

用轻柔的手法，将涂有润滑剂的水牛角板以从上到下的顺序，刮拭腰部的肾俞、腰阳关以及膝内侧横纹的委中穴等，以皮肤有小红痧点为宜。

3. 拔罐

表现以腰部位置固定刺痛，腰部左右转动不便，夜间加重为主要症状的患者，腘窝中的委中、背部膈俞、脚踝内上侧三阴交以及腰骶部的次髎周围留罐治疗，时间10~15分钟。对于腰部酸痛、喜欢揉按、腰膝无力，劳累时加重的患者，在腰背部的肾俞、关元俞、次髎、腰阳关等部位留罐治疗，时间15分钟。

4. 推拿

俯卧，用掌心紧贴腰椎两侧来回按揉，上下来回5~6次，以感觉皮肤有热感为度；用掌根在疼痛的地方按揉1~2分钟；用虚掌有节奏地来回轻拍打。

十五、退行性膝关节炎（膝痛）

膝关节痛是指因膝关节周围软组织劳损导致的慢性风湿性关节炎、膝关节骨质增生以及良性膝关节炎等引起的膝关节疼痛病证。主要表现为膝关节活动受限，疼痛无力，走路或上下楼疼痛加剧，或向小腿、踝关节部位放射。

1. 艾灸

仰卧，用艾条或灸盒放置在膝关节附近的犊鼻、鹤顶、阳陵泉等处进行施灸，以皮肤潮红为度。俯卧，将灸盒放置在腘窝中的委中以及小腿的承山施灸，以患者感温热为宜。

2. 刮痧

将涂有润滑剂的水牛角板以速度较快的手法对承山、委中以及阳陵泉来回刮拭，力度可大，至出痧为止。同时，可在膝关节周围的内膝眼、犊鼻、足三里、梁丘等穴位来回刮拭，每穴各30次为宜。

3. 拔罐

以膝盖为中心，可在膝周的膝眼、鹤顶，大腿外侧的犊鼻、梁丘、伏兔，大腿内侧的血海及委中、承山进行留罐治疗。

4. 推拿

用按揉、拿捏的方法放松大腿及膝盖周围的软组织，直到局部发热，然后对膝关节周围有压痛的地方用手指点按，力量由轻到重，再缓慢用掌心搓揉膝关节周围，使皮肤微微发热，最后再点按腘窝部的委中，时间控制在15~20分钟。

该病的治疗周期相对较长，所以患者应该树立信心，坚持治疗。同时应该注意休息，尽量在日常活动中减少膝关节的负担，少久站、久行。

十六、肘关节炎（网球肘）

网球肘主要是因急性肘部扭伤或者长期用手腕完成单一重复的工作导致的一种疾病。多见于打字员、木工、钳工、网球运动员人群。该病常常因为肘部劳损、气血瘀滞或者旧病复发而出现。生活中发现以下情况：肘关节外侧逐渐疼痛，拿东西没有力气，在拧毛巾等旋转肘部的时候疼痛加剧，应考虑网球肘的可能。

1. 艾灸

找到肘横纹附近的手三里、肘横纹内侧的少海，以及上臂的肘髎，选用艾条灸，双臂两侧穴位交替进行。

2. 刮痧

刮痧主要集中在以肘部为中心，向上臂和小臂不同方向来回刮拭，动作速度适中，时间5分钟左右。如果感觉劳动后加重，提物困难者，可在前胸与上臂交界周围来回刮拭，范围适中，力度稍重，时间控制在5分钟左右。

3. 拔罐

可以在肘部固定疼痛的部位进行拔罐治疗，时间10~15分钟为宜。

4. 推拿

肘关节周围，受到外伤的患者禁止推拿；非外伤者适当推拿。操作方法是选择肘部及前臂的痛点、手三里和曲池等穴位。首先在痛点等地方用由轻到重的点按手法刺激相应部位，之后按照由远端到痛点的方向轻拍周围软组织，最后再用小鱼际擦法刺激穴位周围，以透热为度。

十七、落枕

落枕或称"失枕"，是一种常见病，好发于青壮年，以冬春季多见。本病多为晨起突感颈后部、上背部疼痛不适，以一侧为多，或有两侧皆痛者，或一侧重，一侧轻。轻者可自行痊愈，重者可迁延数周。

落枕可因劳累过度、睡眠时头颈部位置不当、枕头高低软硬不适，使颈部肌肉长时间处于过度伸展或紧张状态，引起颈部肌肉张力性损伤或痉挛；也可因风寒湿邪侵袭，或因肩扛重物等导致。

1. 艾灸

用多联灸盒灸颈部夹脊穴、膀胱经穴及风池、阿是穴，以灸至皮肤潮红为度。

2. 刮痧

用单角刮法刮拭风池，用面刮法从风池刮至肩井，重点从内向外刮拭肩井。

用面刮法从上向下分段刮拭风府至大椎段，以及天柱至风门段。

3. 拔罐

在大椎、肩井、悬钟及局部压痛点上拔罐，留罐10~15分钟。注意观察罐内皮肤的变化，当皮肤充血时即可取罐。

4. 推拿

取坐位，操作者用轻柔的揉法在患侧颈项及肩部，拿颈椎棘突旁的软组织，以患侧为重点部位，往返5次；再点揉风池、风府、肩井等穴，以酸胀为度；用拇指拿捻紧张的肌肉的压痛点或结节状物，使之逐渐放松。最后，以小鱼际擦患部，以透热为度。

十八、鼠标手

鼠标手在医学上称为腕管综合征，是由于正中神经在腕管内受压所引起的。随着电脑在生活、工作中的使用越来越频繁，鼠标手的发病率也越来越高。症状可见手指刺痛麻木，以中指、食指及拇指多见，腕关节肿胀，手部动作不灵活、无力，或者伴有拇指、食指、中指及无名指桡侧的感觉消失等。

1. 艾灸

选择压痛点，在其压痛点处采用艾条温和灸，以灸至皮肤潮红为度。

2. 推拿

取坐位，操作者坐在其对面。患者前臂及腕部垫枕，掌侧向上，用拇指指腹轻按揉前臂，沿屈指肌腱方向，并在其压痛点重点按揉，以出现酸胀为度。

同时，用大鱼际推前臂、腕部及手掌，并配合大鱼际揉法操作，反复进行。

建议在操作电脑时，鼠标、键盘、显示屏的高度和位置都必须合适，使操作时腕关节、肘关节和肩关节处于放松状态。操作鼠标30分钟后，应休息片刻。长时间使用电脑时，应经常伸展和松弛手腕，也可以做握拳活动。

十九、月经不调

月经不调是一种因月经周期、经期、经色等发生改变而导致的妇科疾病。临床表现为月经时间提前或延后、量或多或少、颜色或鲜红或淡红、经质或清稀或赤稠。月经不调会引起头痛，并伴有头晕、心胸烦闷、容易发怒、睡眠差、小腹胀满、腰酸腰痛、精神疲倦等症状。

1. 艾灸

艾条灸或灸盒灸神阙穴、气海、关元、归来、血海、三阴交，也可以使用多联灸盒灸，以灸至皮肤潮红为度。对于月经提前的应该注意在行经前3~5天艾灸，同时注意对于经行腹痛或者经量多的人，下腹部和腰骶部的艾灸时间不要太长，避免引起月经过多。

2. 刮痧

刮督脉，由大椎穴向下，经命门、腰阳关刮至腰俞。

刮足太阳膀胱经，由膈俞沿着脊柱两侧向下，经肝俞、脾俞、肾俞，刮至次髎。

刮足三阴经，由血海沿下肢内侧向下，经阴陵泉、三阴交刮至太溪。

3. 拔罐

选用不同的罐具，在腹部气海、关元，在腰骶部肝俞、腰阳关，下肢三阴交、血海、足三里处拔罐，留置10~15分钟。

4. 推拿

首先分别在八髎以及命门穴位用双手叠放进行揉按，每个穴位5分钟，操作时候让患者有一定压迫感，力量由轻到重；之后仰卧位时以下腹部气海为圆心，用掌心顺时针摩腹，以皮肤有透热感觉为度；最后在大腿内侧血海、小腿外侧足三里等穴位用拇指揉按。

二十、痛经

妇女在经期或行经前后，出现周期性小腹疼痛，或痛引腰骶，甚至剧痛难忍，常伴有面色苍白、头面冷汗淋漓、手足厥冷、泛恶呕吐等症，中医称之为"痛经"，又称"经行腹痛"。本病是妇科常见病之一，尤以青年妇女较多见。

1. 艾灸

艾条灸或灸盒在其神阙及其下腹部施灸，灸至皮肤潮红为度。

2. 拔罐

选用不同的罐具，在腹部气海、关元，腰骶部的肾俞至八髎及下肢三阴交处拔罐，留置10~15分钟。

沿着足太阳膀胱经在命门至腰俞、肾俞至次髎处涂以润滑油进行走罐，至皮肤出现潮红为度。

3. 推拿

仰卧位，用手掌摩法在小腹部顺时针摩腹，尽量覆盖到气海、关元等穴，然后点按气海、关元。俯卧位，用按法在腰背肾俞周围按压，以周围有温热感并酸胀为度。

二十一、带下病

成年健康女性阴道流出少量的透明、黏滑、白色或黄白色黏液，为正常生理现象，俗称为白带。若在经期、排卵期或妊娠期白带增多，是妇女正常的生理现象。如果妇女阴道分泌物增多，且连绵不断，色黄、色红、带血，或黏稠如脓，或清稀如水，气味腥臭，就是带下病证，多见于阴道炎、宫颈炎、盆腔炎等疾病。带下病患者常伴有心烦、口干、头晕、腰酸痛、小腹下坠感、肿痛感、阴部瘙痒、小便少及颜色黄、全身乏力等症状。

1. 艾灸

用艾条或灸盒温和灸神阙、下腹部（重点灸气海、带脉）、三阴交，灸至皮肤产生红晕为止。带下色白、黏稠、无臭味，大便稀薄的患者，加灸中脘、足三里；带下色白，或清冷如水，腰脊酸楚，怕冷或带下量不多，但颜色呈淡红、黏稠，阴道干涩灼热的患者，加灸太溪。

2. 刮痧

面刮督脉，由大椎向下，经命门、腰阳关刮至腰俞。

面刮任脉，由中脘沿着前正中线向下，经气海、关元、中极等穴刮至曲骨。

面刮足三阴经，由血海沿下肢内侧向下，经阴陵泉刮至太溪，并按揉太溪。

3. 拔罐

选用不同大小的罐具，在神阙以下正中线上（气海、中极、关元）和足三里穴处拔罐。

二十二、更年期综合征

更年期综合征又称绝经期综合征，是指妇女达到一定年龄（45~55岁）时，由于卵巢功能减退、性激素减少而出现一系列与绝经有关的临床综合症候群。患者多为40岁后的绝经期或绝经后的妇女，绝经是其重要标志。主要表现为经行紊乱、面部潮红、易出汗、烦躁易怒、精神疲倦、头晕耳鸣、心悸失眠，甚至情志异常，有时伴有尿频、尿急、食欲不振等，可持续2~3年之久。

1. 刮痧

用面刮法刮拭后正中线，由头顶部百会沿后正中线向下，经大椎、命门、腰阳关等穴，刮至腰俞。

用面刮法刮拭足太阳膀胱经，由厥阴俞沿脊柱两侧向下，经心俞、膈俞、肾俞，刮至次髎。

用面刮法刮拭足少阳胆经，由风池经颈部刮至肩井。

用面刮法刮拭沿前正中线，从膻中向下，经中脘、气海等穴，刮至关元。

用面刮法刮拭足三阴经，由阴陵泉起，沿小腿内侧向下，经三阴交、太溪等穴，刮至太冲，用垂直按揉法按揉三阴交、太溪、太冲。

2. 拔罐

俯卧位，在背部督脉及脊柱两侧膀胱经走罐。充分显露腰背部，涂抹适量的润滑油，将适当大小的玻璃火罐吸拔在腰部，然后沿着膀胱经和督脉推拉火罐，至皮肤潮红为止。

背部督脉及脊柱两侧膀胱经拔罐，留罐10~15分钟，至皮肤潮红为度。

3. 推拿

取俯卧位，操作者站立一侧，用手掌沿脊柱两侧擦揉5~6遍。

取俯卧位，操作者站立其后或一侧，擦揉后颈部、肩部，自上而下反复3~5遍。揉点风池、大椎。用一手扶在对侧肩头，另一手以手掌从其胸上方斜向两乳中间，向下推擦3~6遍，然后按揉膻中，最后用双手掌擦两肋胁部，以热为度。

二十三、牙痛

牙痛有虚实之别。实火牙痛表现为牙痛甚剧、牙龈红肿，兼口臭口渴、头痛，是肠胃积热所致。虚火牙痛表现为牙痛隐隐，时作时止，牙齿浮动，咬物无力，常在午后、夜晚疼痛加重，是肾精不足所致。

1. 刮痧

实火牙痛用推刮法刮拭手部二间、合谷及足背部内庭。

2. 拔罐

背部沿足太阳膀胱经自上而下走罐（大杼至胃俞之间），至皮肤潮红为度。

3. 推拿

实火牙痛按揉下关、颊车，拿合谷，掐内庭。

虚火牙痛按揉下关、颊车，拿合谷，点揉背部肾俞，掐太溪，揉足底涌泉。

二十四、视疲劳

视疲劳多由于用眼不当引起，如长时间近距离视物，或在光线暗淡等情况下看书，造成视力过度疲劳，眼内睫状肌痉挛及充血，导致视物模糊、视力下降等。

1. 刮痧

平躺，闭上眼睛，操作者坐于患者头顶前方，选定区域涂抹面部刮痧乳，用刮痧板自眉心沿眉弓走形刮至发际，自内眦沿颧骨走形刮至发际，自额头正中心刮至发际，用力柔和，以酸胀为度。

2. 推拿

取俯卧位，操作者用双手掌相互摩擦发热后，再置于眼部，重复20~30次。

按揉风池及眼眶周围。

将拇指按于两侧太阳穴上，其余四指屈成弓状，以食指侧面自内向外下刮眼眶，以酸胀为宜，约60次。

二十五、咽喉肿痛

以咽喉部红肿疼痛、吞咽不适为特征，是口咽和咽喉部的病变，中医称为"喉痹"。咽喉肿痛见于现代医学的急慢性扁桃体炎、急慢性咽炎、单纯性喉炎、扁桃体周围脓肿等。

1. 刮痧

以前颈部刮痧为主，配合背部刮痧。前颈部刮痧先从上向下沿前正中线任脉部位刮拭，到天突处，然后分别刮拭两侧部位。背部刮痧先从上向下沿后正中线督脉穴位刮拭，然后分别刮拭两侧夹脊穴部位。手法要轻，每个部位刮拭至出痧。

2. 推拿

平躺，操作者拇指与食、中二指相对用力，柔和深透地推揉双侧胸锁乳突肌及气管两侧。用食、中、无名指指尖沿下巴向下颌角方向，寻找酸胀的反应点推揉。

以凡士林为介质，用左手或右手第二远节指骨与第二中节指骨桡侧，自上而下刮颈前及颈侧面，动作要轻柔。

第七章　节气养生

一年有春、夏、秋、冬四季之分，根据每季的气候特点又可具体划分为二十四个节气，即立春、雨水、惊蛰、春分、清明、谷雨、立夏、小满、芒种、夏至、小暑、大暑、立秋、处暑、白露、秋分、寒露、霜降、立冬、小雪、大雪、冬至、小寒和大寒。二十四节气是中国古代根据地球在黄道（即地球绕太阳公转的轨道）上的位置变化而制订的节令划分，每一个节气分别对应太阳在黄道上每运动15度所到达的一定位置的气候规律。

中医学认为人与自然是一个统一的整体，自然界的一切生物皆受春温、夏热、秋凉、冬寒变化的影响。《黄帝内经·灵枢》篇曰："故智者之养生也，必顺四时而适寒暑，和喜怒而安居处，节阴阳而调刚柔，如是则僻邪不至，长生久视。"意为只有根据四季更替、寒暑变化进行养生，与阴阳天地保持和谐平衡，人体才能健康长寿，这提示了人们在进行养生活动时要顺应自然界气候变化规律。

第一节　春季六节气

1. 立春

立春时值阳历2月4日前后，是二十四节气中的第一个节气。此时太阳到达黄经315度。古籍《群芳谱》中这样解释的："立，始建也。春气始而建立也。"立，是开始之意；春，代表着温暖、生长。中国古代将立春的十五天分为三候："一候东风解冻，二候蛰虫始振，三候鱼陟负冰。"立春后，东风送暖，万物渐渐复苏。蛰居的虫类感受到春天的气息慢慢在洞中苏醒，河里厚厚的冰开始融化，鱼可以到水面上游动，此时水面上还有没完全融解的碎冰片，就像被鱼负着一般浮在水面。立春时节，气温、日照、降水也趋于上升和增多。气温忽高忽低，气压变化较大，但气候仍以风寒为主。

节气特点：肝木升发。

养生关键：养肝护阳。

饮食：宜以辛甘发散之品为主，不宜食酸敛之味。

起居：宜晚睡早起，阳气初生，寒气未退，不宜过早减衣。

情志：调畅情志，避免郁怒。

2. 雨水

雨水时值阳历2月19日前后。此时太阳到达黄经330度。《历书》中记载："斗指壬为雨水，东风解冻，冰雪皆散而为水，化而为雨，故名雨水。"雨水，有两层意思：一是天气回暖，降水量逐渐增多了；二是在降水形式上，雪渐少了，雨渐多了。我国古代将雨水分为三候："一候獭祭鱼，二候鸿雁来；三候草木萌动。"此节气，水獭开始捕鱼了，将鱼摆在岸边如同先祭后食的样子，大雁开始从南方飞回北方，草木随地中阳气的上腾而开始抽出嫩芽。从此，大地渐渐开始呈现出一派欣欣向荣的景象。此时太阳的直射点也由南半球逐渐向赤道靠近了，这时的北半球，日照时数和强度都在增加，气温回升较快，来自海洋的暖湿空气开始活跃，并渐渐向北挺进。雨水节气降雨开始，雨量渐增，在二十四节气的起源地黄河流域，雨水之前天气寒冷，但见雪花纷飞，难闻雨声淅沥；雨水之后气温一般可升至0℃以上，此时，气温回升、冰雪融化、降水增多。

节气特点：湿气渐重，风邪渐增。

养生关键：护脾祛湿。

饮食：宜减酸增甘以养脾气，少食生冷肥腻之品。

起居：注意防寒保暖，避免过度劳作。

情志：调理情绪，豁达开朗。

3. 惊蛰

惊蛰时值阳历3月6日前后。此时太阳到达黄经345度。《历书》中记载："斗指丁为惊蛰，雷鸣动，蛰虫皆震起而出，故名惊蛰。"《月令七十二候集解》曰："二月节，万物出乎震，震为雷，故曰惊蛰。是蛰虫惊而出走矣。"我国古代将惊蛰分为三候："一候桃始华，二候仓庚(黄鹂)鸣，三候鹰化为鸠。"指出此时蛰伏在泥土中冬眠的各种昆虫开始惊醒，过冬的虫卵也要开始孵化，所以惊蛰的意思是天气回暖，春雷始鸣，惊醒蛰伏于地下冬眠的昆虫。从这一节气起，气温上升较快，长江流域大部分地区已渐有春雷。中国南方大部分地区，常年雨水、惊蛰也可闻春雷初鸣；而华南西北部除了个别年份以外，通常要到清明才有雷声。该节气内，我国淮北地区平均气温为6~7℃，淮河以南地区为7~8℃，比雨水节气升高3℃或以上。

节气特点：天气转暖，雨水渐多。

养生关键：护肝养脾。

饮食：宜以辛甘之品为主，助肝益脾。

起居：注意卫生，护正防病。

情志：调理情绪，戒骄戒躁。

4. 春分

春分，古人又称"日夜分"，时值阳历3月21日前后。此时太阳到达黄经0度，太阳的位置在赤道上方。《历书》中记载："斗指壬为春分，约行周天，南北两半球昼夜均分，又当春之半，故名为春分。"我国古代将春分分为三候："一候元鸟至，二候雷乃发声，三候始电。"意思是春分日后，燕子便从南方飞回了，下雨时天空便会电闪雷鸣。春分这一天阳光直射赤道，昼夜几乎相等，其后阳光直射位置逐渐北移，开始昼长夜短。春分是个比较重要的节气，它不仅有天文学上的意义，南北半球昼夜平分；在气候上，也有比较明显的特征，春分时节东亚大槽明显减弱，西风带槽脊活动明显增多。除了全年皆冬的高寒山区和北纬45度以北的地区外，全国各地日平均气温均稳定升达0℃以上。春分时节，严寒一去不复返，气温回升很快。

节气特点：阴阳各半，昼夜等长。

养生关键：调和阴阳。

饮食：以寒热均衡、平衡膳食为原则，同时此节气肝旺易克脾土，宜适当增加健脾祛湿之品。

起居：春分天气转暖，尤其应注意春季流行病的预防。

情志：静养修心，避免激愤。

5. 清明

清明时值阳历4月5日前后。此时太阳到达黄经15度。《历书》载："斗指丁为清明，时万物皆洁齐而清明，盖时当气清景明，万物皆显，因此得名。"按《岁时百问》的说法："万物生长此时，皆清洁而明净。故谓之清明。"中国古代从清明起的15天内每隔5天分出三候："一候桐始华，二候田鼠化为鴽，三候虹始见。"意即在这个时节先是白桐花开放，接着喜阴的田鼠不见了，全回到了地下的洞中，然后是雨后的天空中可以见到彩虹了。清明一到，我国大部分地区的日均气温已升到12℃以上，同时降雨增多。

节气特点：气温上升，雨量增多。

养生关键：防病祛湿。

饮食：清明时节肝气旺盛，易克脾土，宜多食养肝健脾之品，忌食辛辣性热之品。

起居：宜适当着衣，预防感冒。

情志：调畅情志。

6. 谷雨

谷雨是春季的最后一个节气。时值阳历4月20日前后。此时太阳到达黄经30度。《月令七十二候集解》曰："三月中，自雨水后，土膏脉动，今又雨其谷于水也……盖谷以此时播种，自上而下也"，故此得名。而《群芳谱》则有这样的解释："谷雨，谷得雨而生也。"谷雨节气的到来意味着寒潮天气基本结束，谷雨后的气温回升速度加快，如在4月下旬，我国南方的平均气温，除了华南北部和西部部分地区外，可达20℃左右，比中旬升高2℃以上。谷雨前后，天气较暖，降雨量增加，有利于春作物播种生长。从这一天起，雨量开始增多，其丰沛的雨水使初插的秧苗、新种的作物得以灌溉滋润，五谷得以很好地生长。我国古代将谷雨分为三候："一候萍始生，二候鸣鸠拂其羽，三候戴胜降于桑。"是说谷雨后降雨量增多，浮萍开始生长，接着布谷鸟便开始"提醒"人们播种了，然后是桑树上开始能见到戴胜鸟。

节气特点：雨生百谷，雨水增多。

养生关键：健脾防湿。

饮食：此节气饮食积热易生，宜多食清热养肝之品，同时省酸增甘以养脾。

起居：此节气雨水较多，应防湿邪侵入机体，同时气温升高较快，但昼夜温差较大，需早晚适当加衣。

情志：保持心情舒畅，避免情绪抑郁。

第二节　夏季六节气

1. 立夏

立夏是夏季第一个节气，时值阳历5月5日或6日。此时太阳到达黄经45度。《月令七十二候集解》曰："立，建始也""夏，假（大的意思）也，物至此时皆假大也"，《历书》载："斗指东南，维为立夏，万物至此皆长大，故名立夏也。"我国古人根据对大自然的观察，将"立夏"分为三候："一候蝼蝈鸣，二候蚯蚓出，三候王瓜生。"意思是说这一节气中首先可听到蝼蝈在田间鸣叫，接着可以看到蚯蚓掘土，然后王瓜的蔓藤开始快速攀爬生长。立夏标志着夏季的开始。现代气象学规定，以每候平均气温高于22℃才为夏季。立夏后，温度明显升高，炎暑将临，雷雨增多，标志着农作物进入生长旺季。

节气特点：心火渐盛。

养生关键：养心护阳。

饮食：宜常食葱、姜以养阳。

起居：宜晚睡早起，切勿贪凉，同时宜睡子午觉以养心。

情志：调息静心，戒躁戒怒，心静自然凉。

2. 小满

小满是夏季的第二个节气，时值阳历5月21日前后。此时太阳到达黄经60度。《月令七十二候集解》曰："四月中，小满者，物致于此小得盈满。"《历书》载："斗指甲为小满，万物长于此少得盈满，麦至此方小满而未全熟，故名也。"其含义是从小满开始，北方大麦、冬小麦等夏熟作物籽粒已经结果，渐饱满，但尚未成熟，约相当于乳熟后期，所以叫小满。从气候特征来看，小满时节我国大部分地区已逐渐进入夏季，南北温差明显缩小，降水明显增多，我国古代将小满分为三候："一候苦菜秀，二候靡草死，三候麦秋至。"是说小满节气中，苦菜已经枝叶繁茂，而喜阴的一些枝条细软的草类在强烈的阳光下开始枯死，此时麦子开始成熟。

节气特点：气温升高，雨量增多。

养生关键：养心祛湿。

饮食：宜以健脾祛湿及养心之品为主。

起居：宜晚睡早起，注意雨后保暖。

情志：调适心情，怡养心性。

3. 芒种

芒种时值阳历6月5日左右。此时太阳到达黄经75度。《历书》载："斗指巳为芒种，此时可种有芒之谷，过此即失效，故名芒种也。"《月令七十二候集解》曰："五月节，谓有芒之种谷可稼种矣。"意指大麦、小麦等有芒作物种子已经成熟，抢收十分急迫。晚谷、黍、稷等夏播作物也正是播种最忙的季节，所谓春争日，夏争时，即芒种字面的意思是"有芒的麦子快收，有芒的稻子可种"，故又称"芒种"。我国古代将芒种分为三候："一候螳螂生，二候鹏始鸣，三候反舌无声。"在此节气中，螳螂于前一年深秋产的卵因感受到阴气初生而破壳生出小螳螂；喜阴的伯劳鸟开始在枝头出现，并因感阴而鸣。与此相反，能够学习其他鸟鸣叫的反舌鸟，却因感应到了阴气的出现而停止了鸣叫。芒种节后数日，我国中部地区将进入多雨的黄梅时节，长江中下游地区将进入连绵阴雨的梅雨时期。

节气特点：湿热易生。

养生关键：清热祛湿。

饮食：宜以解暑益气生津之品为主。

起居：宜晚睡早起，睡子午觉，同时注意防暑、防潮。

情志：保持精神轻松，避免恼怒忧郁。

4. 夏至

夏至时值阳历6月21日前后。夏至，古时又称"夏节""夏至节"。此时太阳到达黄经90度。据《恪遵宪度抄本》载："日北至，日长之至，日影短至，故曰夏至。至者，极也。"夏至这天是全年白昼最长的一天。太阳直射地面的位置到达一年的最北端，几乎直射北回归线，此时，北半球的日照时间最长。北半球的白昼达最长，且越往北昼越长。夏至以后，太阳直射地面的位置逐渐南移，北半球的白昼日渐缩短。中国古代将夏至分为三候："一候鹿角解，二候蝉始鸣，三候半夏生。"麋与鹿虽属同科，但古人认为，二者一属阴一属阳。鹿的角朝前生，所以属阳，夏至日阴气生而阳气始衰，所以阳性的鹿角便开始脱落。而麋因属阴，所以在冬至日角才脱落；雄性的知了在夏至后因感阴气之生便鼓翼而鸣；半夏是一种喜阴的药草，因在仲夏的沼泽地或水田中出生所以得名。由此可见，在炎热的仲夏，一些喜阴的生物开始出现，而阳性的生物却开始衰退了。

节气特点：炎热正当，光照强烈。

养生关键：固表养心，防暑避热。

饮食：宜以酸甘之品为主固表养心，忌贪食寒凉之品损伤阳气。

起居：宜晚睡早起，适当午休，避免贪凉，同时注意防晒。

情志：调息静心。

5. 小暑

小暑时值阳历7月7日左右。此时太阳到达黄经105度。《月令七十二候集解》曰："暑，热也。就热之中，分为大小，月初为小，月中为大，今则热气犹小也。"《历书》载："斗指辛为小暑，斯时天气已热，尚未达于极点，故名也。"暑，表示炎热的意思，小暑为小，还不十分热，意指天气开始炎热，但还没到最热。我国古代将小暑分为三候："一候温风至，二候蟋蟀居宇，三候鹰始鸷。"是说小暑后风中都带着热浪，蟋蟀躲到了庭院的墙角下避暑热，而老鹰也因地面的气温太高而在清凉的高空中活动。这时江淮流域梅雨即将结束，盛夏开始，气温升高，并进入伏旱期，而华北、东北地区进入多雨季节，热带气旋活动频繁，登陆我国的热带气旋开始增多。时至小暑，已是初伏前后，到处绿树浓荫，很多地区的平均气温已接近30度，时有热浪袭人之感，暴雨也时常在小暑节气光顾我国的大部分地区。由于这段时间的雨量集中，所以防洪、防涝显得尤为重要。

节气特点：气候炎热，雨量增多。

养生关键：安神除烦，健脾祛湿。

饮食：宜以清热祛暑之品为主。

起居：宜少动多静，防止阳气外泄太过，同时适当午休。

情志：静养心神。

6. 大暑

大暑时值阳历7月23日左右。此时太阳到达黄经120度。《月令七十二候集解》曰："暑，热也。就热之中，分为大小，月初为小，月中为大，今则热气犹大也。"大暑节气正值三伏天的中伏前后，是中国大部分地区为一年最热时期，气温最高。我国古代将大暑分为三候："一候腐草为萤，二候土润溽暑，三候大雨时行。"萤火虫分水生与陆生两种，陆生的萤火虫产卵于枯草上，大暑时，萤火虫孵化而出，因此古人认为萤火虫是腐草变成的；第二候是说天气开始变得闷热，土地也很潮湿；第三候是说时常有大的雷雨会出现，大雨过后会使暑湿减弱，天气开始向立秋过渡。大暑前后气温高本是气候正常的表现。一般说来，大暑节气是华南整年日照最多、气温最高的时期，是华南西部雨水最丰沛、雷暴最常见、高温日数最集中的时期，也是华南东部高温出现最频繁的时期。

节气特点：气温最高，暑热正当。

养生关键：防暑祛暑。

饮食：宜以清暑祛湿、养心清火之品为主，忌贪凉饮冷。

起居：宜少动多静，防止中暑，同时谨防过度贪凉。

情志：情绪平和，戒躁戒怒。

第三节　秋季六节气

1. 立秋

立秋为秋季的第一个节气，时值阳历8月7日左右。此时太阳到达黄经135度。《月令七十二候集解》曰："秋，揫也。物于此而揫敛也。"秋是植物成熟的意思。《历书》载："斗指西南，维为立秋，阴意出地，始杀万物，按秋训示，谷熟也。"俗话说："立秋三日，寸草结籽。"立秋后天气由多阴雨变为秋高气爽，天高云淡，月明风清，此后气温由最热逐渐下降。古代分立秋为三候："一候凉风至"，立秋后，我国许多地区开始刮偏北风，偏南风逐渐减少，小北风给人们带来了丝丝凉意；"二候白露降"，由于白天日照仍很强烈，夜晚的凉风刮来形成一定的昼夜温差，清晨室外植物上由空气中的水蒸气凝结成了一颗颗晶莹的露珠；"三候寒蝉鸣"，这时候的蝉，食物充足，温度适宜，在微风吹动的树枝上得意地鸣叫着，好像告诉人们炎热的夏天过去了。《管子》中记载："秋者阴气始下，故万物收。"立秋的气候是由热转凉的交接节气，也是阳气渐收，阴气渐长，由阳盛逐渐转变为阴盛的时期，是万物成熟收获的季节，也是人体阴阳代谢出现阳消阴长的过渡时期。从这一天开始，天高气爽，气温从高逐渐下降。

节气特点：燥热渐生。

养生关键：养阴润肺。

饮食：宜以少辛多酸、润肺养阴之品为主。

起居：宜早睡早起，顺应阳气收敛。

情志：积极乐观，切忌悲忧伤感，以避肃杀之气。

2. 处暑

处暑时值阳历8月23日前后。此时太阳到达黄经150度。《月令七十二候集解》曰："处，止也，暑气至此而止矣。"《历书》载："斗指戊为处暑，暑将退，伏而潜处，故名也。""处"是终止的意思，表示炎热即将过去，这时的三伏天气已过或接近尾声，所以称"暑气至此而止矣"。暑气将于这一天结束，我国大部分地区气温逐渐下降，气温进入了显著变化阶段，逐日下降，已不再暑气逼人。我国古代将处暑分为三候："一候鹰乃祭鸟，二候天地始肃，三候禾乃登。"此节气中老鹰开始大量捕猎鸟类，天地间万物开始凋零。"禾乃登"的"禾"指的是黍、稷、稻、粱类农作物的总称，"登"即成熟的意思。处暑节气正是处在由热转凉的交替时期，自然界的阳气由疏泄趋向收敛，人体内阴阳之气的盛衰也随之转换。

节气特点：暑热将过，秋高气爽。

养生关键：保阴润肺。

饮食：宜以滋阴润肺之品为主，增酸减辛。

起居：宜早睡早起，同时早晚较凉，注意增衣。

情志：情绪收敛，遇事不亢。

3. 白露

白露时值阳历9月8日左右。此时太阳到达黄经165度。《月令七十二候集解》曰："白露，八月节。秋属金，金色白，阴气渐重露凝而白也。"《礼记·月令》篇云："盲风至，鸿雁来，玄鸟归，群鸟养羞。"是说这个节气正是鸿雁南飞避寒，百鸟开始贮存粮食以备过冬。可见白露实际上是天气转凉的象征。白露由于温度降低，水汽在地面或近地物体上凝结而成的水珠，称之为露。气象学表明：节气至此，由于天气逐渐转凉，白昼阳光尚热，然太阳一归山，气温便很快下降，至夜间空气中的水汽便遇冷凝结成细小的水滴，非常密集地附着在花草树木的绿色茎叶或花瓣上，呈白色，尤其是经早晨的太阳光照射，看上去更加晶莹剔透、洁白无瑕，煞是惹人喜爱，因而得"白露"美名。我国古代将白露分为三候："一候鸿雁来，二候玄鸟归，三候群鸟养羞。"说时值白露节气，鸿雁与燕子等候鸟准备南飞避寒，百鸟开始贮存粮食以备过冬。我国大部分地区在白露时节秋高气爽，风轻云淡。华南广大地区在此节气有气温快速下降、连绵阴雨、日照骤减的显著特征。

节气特点：天气转冷，气温下降。

养生关键：健脾润燥，滋阴益气。

饮食：宜以甘温滋润之品为主。

起居：宜早睡早起，同时早晚较凉，注意增衣，尤其腹部保暖。

情志：收敛神气，心境平和，避免不良情绪。

4. 秋分

秋分时值阳历9月23日前后。此时太阳到达黄经180度。据《月令七十二候集解》曰："八月中，解见秋分""分者平也，此当九十日之半，故谓之分。"《春秋繁露》中记载："秋分者，阴阳相半也，故昼夜均而寒暑平。"所以叫秋分。我国古代将秋分分为三候："一候雷始收声，二候蛰虫坏户，三候水始涸。"古人认为雷是因为阳气盛而发声，秋分后阴气开始旺盛，所以不再打雷了。一些春分出土活动的小虫，在秋分过后也会陆陆续续回到土里，准备过冬。水气也不像夏天时那么充沛，将开始逐渐干涸，因此我们会觉得空气越来越干燥了。秋分这天，正如春分一样，阳光几乎直射赤道，昼夜时间的长短再次相等，各12小时。从这天起，阳光直射位置南移了，北半球开始昼短夜长了。按气象学规定平均气温10~22℃为秋季，秋分日为北半球秋天的开始，我国大部分地区开始秋收、秋种。

节气特点：阴阳各半，昼夜等长。

养生关键：调和阴阳。

饮食：宜以阴阳平衡为出发点，同时宜多食润肺滋阴益气之品。

起居：宜早睡早起，同时早晚较凉，注意增衣。

情志：神志安宁，积极乐观，避免情绪悲忧。

5. 寒露

寒露时值阳历10月8日或9日。此时太阳到达黄经195度。《月令七十二候集解》曰："九月节，露气寒冷，将凝结也。"寒露的意思是气温比白露时更低，地面的露水更冷，快要凝结成霜了。寒露时节，我国南岭及以北的大多地区都已进入秋季，东北和西北地区已进入或即将进入冬季。北京一般年份此时已能见初霜，除全年飞雪的青藏高原外，东北和新疆北部通常已开始降雪。我国古代将寒露分为三候："一候鸿雁来宾，二候雀入大水为蛤，三候菊有黄华。"此节气中鸿雁排成一字或人字形的队列大举南迁；深秋天寒，雀鸟都不见了，古人看到海边突然出现很多蛤蜊，并且贝壳的条纹及颜色与雀鸟很相似，所以便以为是雀鸟变成的；第三候的"菊有黄华"是说在此时菊花已全部开放。史书记载："斗指寒甲为寒露，斯时露寒而冷，将欲凝结，故名寒露。""露气寒冷，将凝结也。"由于寒露的到来，气候由热转寒，这是热、冷交替的季节。

节气特点：雨水渐少，燥气当令。

养生关键：润肺生津，健脾益胃。

饮食：宜以甘淡滋润之品为主，少食辛辣发散之物。

起居：宜早睡早起，注意保暖，保持室内通风，预防感冒。

情志：神志安宁，积极乐观。

6. 霜降

霜降是秋季的最后一个节气，时值阳历10月23日左右。此时太阳到达黄经210度。《月令七十二候集解》："九月中，气肃而凝，露结为霜矣。"古籍《二十四节气解》中说："气肃而霜降，阴始凝也。"霜降是秋季的最后一个节气，是秋季到冬季的过渡节气。我国古代将霜降分为三候："一候豺乃祭兽；二候草木黄落；三候蛰虫咸俯。"此节气中豺狼将捕获的猎物先陈列后再食用，大地上的树叶枯黄掉落；蛰虫也全在洞中不动不食，垂下头来进入冬眠状态中。每当霜降时，我国南方地区就进入了秋收、秋种的大忙季节，而黄河流域一般多出现初霜。民间常有"霜降无霜，主来岁饥荒"，云南更有"霜降无霜，碓头无糠"的说法。

节气特点：冷气渐增，燥气益甚。

养生关键：保暖润燥。

饮食：宜以甘温滋润之品为主，同时秋季宜收不宜散，应少食辛辣之物。

起居：宜早睡早起。因昼夜温差加大，适当增衣同时注意腰腿关节保暖。

情志：避免忧郁，乐观豁达。

第四节　冬季六节气

1. 立冬

立冬是冬季的第一个节气，时值阳历11月1日左右。此时太阳到达黄经225度。《月令七十二候集解》曰："立，建始也"，又说："冬，终也，万物收藏也。"我国古代将立冬分为三候："一候水始冰，二候地始冻，三候雉入大水为蜃。"此节气水已经能结成冰；土地也开始冻结；三候"雉入大水为蜃"中的雉指野鸡一类的大鸟，蜃为大蛤，立冬后，野鸡一类的大鸟便不多见了，而海边却可以看到外壳与野鸡的线条及颜色类似的大蛤，所以古人认为雉到立冬后便变成大蛤了。由于我国南北纬度之差，故真正意义上的冬季，并非都以"立冬"为准，而是以连续几天气温低于10℃为冬季。但在传统观念中"冬"即"终也"，结束之意。中医学认为，这一节气的到来是阳气潜藏，阴气盛极，万物活动趋向休止进入休眠状态，为来春生机勃发做准备。

节气特点：冬主收藏。

养生关键：滋阴潜阳。

饮食：宜以温热补益之品为主，不宜辛燥伤阴之品。

起居：宜早睡晚起，日出而作。

情志：恬淡静心，寡欲少求，从而利于阳气潜敛。

2. 小雪

小雪时值阳历11月22日前后。此时太阳到达黄经240度。《月令七十二候集解》中说："十月中，雨下而为寒气所薄，故凝而为雪。小者未盛之辞。"《群芳谱》中说："小雪气寒而将雪矣，地寒未甚而雪未大也。"其意思是，"小雪"节气由于天气寒冷，降水形式由雨改为雪，但此时由于"地寒未甚"，故雪量还不足，因此称作小雪。我国古代将小雪分为三候："一候虹藏不见；二候天气上升地气下降，三候闭塞而成冬。"由于天空中的阳气上升，地中的阴气下降，导致天地不通，阴阳不交，所以万物失去生机，天地闭塞而转入严寒的冬天。这个时候中国广大地区东北风开始成为常客，气温下降，逐渐降到0℃以下，但大地尚未过于寒冷，虽开始降雪，但雪量不大，故称小雪。

节气特点：阳气上升，阴气下降。

养生关键：温补益肾。

饮食：宜以温补益肾之品为主。

起居：宜早睡晚起。

情志：恬淡静心、寡欲少求。

3. 大雪

大雪时值阳历12月7日前后。此时太阳到达黄经255度。《月令七十二候集解》曰："大者，盛也，至此而雪盛也。"我国古代将大雪分为三候："一候鹃鸥不鸣，二候虎始交，三候荔挺出。"其意是说因天气寒冷，寒号鸟也不再鸣叫了；由于此时是阴气最盛时期，正所谓盛极而衰，阳气已有所萌动，所以老虎开始有求偶行为；"荔挺"为兰草的一种，也感到阳气的萌动而抽出新芽。这时我国大部分地区的最低温度都降到了0℃或以下，往往在强冷空气前沿冷暖空气交锋的地区，会降大雪，甚至暴雪。大雪时节，除华南和云南南部无冬区外，中国大部分地区已进入冬季，东北、西北地区平均气温已达−10℃以下，黄河流域和华北地区气温也稳定在0℃以下，此时，黄河流域一带已渐有积雪，而在更北的地方，则已大雪纷飞了。

节气特点：阴寒渐盛。

养生关键：护阳保暖。

饮食：宜以温补甘润之品为主。

起居：宜早睡晚起，御寒保暖。

情志：心态平和，静养修心。

4. 冬至

冬至时值阳历12月21日或22日。此时太阳到达黄经270度。据《月令七十二候集解》曰："冬至是终藏之气，至此而极也。"据《通纬·考经援神契》称："阴极而阳始至，日至南，渐长至也。"就是说，到了冬至，太阳直射南回归线，冬至时是我们北半球白昼最短、黑夜最长的一天，由于此时地面在炎热的夏季积聚的热量还没完全消散，故此时气温还不算最低，但地面辐射散失的热量比获得的太阳辐射要多，因此气温短时间内会持续下降。《汉书》中说："冬至阳气起，君道长，故贺。"人们认为，过了冬至，白昼一天比一天长，阳气回升，是一个节气循环的开始，也是一个吉日，应该庆贺。我国古代将冬至分为三候："一候蚯蚓结，二候麋角解，三候水泉动。"古人认为蚯蚓是阴曲阳伸的生物，此时阳气虽然生长，但阴气仍然非常强盛，土中的蚯蚓仍旧蜷缩着身体；麋与鹿同科，却阴阳各异，古人认为麋的角朝后长，所以为阴，而冬至一阳生，麋感阴气渐消而解角；由于阳气初长，所以此时山中的泉水能够流动并且温热。

节气特点：阴极之至，阳气初生。

养生关键：护阳保暖。

饮食：宜饮食清淡，不宜过食辛辣燥热之品。

起居：宜早睡晚起，御寒保暖，预防感冒。

情志：心态平和，静养修心。

5. 小寒

小寒时值阳历1月5日前后。此时太阳到达黄经285度。《月令七十二候集解》曰："十二月节，月初寒尚小，故云。月半则大矣。"小寒标志着开始进入一年中最寒冷的日子。我国古代将小寒分为三候："一候雁北乡，二候鹊始巢，三候雉始雊。"古人认为候鸟中大雁是顺阴阳而迁徙，此时阳气已动，所以大雁开始向北迁徙；此时北方到处可见到喜鹊，并且感觉到阳气而开始筑巢；第三候"雉雊"的"雊"为鸣叫的意思，雉在接近四九时会感到阳气的生长而鸣叫。虽然从字面上理解，大寒要比小寒冷，据中国的气象资料，小寒是气温最低的节气，只有少数年份的大寒气温是低于小寒的。

节气特点：气温降低，天气寒冷。

养生关键：养肾防寒。

饮食：宜以温补之品为主，不宜过食辛辣燥热之品。

起居：宜早睡晚起，御寒保暖，预防感冒。

情志：静神少虑，乐观畅达。

6. 大寒

大寒是二十四节气中最后一个节气，时值阳历1月20日前后。此时太阳到达黄经300度。《授时通考·天时》引《三礼义宗》："大寒为中者，上形于小寒……故谓大寒。"《月令七十二候集解》曰："十二月中，解见前(小寒)。"我国古代将大寒分为三候："一候鸡始乳，二候征鸟厉疾，三候水泽腹坚。"就是说到大寒节气便可以孵小鸡了；而鹰集之类的征鸟，却正处于捕食能力最强的状态中，盘旋于空中到处寻觅食物，以补充身体的能量抵抗严寒；水域中的冰一直冻到水中央，且最坚厚。大寒是我国大多地区一年中的寒冷时期，低温，积雪不化，常有寒潮、大风天气。

节气特点：大风降温，雨雪天气。

养生关键：御寒养肾，兼以养心。

饮食：宜以少咸多苦、保阴潜阳之品为主，不宜过食辛辣燥热之品。

起居：宜早睡晚起，待太阳出来后再起床。同时御寒保暖，预防感冒。

情志：怡神养性，使气血和顺、阳气内闭而不受干扰。

第八章 家庭保健——常用中成药

　　随着人们健康意识逐渐增强，越来越多的人重视家庭保健，家庭的保健和防护是很有必要的。掌握一些基础的健康知识，在对疾病的防治中可以起到重要作用，能够有效地减少甚至避免一些疾病的发生。

　　中成药是中医药学的重要组成部分，中成药具有使用方便、疗效显著、不良反应少等特点，在防治疾病、保障人民身体健康方面扮演了重要的角色。

　　从古至今，中成药的种类逐渐增多，在2015年版《中华人民共和国药典》中收录了1400余个成方以及单味制剂。家庭可用的中成药种类繁多，这里就家庭常见疾病介绍一些常用的中成药，以供参考用药。

第一节　感冒类

1. 风寒感冒

【症状】怕冷但不出汗，发热，头疼，咳嗽，若有痰，痰为白色，鼻子不通气，流鼻涕，鼻涕透明或呈白色，打喷嚏，四肢酸困疼痛等。

【用药】

（1）正柴胡饮颗粒

功效：发散风寒，解热止痛。

用法：开水冲服，一次10g或3g（无蔗糖），一天3次。小儿服用药时要按照说明及根据实际情况减量。

（2）荆防颗粒（合剂）

功效：发汗解表，散风祛湿。

用法：颗粒剂用开水冲服，一次15g，一天3次；合剂服用时需先摇匀，一次10~20ml，一天3次。

【注意事项】

（1）不适用于风热感冒的患者。风热感冒的患者临床表现主要为出汗，咽喉红肿疼痛，鼻涕呈黄色，咳嗽有痰而且痰黏或黄，或者容易口渴，想喝水。

（2）服药期间饮食应清淡，不要吃油腻、辛辣、生冷的食物。

2. 风热感冒

【症状】发热明显，怕冷但症状不重，怕风，头疼，咳嗽，痰黏或黄，流黄色鼻涕，嗓子干，咽喉红肿疼痛，口渴想喝水，四肢酸困疼痛等。

【用药】

（1）银翘解毒片（丸、胶囊）

功效：疏风解表，清热解毒。

用法：片剂，一次4片，一天2~3次；浓缩蜜丸，温开水送服，一次1丸，一天2~3次；胶囊，一次4粒，一天2~3次。

（2）连花清瘟胶囊

功效：清瘟解毒，宣肺泄热。

用法：一次4粒，一天3次。

【注意事项】

（1）不适用于风寒感冒的患者。风寒感冒的患者临床表现主要为怕冷不出汗，咳嗽或有白色痰，鼻涕白或透明等。

（2）孕妇不宜使用。

（3）脾胃虚寒的人应当谨慎使用。脾胃虚寒的患者临床表现主要为常感到食欲不佳或消化不良，肚子胀痛，按揉可稍缓解，或平时总觉手脚凉，大便稀而不成形且质地黏不易冲等。

（4）服药期间饮食应清淡，不要吃油腻、辛辣、生冷的食物。

3. 暑湿感冒

【症状】发热，微怕风，头痛昏沉，流鼻涕，咳嗽痰黏，身体四肢酸疼，胸口憋闷，腹胀，腹痛，呕吐，腹泻，口渴但不想喝水等。

【用药】藿香正气水（滴丸、软胶囊）

功效：解表化湿，理气和中。

用法：片剂，一次4片，一天2~3次；丸剂，浓缩蜜丸，温开水送服，一次1丸，一天2~3次；胶囊，一次4粒，一天2~3次。

【注意事项】

（1）藿香正气水中含有酒精，服药后不得驾驶机、车、船，不得从事高空作业、机械作业及操作精密仪器。酒精过敏者不宜服用藿香正气水，可选用滴丸、胶囊等不含酒精的制剂。

（2）不宜过量以及长期服用。

（3）服药期间不要同时服用滋补的中药。

（4）服药期间饮食应清淡，不要吃油腻、辛辣、生冷的食物。

第二节　咳嗽类

1. 风寒咳嗽

【症状】咳嗽，气喘，咳痰，痰较多颜色发白，或者可见发热，怕冷，头疼，流清鼻涕，鼻子不通气，胸口憋闷，浑身酸痛等。

【用药】风寒咳嗽颗粒（丸）

功效：宣肺散寒，祛痰止咳。

用法：颗粒剂开水冲服，一次1袋，一天2次；丸剂，一次6~9g，一天2次。

【注意事项】

（1）不适用于风热咳嗽的患者。风热咳嗽的患者临床表现主要为咳嗽、咳痰，但痰黄或有痰很难咳出，伴有咽喉肿痛、口干口渴、胸口憋闷及胀痛等。

（2）不适用于阴虚咳嗽的患者。阴虚咳嗽的患者临床表现主要为干咳、痰少，或痰中带血，咽喉干燥疼痛，心烦，或每日午后发热，睡觉时不自觉出汗等。

（3）孕妇、心脏病、原发性高血压病患者应当谨慎使用。

（4）服药期间饮食应清淡，不要吃油腻、辛辣、生冷的食物。

（5）服药期间不应同时服用滋补性的中药。

2. 风热咳嗽

【症状】咳嗽，咳痰，痰黄或有痰很难咳出，伴有咽喉肿痛，胸闷或有胀痛，可伴有头疼、发热、出汗、口干、口渴等。

【用药】川贝枇杷糖浆

功效：清热宣肺，化痰止咳。

用法：一次10ml，一天3次。

【注意事项】

（1）不适用于主要表现为咳嗽气喘，咳痰，痰多色白，或有发烧、怕冷、流清鼻涕等风寒咳嗽的患者。

（2）糖尿病、高血压病、心脏病、肝病、肾病等慢性病严重的患者应当谨慎使用，最好在医生指导下用药。

（3）服药期间饮食应清淡，不要吃油腻、辛辣的食物。

（4）服药期间不应同时服用滋补性的中药。

3. 阴虚咳嗽

【症状】咳嗽时间较长，咽喉干燥疼痛，干咳，痰少，痰颜色白而且质地黏，或痰中带血，可伴有心烦，每日午后发热，睡觉时不自觉出汗等。

【用药】养阴清肺丸（膏、口服液）

功效：养阴润燥，清肺利咽。

用法：丸剂，水蜜丸每次6g，大蜜丸每次1丸，每天2次；煎膏剂，每次10~20ml，每天2~3次；口服液，每次1支，每天2~3次。

【注意事项】

（1）感冒时不宜服用。

（2）孕妇应当谨慎服用。

（3）高血压病、心脏病、肝病、糖尿病、肾病等慢性病严重的患者应当谨慎使用，最好在医生指导下用药。

（4）脾虚的人应谨慎服用。脾虚临床表现主要为平时精力不足，容易疲累，不愿意多说话而且说话时声音比较小，大便稀且不成形等。

（5）服药期间饮食应清淡，不要吃油腻、辛辣、生冷的食物。

第三节 头痛类

1. 外感头痛

【症状】头痛，疼痛可连带后颈部及肩背部，受风后疼痛加剧，或伴有发热、怕冷、鼻子不通气等。

【用药】川芎茶调散（丸、片、颗粒）

功效：疏风止痛。

用法：饭后服，散剂用清茶冲服，每次3~6g，每天2次；水丸，每次3~6g，每天2次；浓缩丸，每次8g，每天3次；片剂，每次4~6片，每天3次；颗粒剂，每次1袋，每天2次。儿童根据说明以及实际情况减量服用。

【注意事项】

（1）不适用于肝阳头痛的患者。肝阳头痛的临床表现主要为头部胀痛，眼睛红且痛，心烦容易生气，或有头晕、耳鸣、口苦等。

（2）长时间生病，气血虚弱的人不宜服用。

（3）孕妇应当谨慎服用。

（4）不宜过量及长时间服用。

（5）服药期间饮食宜清淡易消化，不要吃辛辣、油腻的食物。

2. 瘀血头痛

【症状】头部胀痛或疼痛像针刺，疼痛有固定的位置，会反复发作，或伴有头晕、恶心呕吐等。长时间可见舌头有暗紫色的小斑点。

【用药】通天口服液

功效：活血化瘀，祛风止痛。

用法：第一天，首次10ml，而后服药1小时、2小时、4小时后各服

10ml，以后每6小时服10ml；第二、三天，每次10ml，每天3次。3天为一疗程，或遵医嘱。

【注意事项】

（1）不适用于肝阳上亢头痛的患者。肝阳上亢的临床表现主要为头部胀痛，眼睛红且疼痛，心烦容易生气，或有头晕、耳鸣、口苦等。

（2）孕妇不宜服用。

（3）有出血性脑血管病的人不宜服用。

（4）服药期间饮食宜清淡易消化，不要吃辛辣、油腻的食物。

3. 肝阳头痛

【症状】头部胀痛，两侧比较重，头晕眼花，耳鸣，口苦，心烦，失眠，可伴有侧胸部疼痛等。

【用药】天麻钩藤颗粒

功效：平肝息风，清热安神。

用法：开水冲服，每次1袋，每天3次，或遵医嘱。

【注意事项】

（1）孕妇不宜服用。

（2）服药期间饮食应清淡，不要吃辛辣、油腻的食物。

4. 其他

【症状】用于各种类型的头痛。比如以上提到的外感、瘀血、肝阳上亢引起的偏头痛，以及紧张性头痛、神经性头痛、颈椎病引起的头痛、经前头痛均可使用。

【用药】正天丸

功效：疏风活血，养血平肝，通络止痛。

用法：饭后服用，一次6g，一天2~3次。

【注意事项】

（1）用药期间应当注意血压的监测。

（2）有心脏病病史的人，用药期间要注意监测心律情况。

（3）孕妇、哺乳期妇女及婴幼儿不宜服用。

（4）肝肾功能不全的人应谨慎服用。

（5）服药期间饮食应清淡，不要吃油腻、辛辣的食物，忌烟、酒。

（6）服药期间不应同时服用滋补性的中药。

第四节 火热类

1. 清实火

【症状】咽喉肿痛，牙龈肿痛，起口疮，眼睛红肿疼痛，心烦，口渴，小便黄，大便干，排便费力等。

【用药】

（1）牛黄解毒片（丸、软胶囊）

功效：清热解毒。

用法：片剂，小片（每片0.3g）每次3片，大片（每片0.6g）每次2片，每天2~3次；丸剂，水蜜丸每次2g，大蜜丸每次1丸，每天2~3次；软胶囊剂，每次4粒，每天2~3次。

（2）三黄片

功效：清热解毒，泻火通便。

用法：小片（每片0.26g）每次4片，大片（每片0.52g）每次2片，每天2次。小儿服用根据说明及实际情况减量服用。

【注意事项】

（1）脾胃虚寒的人应当谨慎使用。脾胃虚寒临床主要表现为常感到食欲不佳或消化不良，肚子胀痛，按揉可稍缓解，或平时总觉手脚凉，大便稀而不成形且质地黏不易冲等。

（2）孕妇不宜服用。

（3）服药后大便次数增多且大便不成形者，应减量。

2. 清虚火

【症状】每日午后发热，睡觉时不自觉出汗，脸颊部发红，口干口渴，咽喉疼痛，心烦，手足心发热，或有腰膝部疲累发软，耳鸣，小便量少，色黄等。

【用药】知柏地黄丸（浓缩丸）

功效：滋阴降火。

用法：水蜜丸每次6g，小蜜丸每次9g，大蜜丸每次1丸，一天2次；浓缩丸，口服每次8丸，每天3次。

【注意事项】

（1）实热者不宜使用，主要表现为咽喉肿痛、牙龈肿痛、起口疮、眼睛红肿疼痛，不伴有午后发烧，可有睡觉不自觉出汗、腰膝部疲累发软、耳鸣等症状。

（2）脾虚的人不宜使用。主要表现为平时精力不足，容易疲累，不愿意多说话而且说话时声音比较小，大便稀且不成形等。

（3）不适用于虚寒性病证患者，主要表现为怕冷、手足凉、喜欢热食热饮。

（4）不宜与感冒药同时服用。

（5）儿童及孕妇应谨慎使用。

（6）服药期间饮食宜清淡，不要吃辛辣、生冷、鱼腥、油腻的食物。

第五节　肠胃类

1. 消化不良

【症状】平时消化不好或者由于暴饮暴食导致食物停在胃部，不能正常地消化吸收，出现腹胀、腹痛、打嗝、泛酸水、不想吃东西等。

【用药】

（1）健胃消食片

功效：健胃消食。

用法：成人每次4~6片。儿童：2至4岁每次2片，5至8岁每次3片，9至14岁每次4片，每日3次。

（2）保和丸

功效：消食，导滞，和胃。

用法：小蜜丸一次9~18g，大蜜丸每次1~2丸，每天2次；小儿用药根据说明及情况减量。

【注意事项】

（1）哺乳期妇女、孕妇、儿童、年老体弱者应谨慎使用。

（2）健胃消食片不适用于体内有湿热的人，湿热临床表现主要为自觉身体四肢沉重，口中苦或甜，或口中常感觉黏，口渴但又不想多喝水；亦不适用于阴虚有热的人，阴虚有热临床表现主要为面颊红、时常口干、咽喉干、心烦。

（3）保和丸中含有山楂，不宜与下列西药一起服用，易引起不良反应，或使疗效降低，如氢氧化铝、碳酸氢钠等碱性药物，利血平、东莨菪碱等弱碱性西药，红霉素、链霉素、庆大霉素、卡那霉素等抗生素。

（4）服药期间饮食应清淡，不要吃油腻、辛辣的食物，切记不要暴饮暴食。

2. 胃痛

（1）胃寒疼痛

【症状】吃了生冷的东西或者着凉之后胃部或腹部痛，疼痛剧烈，热敷稍可缓解疼痛，怕冷，喜热食热饮，或偶有吐酸水、胸腹胀等。

【用药】良附丸

功效：温胃理气。

用法：每次3~6g，每天2次。

【注意事项】

（1）不适用于胃热疼痛的患者。胃热疼痛临床表现主要为胃部灼热疼痛、泛酸水、口苦等。

（2）有明显胃肠道出血症状的人不宜服用。

（3）服药期间不要吃生冷、油腻、不易消化的食物。

（2）胃热疼痛

【症状】胃部灼热疼痛，疼痛较剧烈，口干口苦，胃中嘈杂不宁，似饥饿又不像饥饿，呕吐酸水，不喜热饮，心烦等。

【用药】左金丸（胶囊）

功效：泻火，疏肝，和胃，止痛。

用法：丸剂，每次3~6g，每天2次；胶囊剂，每次2~4粒，每天2次。

【注意事项】

（1）脾胃虚寒的人不宜服用。脾胃虚寒临床表现主要为常感到食欲不佳或消化不良，肚子胀痛，按揉可稍缓解，或平时总觉手脚凉，大便稀而不成形且质地黏不易冲等。

（2）肝阴不足的人不宜服用。肝阴不足临床表现主要为侧胸部隐隐作痛、眼睛干涩、口咽干燥、头晕等。

（3）服药期间饮食应清淡，不要吃油腻、辛辣的食物，忌烟、酒。

（4）注意保持心情舒畅。

3. 脾胃虚弱

【症状】胃部或腹部疼痛，按揉或热敷可稍缓解，平时精力不足，容易疲累，手脚凉，不愿意多说话而且说话时声音比较低，大便稀而不成形且质地黏不易冲等。

【用药】小建中颗粒（合剂、片）

功效：温中补虚，缓急止痛。

用法：颗粒剂，每次1袋，每天3次；合剂，服用前先摇匀，每次20~30ml，每天3次；片剂，每次2~3片，每天3次。

【注意事项】

（1）不适用于胃热疼痛的患者。胃热疼痛临床表现主要为面色红、发热、胃痛、腹痛剧烈但不喜按揉、口渴不想喝水或想喝冷饮，或有小便黄、大便干等。

（2）风热感冒的人不宜服用。风热感冒临床表现主要为发热、怕冷怕风、头疼、咳嗽、痰黏或黄、流黄色鼻涕、咽喉红肿疼痛等。

（3）阴虚有热的人不宜服用。阴虚有热临床表现主要为面颊红、口咽干燥、心烦、容易生气、手足心发热、失眠、大便干等。

（4）有明显胃肠道出血症状者不宜服用。

（5）服药期间不要吃生冷、油腻、刺激性、不易消化的食物。

4. 便秘

（1）实热便秘

【症状】大便干，排出费力，小便黄，腹胀，腹痛，面色红，心烦，口干，口臭等。

【用药】麻仁润肠丸

功效：润肠通便。

用法：每次1~2丸，每天2次。

【注意事项】

（1）不适用于体虚便秘的患者。体虚便秘临床表现主要为排便不畅，稍用力则觉累，平时精力不足，容易疲累，手脚凉，小便清等。

（2）孕妇不宜使用。

（3）服药期间饮食应清淡，不要吃油腻、辛辣的食物。

（2）体虚便秘

【症状】排便不畅，稍用力则觉累，甚至出汗，平时精力不足，容易疲累，面色白，小便清等。常见于老年、术后、产后便秘。

【用药】五仁润肠丸

功效：润肠通便。

用法：每次1丸，每天2次。

【注意事项】

（1）孕妇应当谨慎服用，最好询问专业医生后遵医嘱服用。

（2）不适用于年轻体壮的人。

（3）服药期间饮食应清淡，不要吃生冷、油腻、辛辣的食物。

（4）服药期间出现大便稀应立即停止服用。

5. 腹泻

（1）实热腹泻

【症状】大便次数增多，泻下急迫，大便色黄且异常臭，排便总有排不干净之感，或大便中带有脓血，肛门部有灼热感，腹痛，腹胀，心烦，口渴，小便黄等。

【用药】肠炎宁片（口服液）

功效：清热利湿，行气。

用法：片剂，每次4~6片（糖衣片，片心重0.28g），或每次3~4片（每片0.42g），或每次2~3片（每片0.58g），每天3~4次；口服液，每次10ml，每天3~4次。小儿用药根据情况或医嘱减量服用。

【注意事项】

（1）不适用于慢性虚寒性腹泻的患者。慢性虚寒性腹泻临床表现主要为大便次数增加，便稀甚至像水一样，腹痛且自觉小腹凉等。

（2）孕妇不宜使用。

（3）不可过量及长时间服用。

（4）服药期间饮食应清淡，不要吃油腻、辛辣的食物。

（5）服药期间不应同时服用滋补性的中药。

（2）虚寒腹泻

【症状】大便次数增加，便稀甚至像水一样，腹痛且自觉肚子比较凉，或身体四肢发冷，平日精神不足，喜欢热食热饮等。

【用药】桂附理中丸

功效：补肾助阳，温中健脾。

用法：用姜汤或温开水送服。水蜜丸每次5g，小蜜丸每次9g，大蜜丸每次1丸，每天2次。

【注意事项】

（1）不适用于实热腹泻的患者。实热腹泻临床主要表现为大便次数增多，泻下急迫，大便色黄且异常臭，排便总有排不干净之感，肛门部有灼热感等。

（2）肝胃郁热的人不宜服用。肝胃郁热临床表现主要为胃热疼痛、呕吐、泛酸水、烦躁容易生气等。

（3）感冒时不宜服用。

（4）孕妇应当谨慎使用。

（5）服药期间饮食应清淡，不要吃生冷、油腻、不易消化及刺激性的食物，忌烟、酒。

第六节　失眠类

1. 心火旺

【症状】难以入睡，心神烦乱，或心悸不宁，多梦，舌头红，或伴有口疮，眼睛红，小便黄等。

【用药】朱砂安神丸

功效：清心养血，镇静安神。

用法：大蜜丸每次1丸，小蜜丸每次9g，水蜜丸每次6g，每天2次。

【注意事项】

（1）不宜过量服用或长时间服用，儿童尤其不宜长时间服用。

（2）不适合于气血虚所导致的失眠。气血虚失眠临床主要表现为失眠多梦，心悸健忘，易受到惊吓，头晕，平时精神不足等。

（3）孕妇不宜服用。

（4）饮食应清淡，不要吃辛辣、油腻、有刺激性的食物，忌烟、酒。

2. 气血虚

【症状】不易入睡，多梦易醒，心悸健忘，易受到惊吓，头晕，平时精神不足，食欲不佳，容易感到疲累等。

【用药】柏子养心片（丸）

功效：补气，养血，安神。

用法：片剂，每次3~4片，每天2次；丸剂，水蜜丸每次6g，小蜜丸每次9g，大蜜丸每次1丸，每天2次。宜饭后服用。

【注意事项】

（1）不适合长时间服用。

（2）阴虚有热的人不宜服用。阴虚有热临床表现主要为口咽干燥，心烦，容易生气手足心发热，或睡眠少，多梦，大便干等。

（3）肝阳上亢的人不宜服用。肝阳上亢临床表现主要为头痛头晕、眼睛肿痛、耳鸣、口干、烦躁容易生气、健忘、腰膝酸软等。

（4）失眠者睡前不应再饮用浓茶、咖啡等兴奋性饮品。

第七节　颈肩、腰腿关节痛类

1. 颈肩痛

【症状】颈部肌肉僵硬疼痛，肩背部酸痛，可伴有头晕，手臂或手指麻木等。

【用药】颈复康颗粒

功效：活血通络，散风止痛。

用法：饭后用开水冲服。每次1~2袋，每天2次。

【注意事项】

（1）有消化道溃疡、肾性高血压病患者应当谨慎服用或咨询专业医生。

（2）孕妇不宜服用。

（3）如有感冒、发热、咽喉痛等患者，应暂停服用。

（4）月经期应暂停服用。

2. 腰腿痛

【症状】腰腿部疼痛，疼痛部位怕冷、怕风，或刺痛明显，使得肢体活动幅度和范围减小等。

【用药】腰痛宁胶囊

功效：消肿止痛，疏散寒邪，温经通络。

用法：宜在饭后用黄酒兑少量温开水送服。每次4~6粒，每天1次，睡前半小时服或遵医嘱。

【注意事项】

（1）适用于腰椎间盘突出症、坐骨神经痛、腰肌劳损、腰肌纤维炎、风湿性关节痛等疾病。

（2）孕妇及儿童不宜服用。

（3）心脏病、高血压病患者应当谨慎服用。

（4）脾胃虚寒的人应当谨慎使用。脾胃虚寒临床表现主要为常感到食欲不佳或消化不良，腹部胀痛，按揉可稍缓解，或平时总觉手脚凉，大便稀而不成形且质地黏不易冲等。

（5）不可过量以及长时间服用。

（6）患有严重心、肝、肾疾病的人不宜服用。

3. 关节痛

（1）寒湿痛

【症状】肢体关节疼痛，疼痛处或怕冷、怕风，或感到固定部位有刺痛，或半夜疼痛更加严重，关节不能自由屈伸，肌肉痉挛麻木等。

【用药】小活络丸

功效：祛风散寒，化痰除湿，活血止痛。

用法：宜在饭后用黄酒或温开水送服。小蜜丸每次3g（15丸），大蜜丸每次1丸，每天2次。

【注意事项】

（1）不适用于湿热痛的患者。湿热痛临床主要表现为关节处疼痛、疼痛剧烈、活动不便、局部红肿灼热等。

（2）阴虚有热的人不宜服用。阴虚有热临床主要表现为口咽干燥，面颊红，心烦容易生气，手脚心发热等。

（3）孕妇不宜服用。

（4）不可过量以及长时间服用。

（5）脾胃虚弱的人应当谨慎服用。

（2）湿热痛

【症状】关节处疼痛，疼痛剧烈，活动不便，局部红肿灼热，冷敷稍可缓解，可伴有口渴、烦躁等。

【用药】四妙丸

功效：清热利湿。

用法：每次6g，每天2次。

【注意事项】

（1）不适用于寒湿痛的患者，寒湿痛临床表现主要为肢体关节疼痛，疼痛处或怕冷、怕风，或感到固定部位有刺痛，关节不能自由屈伸，肌肉痉挛麻木等。

（2）体质虚寒的人应当谨慎使用，主要表现为怕冷、面色白、精神不足、容易疲惫等。

（3）孕妇应当谨慎使用。

（4）服药期间饮食宜清淡，不要吃鱼腥、辛辣、油腻、不易消化的食物，忌饮酒。

第八节　急救类

1. 心绞痛

【症状】心脏供血不足所导致的心绞痛，疼痛剧烈，胸闷，舌头颜色发紫，可能有暗黑色的小斑点等。

【用药】速效救心丸

功效：行气活血，祛瘀止痛，增加冠脉血流量，缓解心绞痛。

用法：含服，每次4~6丸，每天3次；急性发作时，每次10~15丸。

【注意事项】

（1）孕妇不宜使用。

（2）如果为遇寒发作或伴有舌红、口干的心痛不宜单独使用。

（3）不宜吃生冷、辛辣、油腻的食物，忌烟酒、浓茶。

2. 高热昏迷

【症状】高热，肌肉抽搐，昏迷不醒，意识不清，胡言乱语，面色红等。

【用药】安宫牛黄丸

功效：清热解毒，镇惊开窍。

用法：若每丸1.5g，则每次2丸，3岁以内小儿每次1/2丸，4至6岁每次1丸；若每丸3g，则每次1丸，3岁以内小儿每次1/4丸，4至6岁每次1/2丸，每天1次；或遵医嘱。

【注意事项】

（1）不适用于寒闭神昏的患者。寒闭神昏临床表现主要为神志不清、不省人事、面色青、四肢身体凉等。

（2）孕妇应当谨慎使用。

（3）肝肾功能不全者应当谨慎使用。

（4）不适合过量以及长时间服用。

第九节　皮肤科类

1. 皮肤瘙痒

【症状】皮肤出现风团，通常表现为高于皮肤的红色团块，时而出现，时而消失，皮肤瘙痒症状严重，甚至难以忍受，抓挠不能缓解，或皮肤表面没有异常的疹子，但皮肤干燥、瘙痒不止。

【用药】乌蛇止痒丸

功效：养血祛风，燥湿止痒。

用法：每次2.5g，每天3次。

【注意事项】

（1）孕妇、哺乳期妇女以及过敏性体质的人应当谨慎服用。

（2）感冒时不宜服用。

（3）患处不宜用热水洗烫。

（4）服药期间饮食应清淡，不要吃油腻、辛辣的食物。

2. 湿疹

【症状】皮肤瘙痒，起红斑、疹子、水疱，水疱破后皮肤出现破损，并有液体渗出，又痒又痛等。

【用药】老鹳草软膏

功效：除湿解毒，收敛生肌。

用法：外用，涂敷患处，每天1次。

【注意事项】

（1）小面积水、火烫伤也可使用。

（2）不要吃生冷的食物。

（3）注意防风避寒。

3. 癣病

【症状】由于皮肤感染癣菌而导致皮肤出现红色斑点、小疹子、水疱、脱皮等，常伴有瘙痒。可出现在身体各处皮肤，常见的有手癣、足癣、体癣、股癣等。

【用药】癣宁搽剂

功效：清热除湿，杀虫止痒。有较强的抗真菌作用。

用法：外用，涂擦或喷于患处，每天2~3次。

【注意事项】

（1）不要用手抓挠患癣部位皮肤后接触健康皮肤，这样容易感染健康皮肤。

（2）对酒精过敏者不宜使用。

（3）为外用药，一定注意不得入口，不要触及眼、鼻、口腔等黏膜处。

第十节　外用类

1. 烫伤

【症状】轻度水、火烫伤，皮肤局部红肿疼痛，创面溃烂。

【用药】京万红软膏

功效：活血解毒，消肿止痛，去腐生肌。

用法：将创面清洗干净，直接涂敷在创面上或先涂于消毒纱布上，再敷盖创面，用纱布包扎，每天换药1次。

【注意事项】

（1）孕妇应当谨慎使用。

（2）严重烫伤者应迅速去医院就医。

（3）不可内服。

2. 跌打损伤

【症状】各种跌打损伤、瘀血肿痛。

【用药】

（1）跌打活血散

功效：舒筋活血，散瘀止痛。

用法：外用，以黄酒或醋调和后敷于患处。口服，温开水或黄酒送服，每次3g，每天2次。

【注意事项】

（1）可内服，也可外用，外用时涂药后需洗手，切记不要直接接触眼睛。

（2）孕妇不宜使用。

（3）若皮肤有破损，则不宜使用。

（4）不宜吃生冷、油腻的食物。

（2）云南白药气雾剂

功效：活血散瘀，消肿止痛。

用法：外用，喷于伤患处，每天3~5次；如果为较重的跌打损伤但未出血的患者，先喷云南白药气雾剂保险液（红色小瓶），若剧烈疼痛仍然不缓解，可间隔1~2分钟再次用药，每天使用不得超过3次。喷云南白药气雾剂保险液间隔3分钟后，再喷云南白药气雾剂。

【注意事项】

（1）只可外用，不可内服。切记不要喷入口、眼、鼻中。

（2）孕妇不宜使用。

（3）对酒精过敏以及皮肤有破溃损伤的人不宜使用。

（4）用药出现过敏的人应立即停用。

（5）使用云南白药气雾剂保险液时先振摇，使用时，喷嘴离皮肤5~10cm，喷射时间应在3~5秒，以防止局部冻伤。

（6）使用时不要靠近明火，不要让其受热，应放置于阴凉处保存。

最后还要说明的是，在使用中成药治病的过程中，一定要注意以下几方面：

第一，使用药物之前，要仔细详尽地了解病情，然后再去选择相对应的中成药，如果一时分辨不出或者对症状拿不准，不要随便吃药，最好去咨询专业的医生。

第二，在吃药的时候，要注意剂量和用法，也就是每次吃多少，什么时候吃，每天吃几次以及怎么吃。需要按照说明书的规定，不可随意乱吃。

第三，有的药品不是所有的人都适用，比如对某些药过敏的，或者特殊人群，像孕妇、儿童，都需要仔细了解是否可以服用。

第四，在服药期间，要注意个人的生活饮食，比如脾胃不好的人要忌食生冷、油腻的食物；伤风感冒的人要注意避风，尽量待在室内，多休息等等。如果不多加重视，很可能会加重病情。

第五，吃药之后要注意观察疗效，如果有好转可以继续用药，如果病情有变化甚至加重，应该尽快去医院诊治，以免耽误病情。

第六，药品要放在干燥、干净、凉爽的地方，不要让它受潮见光，以免使药性发生变化。

除此之外，还要注意药品的保质期，过了保质期的药，即使药品外观没有什么变化，也不宜再继续服用。药放久了，原来的颜色、气味、形状改变了或者发霉了，这种药多半已经变质，不能再使用。过期变质药品也不要乱丢乱扔，大部分药店都会有过期药品回收箱，可以将这些药品放入其中。

第九章 \ 网络健康服务

随着网络的快速发展，"互联网+"也由一个概念逐渐成为大众生活中密不可分的一部分。如今，互联网通过各种方式影响和改变着人们的日常生活方式，健康知识也在《"健康中国2030"规划纲要》发布后，借助互联网的快速传播，得到人们越来越多的重视。与互联网结合的健康管理产业也成了时代发展的前沿领域，这其中不仅有主流的医疗服务内容的相关融合，也有健康智能管理软件的普及，更为重要的是人们对健康追求的意识同样在与日俱增。

从2010年起，微医通过预约挂号切入，帮助全国2400多家医院搭建预约挂号平台。到2015年，当乌镇互联网医院成为金字招牌后，微医又帮助全国19家省市中心医院落地互联网医院，协助100多家中心医院搭建医联体和家医签约平台。同时，微医还计划建设100家微医全科中心，与公立医疗机构深度融合，建成"线上+线下、全科+专科"的新型HMO（健康维护组织）体系。再到2018年国家发布了《国务院办公厅关于促进"互联网+医疗健康"发展的意见》更加确立了医学领域与互联网融合的新趋势，这不仅顺应了我国大力推行的"健康中国"目标的趋势，更使得医学与互联网的交流不仅体现在相关产业领域，更上升到了国家的战略水平。

中医"治未病"理念与当下"预防保健"为主的健康管理理念有着高度的契合。因此，中医药与互联网的整合也是大势所趋，借互联网推广中医药、普及中医药，重新构建与互联网紧密联系的沟通方式，更能优化我们的生活。借助移动互联网和智能手机的东风，新兴的传播中医养生知识的平台如雨后春笋一般层出不穷。本章梳理概括了互联网背景下养生医疗信息传播途径以及特点，旨在为大众提供快捷便利的养生信息服务。

第一节　科普传播

一、新闻资讯

为了顺应网络的快速发展和大众对健康养生知识日益增加的需求，学习强国、人民网、新华网等综合门户网站各自推出了健康频道，在这些信息窗口能了解到最新的有关健康养生的新闻动态。

健康中国网提供的较为有特色的舆情专栏对此进行专题报道，针对一个特定的健康主题，了解到有关专业知识。此外该网站还会介绍国内健康政策解读以及行业的前沿发展方向，可以为查询相关政策动态提供权威的渠道，也可以在作为国内权威新闻机构新华社的健康新闻信息服务平台的新华健康网内进行检索，不仅可以获悉国家健康规划的大方向有哪些，以及这些政策将如何影响我们日常的生活，还可以了解到生活中健康产业与互联网的融合发展，为今后更加全面、更加立体的健康管理进行长远的规划。

健康台网站的资讯栏目同样汇聚了健康领域多角度、多方面的新闻报道，能让读者及时获悉医疗健康行业的实时动态发展。其中不仅有各类综合或专科医院的名单，还会不定期邀请专家在《百家讲堂》等健康特色专题讲座进行健康话题的畅谈。

二、科普专栏

中国中医药网的《养生漫画》栏目、人民健康网的《图说》栏目和搜狐网的《图说健康》栏目都是以漫画的形式把健康知识转变为简单易懂有趣的图文形式，不仅摆脱了文字的枯燥，而且令人印象深刻。在这些栏目里还可以了解到日常饮食的营养学问题，例如各类维生素对人体都有什么作用，并且可以通过什么方式对营养进行针对性的补充，还可以找到不同食物是怎样提供我们身体所需的营养。同时这里也有医疗专业知识的科普，为排查自身健康隐患提供了简明的方法，通过这种方式，读者可以对身体进行自我审视与评估，如果发现有任何的不适，也能为及早就医争取更多的时间。

人民健康网则在健康推荐板块通过《人民营养家》栏目搭建有关资讯渠道，邀请中国营养学会的知名专家对健康政策知识进行解读、对营养学进行科普宣传、对健康舆情进行分析判断，提供一个权威的、大众化的、公信力强的健康资讯平台。

人民健康网在其健康科普板块中的《健康知识》专栏通过汇聚国内外营养学专业的众多专家学者，从疾病阴阳、健康饮食、孕婴童营养和减肥瘦身的多个角度进行专题性知识讲解，让读者对生活中各方面的关于健康营养的内容有了全面的了解。

在学习强国学习慕课频道中，介绍了来自有关健康不同专业的系统化知识课程，有来自首都医科大学的《传染病》课程，该课程对日常生活中常见的传染病，如肝炎、艾滋病、流感、腹泻、疟疾等，在人体内外发生、发展、传播、诊断、治疗和预防规律的讲解，对日常的传染病预防有一定的指导。生活中如果对这类知识能了解一二，或许会在关键的时候帮助我们规避一些风险，还有来自浙江中医药大学的《科学走进中医》课程，致力于以科学的态度、深入浅出的方法，普及中医学的基本理论、人体的体质差异以及治病养生的知识。

微信公众号悦读中医在《悦医家》的栏目中，收录了诸多中医养生书籍，不仅有古代医家著作，如明代医家万全所著的《养生四要》，现代医者所编著的如《中医养生全书》系列，更有趣味十足的《漫话中医养生》等供读者阅读、学习。在中医课堂专栏中，提供了由专业中医专家讲授的相关视频，声情并茂的解读健康保险知识，实用性更强。

新浪网在《养生保健》栏目中，主要将大家日常关注的健康知识进行科普性的讲解与宣传。比如平时是喝红茶好还是喝绿茶好，生活中有哪些食物能帮助肝脏排毒，不同季节需要注意哪些方面的防护，平时经常食用的蔬菜、水果的注意事项等。

第二节　情志调节

想要有一个健康的生活，对自身心理的关注尤其不容小觑。现代城市化的生活节奏越来越快，每天人们都需要投入大量的时间在工作和学习之中才能保证自己的竞争力，日复一日地透支着自己的身体，导致心身俱疲，特别是青少年心理问题，表现更为突出。下面详细介绍一些专业类的网站对情志养生心理疏导方面的栏目。

健康台网的《校园》栏目将焦点指向了不同年龄段的青少年人群，针对他们潜在的、常见的心理情况进行宣传辅导，在成长期的孩子因为自身知识和理解受限的原因，难免有关于心理困扰的时期，在这时候需要正确的引导才能帮助他们迈过瓶颈，朝着健全的人格发展。《校园》栏目也是因此而创建的，期望为家长们更准确地了解中小学生和青年的心理需求提供帮助和参考。

在学习强国的《心理辅导》专栏，主要通过邀请知名医院和大学的专家，对日常生活中遇到的心理学相关知识进行宣传。例如有对疫情复工复产、失眠、社交恐惧症、职场压力等不同类型的心理知识进行科普的，也有对学习压力、儿童、孕产妇及老年人等不同阶段人群进行中医调节和心理调适的。该专栏通过对生活中各种现象进行心理学的分析，来帮助人们更好地管理自身的情绪、情感，将潜在的、可能积压的情绪借由正确的途径来抒发，以此来达到养生调节的目的，这也与中医"治未病"的理念不谋而合。

第三节　饮食保健

我们日常生活对于心理健康的关注逐年升温，不过在健康中最常见，也与生活最相关的仍然是关于饮食保健的相关知识。在互联网的信息中，健康中国网、中国中医药网等网站，对于饮食方面的资讯较为权威且丰富。

其中健康中国网的《食药》栏目，侧重于如何通过饮食和平时自我调节来达到养生保健的目的。在这里读者可以了解食物的寒热温凉，通过在不同季节挑选适当的食物来调补身体，例如可以了解到什么食物有清凉消暑的功效，在秋燥时节，通过服用什么种类的菜肴能有祛火润燥的功效。

在中国中医药网养生中国频道的《食疗药膳》栏目中，汇集了各式各样的药膳美食，而且附有详细做法，让我们在烹饪以及享受美食的过程中还能学到养生知识，美味与健康兼得。此外，根据节气和四季的变化与食物的相适性来选择，更可以吃得健康并且可以有效预防一些疾病的发生。而美容减肥的一些栏目选用中医药特有的方式对我们所关心的问题，例如祛痘、美白、减肥等提供一些日常小方法。不止如此，关于女性特殊生理周期方面的问题也有涉及，女性可以通过调整日常的习惯与饮食来让自己变得更美更健康。

在学习强国的中华医药频道一个别具特色的《中医药非遗项目》专栏，可以带您了解中医药现代发展传承的成果之作，其中在第二批中医药国家非物质文化遗产项目中的中医养生类别就通过对山西太原的药膳八珍汤、福建晋江的灵源万应茶以及福建永定的永定万应茶来源和功效的介绍，向我们普及了养生食品及药品的经典代表。

在健康台网的《食品》栏目中主要发布的是关于食品安全的权威信息。可以在这里了解到不同省市对于各类饮食政策的发布情况，同时还能获悉哪些食品在最近为大家所热捧的，哪些生产厂家的食品被发现有安全质量问题，常见的加工食品都有哪些卫生细节需要引起我们的注意等有关讯息，为日常生活在网上或出门采购提供有力的保障。

第四节　运动健康

健康地发挥身体的各项功能，主要在于身体中气的通畅运行。时下，大众在追求科学饮食的同时，各类运动养生也越来越受到重视。各类运动养生网站、手机应用软件良莠不齐，下面以国家体育总局及健身气功协会官方网站为引，介绍运动养生栏目的特点。

在中国健身气功协会网的《健身气功》栏目里有功法介绍、历史文化、机理效果、教学园地、学练体悟等五个部分。

功法介绍中主要介绍了很多不同的气功方法，例如近期由于疫情影响，不仅学生只能在家上网课，看电子屏幕时间延长，而且家长们在家看手机、电脑、电视的时间也有所增加，这对大家的视力都有一定的影响，据此该栏目特别介绍了明目的功法，不仅有适合青少年的，还有适合成人的功法。此外，还介绍了像健身气功、八段锦等创新功法，在传承原有的八段锦的基础上，融入气功，使得其更适应时代的发展、更加符合现代人的身心特点和人体生理学规律，对于现代人来说是很好的锻炼养生方式。

历史文化中，除了介绍关于气功的起源与发展，还有对养生知识的讲解和科普，例如古今文人的养生之道、《诸病源候论》养生导引法等，可以使我们更加了解气功，以便于增加对气功的学习和练习。在机理效果中，主要从理论的角度阐述气功的作用原理，使我们能够在学会如何练习的同时了解气功是如何发挥作用的。在学练体悟中，是一些学习之后的体验感悟以及经验交流，能够更好地帮助我们正确练习，拥有健康强壮的体魄。

国家体育总局网在全民健身频道的《健身指导》专栏中也强调，运动是良药，科学锻炼对"防未病"有着重要的作用。所谓"正气存内，邪不可干"，运动可以使人体内"正气充足"，有利于防治疾病。不仅如此，运动还可以活跃身心，有利于我们的心理健康。在该平台提供的专业的运动方法中，八段锦等中医传统运动也备受重视，使我们可以方便地找到适合自己的锻炼方式。在经验共享中可以看到他人的运动经验和风采，让我们感受其中的乐趣，增添兴趣。

第五节　节气养生

中医作为祖国医学的特色组成部分，在我国有着几千年的璀璨历史，经过时代的更替，中医的很多专业知识和理念也早已融入日常生活中，如大家耳熟能详的"寒从脚起，病从口入""冬吃萝卜夏吃姜"等便是由中医理论而来，所以在这里我们将对中医药与文化的融合以及中医与康复养生的结合知识科普平台进行介绍。

作为中医特色的节气知识，也深受人民群众的喜爱。节气不仅提醒着我们季节的更迭，也与美好的诗词文化相辉映。在微信公众号"中医药会员之家"中可以了解到中医养生与节气、季节的关系，每到新的节气或者季节，例如立夏养生的重点在于养阳与养心，在起居方面，宜晚睡早起；在运动方面，宜多做慢节奏的有氧运动；在饮食方面，宜食生姜以养阳，可多食时令蔬菜水果，晚上宜饮粥；在情志方面应注意"戒怒戒躁"等，都对我们的生活和健康有着指导意义。

中医一直以其特有的"不治已病治未病"理念，走在预防保健领域的最前沿。新华健康网的《中医中药》栏目通过对中医药在生活中不同场景下的应用报道，主要的目的是能拓展视野，不再将中医药局限于疾病救治方面。在这个专栏中，我们可以了解到普洱茶为什么能有化物的功效，长期饮用普洱会对身体带来怎样的益处，还可以知晓丁香在药食同源的理念下，我们将它作为食物，什么时候吃、怎么吃，都会有哪些不同作用，通过将这些健康生活的方式与节气相对应，让您了解到人体与自然和谐相处的秘方，就在节气养生之中了。

第六节　家庭医生

各大门户网站、专业网站中还有一个重要组成部分，就是家庭保健，在这里不仅可以查询疾病的专业知识讲解，还能详细看到医疗专家细致的亲身示范。

一、常见病保健

健康中国网的《健康视频》栏目就主要介绍大家饮食起居与健康的相关内容，通过专家视频科普的方式来引起大家的重视，该栏目希望通过涵盖部分家庭医生的知识，例如怎么通过宝宝的大小便来了解他们的身体情况，孩子得了扁桃体炎该怎么处理，孩子出现咽喉异物需要做些什么，产后保健有哪些注意事项等，为平时生活中遇到的问题提供专业的医疗帮助。

另一个类似的就是健康台网的《中医》栏目，该栏目主要从传统医学的视角，对日常生活中常见的身体不适如失眠、便秘、消食、抑郁等进行细致的讲解，同时该栏目还根据季节和个人不同体质，介绍不同的饮食和生活习惯，读者可以通过这些咨询，及时调整自己的生活习惯，达到养生的目的。健康中国网的《中国中医》和《康养》栏目也是权威的中医资讯平台，这几个栏目主要整合了中医治疗的有关资讯，例如疲劳头痛的时候，通过按摩哪些地方能有缓解之效，落枕用什么手段可以帮助快速恢复，还可以获悉漫漫炎夏如何通过中医的护理在起居和饮食方面进行避暑，摆脱大汗淋漓的困扰。通过掌握这些生活小妙招，对改善生活质量的效果是显而易见的。

在搜狐网中的《家庭医生》栏目中，主要是关于平日里如果出现一些特殊的健康状况，应该如何来进行及时的咨询和治疗，避免延误病情。日常生活中有一些危病、重病在就医之时，可能已经错过了最佳的治疗时间，这不仅徒增了治疗的费用，给家庭带来了不小的生活压力，有时还会让患者及其家属沉没在无限悔恨之中。其实如果能在平时注意自己的身体，出现身体不适的症状时，不是忽视或强忍病痛，而是认真对待及时就医，可能最终的结果就会不一样。

家庭保健除了以上内容外，更少不了医疗机构人士的鼎力支持，新华健康网的《青年医生》及《访谈视频》栏目将报道的重点放在了医疗行业的专业知识以及专业人士的介绍上。在这里不仅能了解到各个专业的知名专家学者，了解他们擅长的领域和疾病，还能了解到相关疾病，尤其是日常生活中的高血压病、糖尿病、慢性肝病、皮肤疾病、中风及儿童流感等疾病的科普讲解，这能让我们准确地了解疾病，在寻找专业的指导时有的放矢，给我们提供权威的健康保障。

最后，《搜狐名医》专栏里汇聚了各类专家，其中不乏北京协和医院、安贞医院以及四川华西医院的知名学者，通过他们对专业领域医学知识的讲解，使这样的专业信息平台能让有需求的人士以更便捷的方式更深入、更准确地掌握疾病及治疗信息，来获取权威的支持。

二、就医指导

新浪网推出了为患者服务的《患者教育》栏目，该栏目通过对常见疾病的科普咨询，来帮助病患提高生活质量。其中有皮肤出现问题应该如何使用常见的外用药物，中老年人该如何预防中风，乙肝患者平时应该培养哪些防护意识，糖尿病患者该如何提高免疫力来减少并发症等，这类问题的科普，能够有效帮助患者掌握在治疗期间和日常生活中应该采用哪些举措来改善自我身心的状态，从而避免了因为就医时间短导致不能全面认识到自己到底患了哪些病，而在就医后因没有细致管控和护理使病情反复。当然，最终在决定使用药物时，还是应当先咨询医生，获得专业的认可才行，切忌自己贸然操作。

网易网在其门户网站《健康》频道的疾病百科则是通过对专业的疾病检索，来为需要的人提供准确而权威的医疗知识。其中对疾病的症状、病因、预防、检查、治疗、护理和并发症都有一定的介绍。同时还可以通过跳转相关链接来回顾健康直播针对上述内容的视频。《疾病百科》栏目里，每个疾病页面中，还有各大知名三甲医院的专家简介，为我们提供便利的就医检索，避免了因找不到好医生而拖延病情的情况发生。

梳理了以上琳琅满目的健康养生网站后，希望大家应该对自己感兴趣的健康方向有了新的认识。不过最后还是想要提醒大家，网络是一个催化剂，一方面大众可以更快更多地了解各类健康养生知识，另一方面难免有一些非正规网站鱼龙混杂。本书中所涉各类网站和公众号都是中共中央宣传部、人民日报、新华社等官方主办的。在浩瀚的信息资讯中，希望大家始终能本着去伪存真、知行合一的理念甄别信息的可信度，坚持对健康的严谨求索。

附件 1：

中医体质分类与判定自测表及体质调养方法
（中华中医药学会标准）

第一部分：测试表格

测试方法：根据九个表格中的问题，选择相对应的数字分值，最后相加得到每型的总分。

（A 型）平和质

	没有 （基本不）	很少 （有一点）	有时 （有些）	常常 （相当）	总是 （十分）
（1）您精神充分吗？	1	2	3	4	5
（2）您容易疲惫吗？ *	1	2	3	4	5
（3）您说话声响有力吗？ *	1	2	3	4	5
（4）您感到心花怒放吗？ *	1	2	3	4	5
（5）您比普通人耐受不了冰冷 （冬天的冰冷，夏天的冷空调、 电扇）吗？ *	1	2	3	4	5
（6）您能顺应外界自然和社会 环境的变化吗？	1	2	3	4	5
（7）您容易失眠吗？ *	1	2	3	4	5
（8）您容易忘事（健忘）吗？ *	1	2	3	4	5
总　分：					

（注：标有 * 的条目逆向计分，即 1→5 分，2→4 分，3→3 分，4→2 分，5→1 分）

（B型）气虚质

	没有 （基本不）	很少 （有一点）	有时 （有些）	常常 （相当）	总是 （十分）
（1）您容易疲乏吗？	1	2	3	4	5
（2）您容易气短（呼吸急促，接不上气）吗？	1	2	3	4	5
（3）您容易心慌吗？	1	2	3	4	5
（4）您容易头晕或站起时晕眩吗？	1	2	3	4	5
（5）您比他人容易患感冒吗？	1	2	3	4	5
（6）您喜欢安静、懒得说话吗？	1	2	3	4	5
（7）您说话声响有力吗？	1	2	3	4	5
（8）您活动就容易出虚汗吗？	1	2	3	4	5
总　分：					

（C型）阳虚质

	没有 （基本不）	很少 （有一点）	有时 （有些）	常常 （相当）	总是 （十分）
（1）您手脚发凉吗？	1	2	3	4	5
（2）您胃脘部、背部或腰膝部怕冷吗？	1	2	3	4	5
（3）您感到怕冷，衣服比他人穿得多吗？	1	2	3	4	5
（4）您比普通人耐冰冷？冬天的冰冷，夏天的冷空调、电扇等。	1	2	3	4	5
（5）您比他人容易患感冒吗？	1	2	3	4	5

	没有 （基本不）	很少 （有一点）	有时 （有些）	常常 （相当）	总是 （十分）
（6）您吃（喝）凉的东西会感到不舒适或怕吃(喝)凉东西吗?	1	2	3	4	5
（7）你受凉或吃（喝）凉的东西后，容易腹泻（拉肚子）吗?	1	2	3	4	5
总 分:					

（D型）阴虚质

	没有 （基本不）	很少 （有一点）	有时 （有些）	常常 （相当）	总是 （十分）
（1）您感到手脚心发热吗?	1	2	3	4	5
（2）您觉得身体、脸上发热吗?	1	2	3	4	5
（3）您皮肤或口唇干吗?	1	2	3	4	5
（4)您口唇的颜色比普通人红吗?	1	2	3	4	5
（5)您容易便秘或大便干燥吗?	1	2	3	4	5
（6)您面部两侧潮红或偏红吗?	1	2	3	4	5
（7）您感到眼睛干涩吗?	1	2	3	4	5
（8)您活动量稍大容易出虚汗吗?	1	2	3	4	5
总 分:					

（E）痰湿质

	没有 （基本不）	很少 （有一点）	有时 （有些）	常常 （相当）	总是 （十分）
（1）您感到胸闷或腹部胀满吗?	1	2	3	4	5
（2）您感到身体不轻松或不清爽吗?	1	2	3	4	5
（3）您腹部肥满坚实吗?	1	2	3	4	5
（4）您有额部油脂分泌多的现象吗?	1	2	3	4	5
（5）您上眼睑比他人肿（细微隆起的现象）吗?	1	2	3	4	5
（6）您嘴里有黏黏的感觉吗?	1	2	3	4	5
（7）您平常痰多，特别是咽喉部总感到有痰堵着吗?	1	2	3	4	5
（8）您舌苔厚腻或有舌苔厚厚的感觉吗?	1	2	3	4	5
总　分:					

（F）湿热质

	没有 （基本不）	很少 （有一点）	有时 （有些）	常常 （相当）	总是 （十分）
（1）您面部或鼻部有清淡感或油亮发光吗?	1	2	3	4	5
（2）您容易生痤疮或疮疖吗?	1	2	3	4	5
（3）您感到口苦或嘴里有异味吗?	1	2	3	4	5

	没有 （基本不）	很少 （有一点）	有时 （有些）	常常 （相当）	总是 （十分）
（4）您大便黏滞不爽、有解不尽的感觉吗？	1	2	3	4	5
（5）您小便时尿道有发热感、尿色浓（深）吗？	1	2	3	4	5
（6）您带下色黄（白带颜色发黄）吗？（限女性答复）	1	2	3	4	5
（7）您的阴囊部位潮湿吗？（限男性答复）	1	2	3	4	5
总　分：					

（G）血瘀质

	没有 （基本不）	很少 （有一点）	有时 （有些）	常常 （相当）	总是 （十分）
（1）您的皮肤在不知不觉中会呈现青紫瘀斑（皮下出血）吗？	1	2	3	4	5
（2）您两颧部有纤细红丝吗？	1	2	3	4	5
（3）您身体上有哪里疼痛吗？	1	2	3	4	5
（4）您面色晦暗或容易呈现褐斑吗？	1	2	3	4	5
（5）您容易有黑眼圈吗？	1	2	3	4	5
（6）您容易忘事（健忘）吗	1	2	3	4	5
（7）您口唇颜色偏暗吗？	1	2	3	4	5
总　分：					

（H）气郁质

	没有 （基本不）	很少 （有一点）	有时 （有些）	常常 （相当）	总是 （十分）
（1）您感到闷闷不乐、情绪低落吗？	1	2	3	4	5
（2）您容易肉体紧张、焦虑不安吗？	1	2	3	4	5
（3）您多愁善感、感情软弱吗？	1	2	3	4	5
（4）您容易感到惧怕或遭到惊吓吗？	1	2	3	4	5
（5）您胁肋部或乳房胀痛吗？	1	2	3	4	5
（6）您事出有因会叹息吗？	1	2	3	4	5
（7）您有咽喉部有异物感，且吐之不出、咽之不下吗？	1	2	3	4	5
总　分：					

（I）特禀质

	没有 （基本不）	很少 （有一点）	有时 （有些）	常常 （相当）	总是 （十分）
（1）您没有感冒时也会打喷嚏吗？	1	2	3	4	5
（2）您没有感冒时也会鼻塞、流鼻涕吗？	1	2	3	4	5
（3）您有因时节变化、温度变化或异味等缘由而咳喘的现象吗？	1	2	3	4	5
（4）您容易过敏（对药物、食物、气息、花粉或在时节交替、气候变化时）吗？	1	2	3	4	5

	没有 （基本不）	很少 （有一点）	有时 （有些）	常常 （相当）	总是 （十分）
（5）您的皮肤容易起荨麻疹（风团、风疹块、风疙瘩）吗？	1	2	3	4	5
（6）您因过敏出现过紫癜（紫红色瘀点、瘀斑）吗？	1	2	3	4	5
（7）您的皮肤一抓就红，并呈现抓痕吗？	1	2	3	4	5
总　分：					

第二部分：判定方法

回答《中医体质分类与判定表》中的全部问题，每一问题按5级评分，计算原始分及转化分，依标准判定体质类型。

原始分等于各个条目的分会相加。

转化分数＝｛[原始分－条目数（每项问题数）]/（条目数×4）｝×100

判定标准

平和质为正常体质，其他8种体质为偏颇体质。判定标准如下。

体质类型	条件	判定结果
平和质	转化分≥60分	是
	其他8种体质转化分均＜30分	
	转化分≥60分	基本是
	其他8种体质转化分均＜40分	
	不满足上述条件者	否
偏颇体质	转化分≥40分	是
	转化分30～39分	倾向是
	转化分＜30分	否

示例1：某人各体质类型转化分如一，平和质75分，气虚质56分，阳虚质27分，阴虚质25分，痰湿质12分，湿热质15分，血瘀质20分，气郁质18分，特禀质10分。根据判定标准，虽然平和质转化分≥60分，但其他8种体质转化分并未全部＜40分，其中气虚质转化分≥40分，故此人不能判定为平和质，应判定为是气虚质。

示例2：某人各体质类型转化分如一，平和质75分，气虚质16分，阳虚质27分，阴虚质25分，痰湿质32分，湿热质25分，血瘀质10分，气郁质18分，特禀质10分。根据判定标准，平质转化分≥60分，同时，痰湿质转化分在30~39之间，可判定为痰湿质倾向，故此人最终体质判定结果基本是平和质，有痰湿质倾向。

附件 2：

65 岁及以上老年人体质辨识量

请根据近一年的体验和感觉，回答以下问题。

	没有 （根本不／ 从来没有）	很少 （有一点 ／偶尔）	有时 （有些／ 少数时间）	经常 （相当／ 多数时间）	总是 （非常／ 每天）
（1）您精力充沛吗?（指精神头足，乐于做事）	1	2	3	4	5
（2）您容易疲乏吗?（指体力如何，是否稍微活动一下或做一点家务劳动就感到累）	1	2	3	4	5
（3）您容易气短，呼吸短促，上气不接下气吗?	1	2	3	4	5
（4）您说话声音低弱无力吗?（指说话没有力气）	1	2	3	4	5
（5）您感到闷闷不乐、情绪低沉吗?（指心情不愉快，情绪低落）	1	2	3	4	5
（6）您容易精神紧张、焦虑不安吗?（指遇事是否心情紧张）	1	2	3	4	5

	没有 （根本不 / 从来没有）	很少 （有一点 / 偶尔）	有时 （有些 / 少数时间）	经常 （相当 / 多数时间）	总是 （非常 / 每天）
（7）您多愁善感、感情脆弱吗？（指是否总会想事情不乐观的一面以致情绪不好）	1	2	3	4	5
（8）您容易感到害怕或受到惊吓吗？	1	2	3	4	5
（9）您感到身体超重不轻松或不爽快吗？（感觉身体沉重）	1	2	3	4	5
（10）您感到手脚心发热吗？	1	2	3	4	5
（11）您手脚发凉吗？（不包含周围温度低或穿得少导致的手脚发冷）	1	2	3	4	5
（12）您胃脘部、背部或腰膝部怕冷吗？（指上腹部、背部、腰部或膝关节等，有一处或多处怕冷）	1	2	3	4	5
（13）您比一般人耐受不了寒冷吗？（指比别人容易害怕冬天或是夏天的冷空调、电扇等）	1	2	3	4	5
（14）您容易患感冒吗？（指每年感冒的次数）	1 （一年不超过2次）	2 （一年感冒2~4次）	3 （一年感冒5~6次）	4 （一年8次以上）	5 （几乎每月都感冒）

	没有 （根本不／ 从来没有）	很少 （有一点 ／偶尔）	有时 （有些／ 少数时间）	经常 （相当／ 多数时间）	总是 （非常／ 每天）
（15）您没有感冒时也会鼻塞、流鼻涕吗？	1	2	3	4	5
（16）您有额部油脂分泌多的现象吗？（指前额）	1	2	3	4	5
（17）您容易过敏（对药物、食物、气味、花粉或在季节交替、气候变化时）吗？	1 （从来没有）	2 （一年1~2次）	3 （一年3~4次）	4 （一年5~6次）	5 （每次遇到上述原因都过敏）
（18）您的皮肤容易起荨麻疹吗？（包括风团、风疹块、风疙瘩和过敏性皮疹）	1	2	3	4	5
（19）您的皮肤在不知不觉中会出现青紫瘀斑、皮下出血吗？（指皮肤在没有外伤的情况下出现青一块紫一块的情况）	1	2	3	4	5
（20）您的皮肤一抓就红，并出现抓痕吗？（指被指甲或钝物划过后皮肤的反应）	1	2	3	4	5
（21）您皮肤或口唇干吗？	1	2	3	4	5

	没有 （根本不／ 从来没有）	很少 （有一点 ／偶尔）	有时 （有些／ 少数时间）	经常 （相当／ 多数时间）	总是 （非常／ 每天）
（22）您两颧部有细微红血丝吗？（脸颊部位细微的血丝，像钞票上的纹路）	1	2	3	4	5
（23）您面部或鼻部有油腻感或者油亮发光吗？（指脸上或鼻子）	1	2	3	4	5
（24）您面色晦暗，或出现褐斑吗？	1	2	3	4	5
（25）您容易生痤疮或疮疖吗？	1	2	3	4	5
（26)您感到口干咽燥、总想喝水吗？	1	2	3	4	5
（27）您感到口苦或嘴里有异味吗？（指口苦或口臭）	1	2	3	4	5
（28）您腹部肥大吗？（指腹部脂肪肥厚）	1（腹围＜2.4尺）	2（腹围2.4~2.55尺）	3（腹围2.56~2.7尺）	4（腹围2.71~3.15尺）	5（腹围＞3.15尺）
（29）您吃（喝）凉的东西会感到不舒服或者怕吃（喝）凉的东西吗？（指不喜欢吃凉的食物，或吃了凉的食物后会不舒服）	1	2	3	4	5

	没有 （根本不/ 从来没有）	很少 （有一点 /偶尔）	有时 （有些/ 少数时间）	经常 （相当/ 多数时间）	总是 （非常/ 每天）
（30）您有大便黏滞不爽、解不尽的感觉吗？（大便容易粘在马桶上）	1	2	3	4	5
（31）您容易便秘或大便干燥吗？	1	2	3	4	5
（32）您舌苔厚腻或有舌苔厚的感觉吗？（如果自我感觉不清楚可由调查员观察后填写）	1	2	3	4	5
（33）您舌下静脉瘀紫吗？（可由调查员辅助观察后填写）	1	2	3	4	5

计算结果＿＿＿＿＿＿＿＿＿＿＿＿＿＿＿＿＿＿＿＿

（注：1尺等于33.33厘米）

平和质与偏颇体质判定标准表

体质类型	条件	判定结果
偏颇体质	（2）＋（3）＋（4）＋（14）得分≥11分	气虚质
	（11）＋（12）＋（13）＋（29）得分≥11分	阳虚质
	（10）＋（21）＋（26）＋（31）得分≥11分	阴虚质
	（9）＋（16）＋（28）＋（32）得分≥11分	痰湿质
	（23）＋（25）＋（27）＋（30）得分≥11分	湿热质

体质类型	条件	判定结果
偏颇体质	（19）＋（22）＋（24）＋（33）得分≥11分	血瘀质
	（5）＋（6）＋（7）＋（8）得分≥11分	气郁质
	（15）＋（17）＋（18）＋（20）得分≥11分	特禀质
	（2）＋（3）＋（4）＋（14）得分9～10分	倾向气虚质
	（11）＋（12）＋（13）＋（29）得分9～10分	倾向阳虚质
	（10）＋（21）＋（26）＋（31）得分9～10分	倾向阴虚质
	（9）＋（16）＋（28）＋（32）得分9～10分	倾向痰湿质
	（23）＋（25）＋（27）＋（30）得分9～10分	倾向湿热质
	（19）＋（22）＋（24）＋（33）得分9～10分	倾向血瘀质
	（5）＋（6）＋（7）＋（8）得分9～10分	倾向气郁质
	（15）＋（17）＋（18）＋（20）得分9～10分	倾向特禀质
	以上各项相加有得分≤8分	否
平和质	（1）＋（2）反向计分＋（4）反向计分＋（5）反向计分＋（13）反向计分≥17分其他8种体质得分都≤8分	平和质
	（1）＋（2）反向计分＋（4）反向计分＋（5）反向计分＋（13）反向计分≥17分其他8种体质得分都≤10分	基本是平和质
	不满足上述条件者	否

参考文献

[1]杨毓隽.《内经》的生命观.天津中医,1991(5):40-41.

[2]王阶,汤艳莉.试论中医学健康观.中医杂志,2011,52(12):995-997.

[3]匡调元.人体体质学中医学个性化诊疗原理[M].上海:上海科学技术出版社.2003.

[4]张秋菊,杨威.中国传统健康观探析[J].中国医学伦理学,2017,30(5):599-604.

[5]林嬿钊,卢传坚,丁邦晗,等.当代名老中医的情志养生经验调查[J].辽宁中医杂志.2011.38(08):1491-1494.

[6]罗卫芳.论养神的途径与顺时养神[J].中国中医基础医学杂志,2008.14(6):410-412.

[7]郭海英.中医养生学[M].北京:中国中医药出版社.2009.

[8]申寻兵,列红宁.中医心理学[M].北京:中国中医药出版社.2018.

[9]孙妮娜,翟春诗,田岳凤,等.中医理论在衣食住行中的运用[J].山西中医学院学报,2019,20(2):83-85.

[10]张一聪.《饮膳正要》及其养生思想研究[D].河北师范大学,2019.

[11]熊彦棠,章德林.试述《养生四要》寡欲养生理念[J].江西中医药,2019,50(9):22-24.

[12]赵颖初.基于中医睡眠养生理论的睡眠模式的文献研究及内视法对睡眠的影响[D].山东中医药大学,2009.

[13]赵浩斌.《黄帝内经》养阳理论源流及应用研究[D].辽宁中医药大学,2019.

[14]唐雪阳,谢果珍,周融融,等.药食同源的发展与应用概况[J].中国现代中药,2020.22(9):1428-1433.

[15]葛金鑫,李小凯,曾斌.酱曲的风味物质[J].中国酿造,2019,38(10):16-20.

[16]植兰英,蒙贵清.拔罐疗法[M].南宁:广西科学技术出版社.1991.

[17]张争昌,刘森亭.刮痧[M].上海:上海中医药大学出版社.2001.

[18]周仲瑜,罗惠平.艾灸疗法[M].武汉:湖北科学技术出版社.2003.

[19]鲍如文.百病推拿大全[M].武汉:华中科技大学出版社.2016.

[20]蔡怡航,刘佳敏,唐丽娟,等.探析节气理论在中医临床决策中的指导价值[J].
    中华中医药杂志,2019,34(12):5585-5589.

[21]姜青松,韩彦君,罗建,等.二十四节气与中医学[J].中华中医药杂志,2019,
    34(4):1653-1656.

[22]李原.论《黄帝内经·四气调神大论》中的中医养生思想[J].中华保健医学
    杂志,2011,13(6):515-516.

[23]徐超,赵虹,徐楚韵.从《黄帝内经》论述四季养生[J].中医学报,2013,
    28(12):1827-1828.

[24]邱晓旭.浅谈如何合理地使用中成药[J].当代医药论丛,2014,12(2):23.

[25]张武荣,强雁鸿.谈特殊人群使用中药注意事项[J].内蒙古中医药,2014,
    33(18):76.

[26]注佑国.家庭如何保存中成药[J].家庭中医药.1996(3):47.

[27]文丹枫,韦绍锋.互联网+医疗 移动互联网时代的医疗健康革命[M].北京:
    中国经济出版社.2015.

[28]李思怡,朱首伦,梁琪,等.互联网+中医智慧医养结合社区养老服务模式助
    力健康中国2030[J].中国民族民间医药,2020,29(13):108-111.

[29]余威,徐虎,彭雅萱,等.浅谈"互联网+"大趋势下医养结合模式的新探索[J].
    湖北经济学院学报(人文社会科学版),2019,16(9):85-87.

图书在版编目（CIP）数据

医养结合：未病先防才健康 / 田岳凤主编 . — 太
原：山西科学技术出版社，2021.5
　ISBN 978-7-5377-6072-0

Ⅰ . ①医… Ⅱ . ①田… Ⅲ . ①文养生（中医）—基本知识
Ⅳ . ① R212

中国版本图书馆 CIP 数据核字（2020）第 234387 号

医养结合——未病先防才健康

YI YANG JIEHE——WEIBING XIANFANG CAI JIANKANG

出　版　人	阎文凯
主　　　编	田岳凤
责 任 编 辑	杨兴华
助 理 编 辑	文世虹
封 面 设 计	吕雁军

出 版 发 行	山西出版传媒集团·山西科学技术出版社
	地址：太原市建设南路 21 号　邮编　030012
编辑部电话	0351-4922078
发行部电话	0351-4922121
经　　　销	各地新华书店
印　　　刷	山西新华印业有限公司

开　　　本	787mm×1092mm　　1/16
印　　　张	19.5
字　　　数	285 千字
版　　　次	2021 年 5 月第 1 版
印　　　次	2021 年 5 月山西第 1 次印刷
书　　　号	ISBN 978-7-5377-6072-0
定　　　价	68.00 元